急诊
与重症医学科新诊疗

闫春江　陈立强　肖金凤　主编

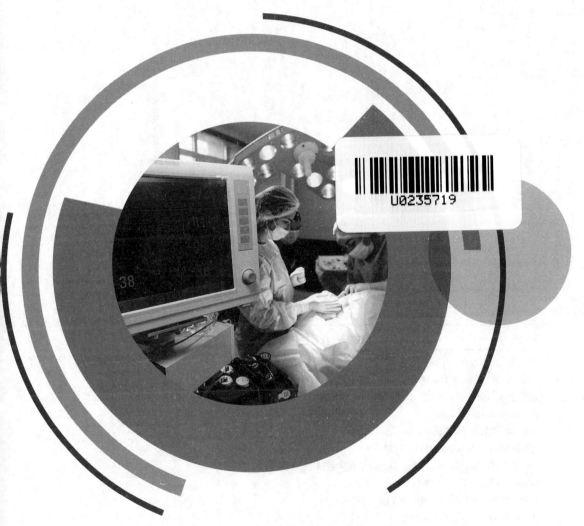

中国纺织出版社有限公司

图书在版编目（CIP）数据

急诊与重症医学科新诊疗 / 闫春江，陈立强，肖金凤主编. -- 北京：中国纺织出版社有限公司，2024.3
ISBN 978-7-5229-1414-5

Ⅰ.①急… Ⅱ.①闫… ②陈… ③肖… Ⅲ.①急性病—诊疗②险症—诊疗 Ⅳ.①R459.7

中国国家版本馆CIP数据核字（2024）第039374号

责任编辑：樊雅莉　　责任校对：高　涵　　责任印制：王艳丽

中国纺织出版社有限公司出版发行
地址：北京市朝阳区百子湾东里A407号楼　邮政编码：100124
销售电话：010—67004422　传真：010—87155801
http://www.c-textilep.com
中国纺织出版社天猫旗舰店
官方微博 http://weibo.com/2119887771
三河市宏盛印务有限公司印刷　各地新华书店经销
2024年3月第1版第1次印刷
开本：787×1092　1/16　印张：13.5
字数：314千字　定价：88.00元

编 委 会

前　言

　　急危重症医学是现代基础医学、临床医学和医用科学技术的结合学科，其任务是运用最新的研究成果和医学观念，以及先进的医用设备和技术为急危重患者提供最得力的医疗和护理。因此，建立规范化的诊疗方案有助于改善医疗服务水平。

　　本书介绍了急危重症领域诊疗方面的问题，对各类急危重症的诊疗及监测等方面进行系统阐述，包括心脏猝死及复苏、EICU 的基本监测手段和高级监测手段、EICU 重症感染与抗菌药物应用，以及常见急危重症的诊疗等。紧扣临床，简明实用，内容丰富，资料新颖，适用于急诊、ICU 及危重症相关科室的医护人员。

　　本书在编写过程中，得到了各位专家学者的大力支持，在此谨表示诚挚的谢意。急诊与重症科内容广泛，涉及相关学科多，新技术、新进展层出不穷，书中不足之处，敬请广大读者提出宝贵意见，以便再版时充实和完善。

编　者

2023 年 12 月

目　录

第一章　心脏猝死及复苏 ………………………………………………………… 1
　　第一节　心搏骤停与心脏猝死 ……………………………………………… 1
　　第二节　心肺复苏概念及指南 …………………………………………… 22
　　第三节　现场心肺复苏程序 ……………………………………………… 26
　　第四节　自动体外除颤 …………………………………………………… 43
第二章　EICU 的基本监测手段 …………………………………………………… 49
　　第一节　脉搏血氧饱和度监测 …………………………………………… 49
　　第二节　心电监护 ………………………………………………………… 50
　　第三节　无创血压监测 …………………………………………………… 52
　　第四节　单位时间尿量监测 ……………………………………………… 54
第三章　EICU 的高级监测手段 …………………………………………………… 56
　　第一节　有创动脉血压监测 ……………………………………………… 56
　　第二节　中心静脉压监测 ………………………………………………… 59
　　第三节　肺动脉漂浮导管 ………………………………………………… 61
　　第四节　动脉血气分析 …………………………………………………… 65
　　第五节　急诊床旁彩超监测 ……………………………………………… 68
第四章　EICU 重症感染与抗菌药物应用 ………………………………………… 74
　　第一节　急诊重症感染的相关概念 ……………………………………… 74
　　第二节　急诊重症感染的治疗与监测 …………………………………… 82
第五章　危重症的药物治疗 ……………………………………………………… 91
　　第一节　ICU 内的镇痛和镇静 …………………………………………… 91
　　第二节　抗菌药物治疗 …………………………………………………… 98
　　第三节　血流动力学药物 ………………………………………………… 106
第六章　呼吸系统急危重症 ……………………………………………………… 114
　　第一节　呼吸衰竭 ………………………………………………………… 114
　　第二节　急性肺损伤与急性呼吸窘迫综合征 …………………………… 118
　　第三节　重症肺炎 ………………………………………………………… 130
　　第四节　大咯血 …………………………………………………………… 139

第七章　循环系统急危重症 ……………………………………………………… 147

　第一节　高血压及急症 ……………………………………………………… 147

　第二节　急性心肌梗死 ……………………………………………………… 155

　第三节　急性心力衰竭 ……………………………………………………… 166

第八章　神经系统急危重症 ……………………………………………………… 172

　第一节　短暂性脑缺血发作 ………………………………………………… 172

　第二节　脑出血 ……………………………………………………………… 179

　第三节　急性脑梗死 ………………………………………………………… 185

　第四节　癫痫与癫痫持续状态 ……………………………………………… 192

参考文献 …………………………………………………………………………… 205

第一章

心脏猝死及复苏

心搏骤停（sudden cardiac arrest，SCA）是公共卫生和临床最危急的情况之一，表现为心脏机械活动突然停止，患者对刺激无反应，无脉搏、无自主呼吸或濒死喘息等，如不能及时有效救治常致即刻死亡，即心脏猝死（sudden cardiac death，SCD）。从突然出现症状到死亡时间有不同规定，美国心肺血液病研究所定为24小时，世界卫生组织定为6小时。大多数心脏病学者认为，从猝死突发性及意外性而言，主张发病后1小时死亡者为猝死。国内学者一般把SCD定义为以心搏骤停的特征为基础，出现症状后1小时内未预料到的心脏原因死亡。据中国北方地区部分资料，猝死在发病后即刻死亡者占30%~35%，在发病后1小时内死亡者占65%~70%。有冠心病史或除外其他病因，尚未证实有急性心肌梗死（acute myocardial infarction，AMI），且符合猝死条件者，定义为冠心病猝死。

第一节　心搏骤停与心脏猝死

冠心病是猝死的主要原因。有人观察10年统计证实，在1小时内猝死的463例中，冠心病占91%。从发作至猝死时间尚无定论，短者1小时，长者24小时，有心脏病者占75%，男女之比为（4~5）∶1。年龄在35~70岁成人和6个月内婴儿均可发生。年龄越大并有高血压、吸烟、糖尿病者发病率越高。

一、发病因素

心脏猝死的原因有几十种，最多的是冠心病，其次是非缺血性心肌病（扩张型心肌病、肥厚型心肌病）、心脏瓣膜病、长QT综合征（原发性电不稳、先天性缺损）、预激综合征、二尖瓣脱垂，抗心律失常药物的致心律失常作用等（表1-1）。

表1-1　心搏骤停和心源性猝死病因

基础心脏病（结构异常）	暂时性因素（功能性）
（1）血管疾病：冠状动脉病变及冠心病，冠状动脉粥样硬化，慢性冠心病，急慢性心肌梗死，冠状动脉血栓形成、痉挛或栓塞，夹层分离，冠状动脉炎，先天性冠状动脉异常	（1）暂时性心肌缺血与再灌注

续表

基础心脏病（结构异常）	暂时性因素（功能性）
（2）心肌疾病：心肌肥厚及心肌病变、继发性或原发性心肌肥厚（梗阻或非梗阻）、原发性心肌病（扩张型或限制型）、特异性心肌病、急性心肌炎、心壁内肿瘤	（2）能量基质的丧失 （3）损伤性物质的产生（如超氧基） （4）膜生物电特性异常（如通道，泵，受体）
（3）心脏瓣膜病：主动脉瓣狭窄和（或）关闭不全、二尖瓣脱垂或腱索断裂、感染性心内膜炎、人造瓣膜功能障碍	（5）低心排血量状态 （6）急性或慢性心力衰竭
（4）先天性疾病：先天性心血管病、先天性主动脉瓣或肺动脉瓣狭窄、艾森门格综合征伴右向左分流（疾病晚期或妊娠分娩）、先天性心脏病术后如法洛四联症	（7）休克 （8）全身代谢异常 （9）电解质失衡（如低钾）、低氧、酸中毒
（5）传导系统异常：电生理异常、结构性病变、窦房结病变、希—浦系统纤维化（Lenegre病或Lev病）、异常传导通道（WPW综合征）	（10）神经生理紊乱、自主神经不稳定（中枢性、神经内分泌）、受体功能改变 （11）QT间期延长综合征（先天性）
（6）其他：大块肺动脉栓塞、急性心脏压塞、心内血栓或肿瘤阻塞、主动脉夹层分离、人工心脏起搏器故障	（12）毒性反应、致心律失常药物、心脏毒性药物（如可卡因、洋地黄中毒）

1. 心脏猝死与冠心病

在心脏猝死病因中，以冠心病占首位，占心脏猝死的50%~70%，超过40岁男性则高达90%。据Wan等报道心脏猝死多见于65岁以上男性患者，80%以上猝死者为冠心病所致。冠心病猝死的发病机制：冠心病猝死是在冠状动脉粥样硬化和心肌病变的基础上一时性的功能障碍和电生理改变导致心搏骤停的结果。猝死时，最常见的是心室颤动；缓慢型心律失常比较少见，有的表现起始为缓慢型心律失常，继之心室颤动，或突然发作为电—机械分离或心脏静止；有的猝死则不一定是心律失常所致。冠心病猝死常发生于下列情况。

（1）急性心肌缺血，包括冠状动脉斑块破溃、出血、血小板聚集及血栓形成等急性病变，严重冠状动脉粥样硬化患者运动或其他情况引起心肌耗氧量明显增加，冠状动脉痉挛，心肌内血小板聚集或小的心肌梗死等。

（2）心肌缺血—再灌注损伤，导致再灌注性心律失常。

（3）并无急性心肌缺血，如出现陈旧性心肌梗死瘢痕组织、室壁运动障碍和室壁瘤等情况。

（4）心功能不全。

（5）其他情况如利尿药、抗心律失常药物的影响等。冠心病高危人群要及时就诊，正规治疗，在急性期和病情相对稳定时都不能麻痹大意，要保持大小便通畅，少食多餐，保持情绪稳定。

2. 心室颤动

可以发生在原已有器质性心脏病的患者，也可发生在心脏正常的患者。过度疲劳、精神紧张、天气寒冷等因素可使原有心脏病急剧加重或因交感神经紧张状态使儿茶酚胺分泌急剧增加而导致心室颤动。心肌病患者已存在肥厚型心肌病、局灶性心肌病等情况而自己并未察觉，在应激状态下会发生心室颤动。心室颤动发生时，心室搏动频率为250~500次/分，过快的频率使心室收缩无力，不能有效地将心室的血液送至主动脉而供应心脏、大脑等脏器使用。大脑缺血约15秒会引起全身抽搐，临床称阿—斯综合征，如得不到及时抢救就会引起死亡。

3. 心脏猝死与电解质紊乱

器质性心脏病伴严重低钾血症、低镁血症时，由于低镁能抑制心肌细胞膜 Na-K-ATP 酶的离子运转，使细胞内缺钾加重，引起心肌细胞复极延迟，进一步使心肌应激性增高，从而增加引起猝死的危险。有器质性心脏病、高血压患者，大多服用血管紧张素转化酶抑制药（ACEI）、利尿药，而且有的患者食欲比较差，很容易诱发电解质紊乱，尤其是低血钾和高血钾，增加心脏猝死的危险性，其危险程度取决于低血钾的程度和心肌缺血的状态。一般而言，缺血的心肌兴奋性增高，低血钾又可使其邻近正常心肌产生复极不同步和传导延迟，加之心肌缺血时儿茶酚胺分泌增加，使心肌应激性进一步提高，易引起致命性室性心律失常。低血钾与低血镁可同时存在，低血镁可引起顽固性低血钾。及时补钾、补镁，同时快速床边心脏临时超速或亚超速起搏可以提高抢救成功率。

4. 心脏猝死与心力衰竭

有基础心脏病者或多或少存在心功能不全，但有的心力衰竭症状不明显，仅有咳嗽、活动后气喘，不被患者及医师重视，也易误诊为支气管炎、肺炎。仅抗感染、补液而诱发急性左心衰竭、恶性心律失常，最终发生心脏猝死。

5. 心脏猝死与围术期

现在认为，迷走神经紧张性增高对心肌有保护作用。然而，当患者存在室性心律失常时，交感神经紧张性升高，可使心室颤动阈值降低，此外情绪紧张和焦虑不安等有害的效应均可影响心脏自主神经调节，产生不利结果。患有心脏病者需进行外科手术时，术前一定要把基础心脏病诊断清楚，控制心律失常，纠正心功能，改善心肌缺血情况，必要时给予心脏临时起搏保护，术中术后严密心电监护，发现问题及时处理。

6. 非心脏猝死

常见原因为脑血管病和肺栓塞。患者如原有高血压或脑血管畸形，因过度疲劳、精神紧张等原因使血压突然升高，脑血管破裂发生脑出血，脑出血如发生在脑干会使呼吸、循环衰竭而导致死亡。肺栓塞是因为血栓脱落堵在肺动脉而导致呼吸、循环的急剧衰竭。

二、先兆症状

心脏猝死前多有先兆症状，如心绞痛、心悸、气短、乏力、嗜睡等，医务人员应提高警惕，全面检查，密切观察。

三、危险因素

心脏猝死多见于冠心病患者，有时可作为冠心病的最初表现，引起冠心病的一般危险因素如高血压、糖尿病、高脂血症、肥胖、吸烟和性格等都与猝死密切相关。另外，吸烟、大量饮酒者及 A 型性格者，其心脏猝死的发生率明显增高。患有心肌梗死的人常有较高的猝死危险性，尤其在透壁性心肌梗死的恢复期。所以，对此类人群应警惕其发生猝死的可能性。

四、发病诱因

有 1/3～1/2 的心脏猝死患者有明显诱因可查，情绪激动（发怒、过度兴奋、焦虑）是最常见的诱因，其他如精神紧张、劳累、饱餐、过量饮酒、突然的寒冷刺激等，均可能诱发猝死。

1. 室性期前收缩

虽然也能发生在健康青年人身上，但如患者年龄在 30 岁以上，随年龄增长，则与之相应的冠心病和猝死的危险性增加。特别是在心肌梗死之后出现室性期前收缩，引起猝死的危险性增大。室性期前收缩发作的频繁程度与猝死直接相关。据统计结果，室性期前收缩发生在连续心电监测时达 20 次/小时以上，或者出现外形性室性期前收缩、二联律或室性期前收缩连发、R-on-T 现象时，经长期随访，猝死的危险性都明显增加。

2. 神经及精神因素

中枢神经系统和心电稳定之间关系密切。据统计资料，凡生活在高度应激状态者及行为孤僻者，其总死亡率及猝死率均增加 4 倍。资料也证明，在发病前生活出现显著变化者，猝死率也明显增加。

3. 自主神经系统的作用

自主神经系统在心脏猝死的发生中具有重要作用。临床观察发现，冠心病患者的心脏猝死常发生在凌晨至午间这段时间，与自主神经活动的昼夜节律性变化相一致。Willish 的研究结果表明，上午 6：00 ~ 12：00 心脏猝死的发生明显高于其他阶段，尤其在 7：00 ~ 9：00 时每小时心脏猝死危险较其余时间每小时的心脏猝死危险至少高出 70%，这与有人观察到清晨冠状动脉张力高，冠状血管口径小，即使小量运动就能引起痉挛现象相一致。此时间段，交感神经活动性较高，血压与心率增加，血小板聚集性也增加。实验研究表明刺激心脏的交感神经可降低心室颤动阈值，增加心室颤动发生的危险性；刺激迷走神经，可降低心室颤动发生的危险性。所以交感神经的过度兴奋可促进恶性室性心律失常的发生，而兴奋迷走神经则有保护心脏及抗心室颤动的作用。但是，对下后壁急性心肌缺血或缺血性再灌注的患者，因迷走神经的传入受体多数分布在心室的下后壁，该部位发生心肌缺血或缺血后再灌注，可触发 Bezold-Jarisch 反射，导致或加重缓慢型心律失常，如严重窦性心动过缓、高度房室传导阻滞、周围血管扩张和低血压，严重者可发生心搏骤停。

4. 季节及气候因素

国内也常有报道认为，冠心病猝死的发作和季节有关，以冬季最多，说明寒冷是不利因素。上述现象说明，心脏猝死的发作不仅受人体环境的影响，同时也在宏观上受大气、气候、地球、天体物理方面的影响。

五、发病机制

目前已知，发生心脏猝死的机制主要为严重的室性心律失常，包括室性心动过速、心室颤动等。也有一部分人为突然发生的严重血流动力学障碍、心脏破裂等。

1. 缺血性心律失常

一般认为，心室颤动是多发的折返小波引起的持续性快而不规则的心室激动。心室颤动的发生必须包括以下几个基本条件：异位和分离的局部波前兴奋，传导延缓和心室不应期缩短。这些变化，在缺血的心肌中均可出现。缺血性室性心律失常包括急性心肌缺血所致的室性心律失常和心肌梗死后陈旧性病变并发的室性心律失常。如果急性心肌缺血发生在心肌梗死后瘢痕愈合的边缘心肌则室性心律失常的发生率更高。在急性心肌缺血时，局部心肌组织灌注不足导致缺血部位的心肌能量代谢较正常心肌组织明显降低，大量游离脂肪酸（FFA）堆积，细胞内乳酸含量增加，细胞内 K^+、Mg^{2+} 外流，则静息电位的负值进一步增加形成舒张期电位。同时动作电位的振幅下降，除极的速度减慢，兴奋传导速度减慢，则心肌自律性增强，并易于形成折返的条件，而发生室性折返性心律失常及心室颤动同时存在左心功能不全的患者，心脏猝死的发生率则更高，尤其左心室射血分数低于 30% 是心脏猝死的最强预测因素。

2. 再灌注性心律失常

现已知再灌注性心律失常是发生心脏猝死的重要机制。再灌注性室性心律失常可见于冠状动脉痉挛缓解以后，也可见于 AMI 溶栓治疗或机械性粉碎斑块后使完全闭塞的血管再通等情况。常在冠状动脉再通后几秒出现再灌注性心律失常。许多研究表明，冠状动脉再通时，再灌注心律失常的发生率高达 82%。在再灌注心律失常的不同类型中，60% ~ 80% 为加速性室性自主心律和室性期前收缩。可引起心脏猝死的心律失常为室性心动过速和心室颤动。严重的缓慢型心律失常也可引起心脏猝死。而再灌注性心律失常的类型和冠状动脉的再通部位有一定的关系，左前降支和左旋支再灌注时易发生加速性室性自主心律、室性心动过速和心室颤动；右冠状动脉阻塞再灌注时易发生窦性心动过缓、房室传导阻滞。

3. 原发性心律失常

病因不明，无明显冠状动脉或心肌本身的病变，常突然或在某些诱因的作用下发生严重的室性心律失常和（或）心室颤动而发生心脏猝死。研究表明，原发性室性心律失常的发生机制多为触发激动，也有的为折返机制。

4. 非心律失常

Raizes 等研究表明，非心律失常引起的心脏猝死只占 0.56%，包括心脏或主动脉破裂，心肌梗死扩展，交感神经反射性抑制，以及各种原因引起的心脏严重的机械性梗阻等。尤其伴有左心功能不全的患者心脏猝死的发生率最高。左心功能不全又常有冠状动脉病变和弥漫的心肌病变，因而可伴有急性心肌缺血或心肌瘢痕组织所诱发的恶性心律失常，从而导致心脏猝死。在冠心病并发左心室功能不全致心脏猝死的事件中，36% 表现为严重心动过缓或电—机械分离。心搏骤停前并未伴有心力衰竭症状的恶化。缓慢型心律失常或电—机械分离可能因左心室收缩功能衰竭终末期心室壁应激，使心室内压力和容量突然增加，而周围血管收缩同时出现障碍不能维持体循环血压，以至虚脱和晕厥。猝死则为血流动力学障碍所致，并非心电不稳定事件。另一部分左心功能不全的患者伴有室性心动过速，则可能为心律失常所致。

六、病理改变

1. 心脏病理改变

（1）原发性改变：心脏猝死的心脏病理改变资料主要来自尸体解剖，但不同学者所报道的尸体解剖病理结果有很大的不一致，多数学者研究为冠心病猝死。从冠心病猝死的病理资料来看，主要病理结果为冠状动脉狭窄程度重，冠状动脉内并发血栓形成，心肌出现严重的缺血或梗死。Schwartz 等发现，1/3 以上冠心病猝死患者的冠状动脉内有血栓形成。国内外的一些资料提示，冠心病猝死患者中 AMI 的发生率约为 40%，并且冠心病猝死患者的窦房结和传导系统并无明显的急性病变也证实了冠心病猝死的发生机制为心电不稳定所致。心脏猝死很少发生在没有器质性心脏病的患者，有些患者发生心脏猝死后，即使心脏的大体检查无明显肉眼病变，但可能其心脏的分子结构和功能也存在着明显异常，如离子通道、蛋白质结构异常等。

（2）继发性改变：正常心脏做功所需能量首先来自脂肪，约占心肌总耗氧量的67%，其次来自葡萄糖和乳酸，分别占17.9%和16.46%，极少数来自醋酸、氨基酸、丙酮酸等。同时心脏必须依赖ATP来维持其心室壁的张力和收缩状态。研究表明，心肌缺血缺氧10秒即可代谢底物耗竭，心脏即完全失去收缩功能。在常温下，如果心肌缺血3～4分钟心肌内磷酸肌酸含量减少70%～75%，ATP减少15%。如在此期内进行有效的心肺复苏，心肌供血改善，则心肌张力可完全恢复；缺血8～10分钟，心肌内磷酸肌酸和ATP将全部耗尽，如在此期内进行有效的心肺复苏，心脏的收缩和舒张功能仍可恢复，10分钟后才进行有效的心肺复苏者，复苏的成功机会显著减少。

2. 其他脏器病理改变

（1）脑：脑的能量代谢主要来自葡萄糖，但脑组织本身对葡萄糖的储备很少，必须依赖于循环血液来供应。并且脑组织的代谢85%～90%为有氧代谢，而无氧酵解只占脑组织代谢的5%～15%，所以，脑组织的代谢和生理功能的维持完全依赖于有效的血液供应。血液供应障碍引起脑细胞功能改变的基础是缺血缺氧引起脑组织的原发性和继发性损害。原发性损害为脑组织缺血缺氧时ATP不能合成，细胞钠泵功能丧失，细胞内钠离子不能转运到细胞外，钾离子不能从细胞内逸出，细胞膜电位发生改变，因此不能产生电活动，细胞也失去了产生和传导冲动的功能。研究表明，在完全缺氧情况下，20秒后大脑皮质的生物电活动完全消失，30～90秒后小脑和延髓的生物电活动完全消失。而缺血缺氧所致的继发损害包括两个方面：①细胞内电解质紊乱和各种代谢产物的堆积使脑组织肿胀和脑水肿；②脑组织的局部循环功能障碍进一步加重。

已有研究提示，心搏骤停引起的脑组织缺血缺氧时病变主要在大脑海马回先出现，如缺血进一步加重则迅速波及全脑包括脑干和延髓。而患者发生心脏猝死后，如果能及时、有效地进行心肺复苏则脑组织的血流有可能恢复，但脑组织由于受到完全缺血缺氧的影响，脑水肿和微循环障碍将继续发展。脑组织的缺血缺氧时间长短直接影响大脑功能的恢复及患者的临床预后。

（2）肾：心搏骤停时，肾脏的血流供应和滤过功能完全停止，首先受累的是肾小管，引起肾小管细胞坏死，并逐步累及基底膜及整个肾单位。如果发生时间短，基底膜可保持相对完整，肾功能可恢复。但缺血缺氧的时间过长，肾小管及肾小球产生广泛的严重破坏，则易发生急性肾功能衰竭。

（3）肺：发生心脏猝死后，肺可发生瘀血、水肿。显微镜下其主要特征是肺间质水肿，并可见微血栓形成。长时间的肺缺血缺氧容易发生弥散性血管内凝血，不仅可以通过机械堵塞使肺部缺血缺氧进一步加重，还可引起血小板聚集，释放5-HT等物质产生终末气道痉挛，结果血液—气体交换障碍进一步恶化。

七、临床表现

心搏骤停或心源性猝死的临床过程可分为前驱期、发病期、心搏骤停期和生物学死亡期。

1. 前驱期

许多患者在发生心搏骤停前有数天或数周甚至数月的前驱症状，诸如心绞痛、气急或心悸的加重，易于疲劳，及其他非特异性的主诉。这些前驱症状并非心源性猝死所特有，而常见于任何心脏病发作之前。有资料显示 50% 的心源性猝死者在猝死前 1 个月内曾求诊过，但其主诉常不一定与心脏有关。在医院外发生心搏骤停的存活者中，28% 在心搏骤停前有心绞痛或气急加重。但前驱症状仅提示有发生心血管病的危险，而不能识别那些心源性猝死高危人群。

2. 发病期

即导致心搏骤停前的急性心血管改变时期，通常不超过 1 小时。典型表现包括：长时间的心绞痛或急性心肌梗死时的剧烈胸痛，急性呼吸困难，突然心悸，持续心动过速，或头晕目眩等。若心搏骤停瞬间发生，事前无预兆警告，则 95% 为心源性，并有冠状动脉病变。从心脏猝死者所获得的连续心电图记录中可见在猝死前数小时或数分钟内常有心电活动的改变，其中以心率增快和室性期前收缩的恶化升级为最常见。猝死于心室颤动者，常先有一阵持续或非持续的室性心动过速。这些以心律失常发病的患者，在发病前大多清醒并在日常活动中，发病期（自发病到心搏骤停）短。心电图异常大多为心室颤动。另有部分患者以循环衰竭发病，在心搏骤停前已处于不活动状态，甚至已昏迷，其发病期长。在临终心血管改变前常已有非心脏性疾病。心电图异常以心室停搏较心室颤动多见。

3. 心搏骤停期

意识完全丧失为该期的特征。如不立即抢救，一般在数分钟内进入死亡期。罕有自发逆转者。心搏骤停是临床死亡的标志，其主要表现和复苏成功率影响因素见表 1-2。

表 1-2 心脏猝死心搏骤停期主要表现和复苏成功率影响因素

主要表现	复苏成功率影响因素
（1）心音消失	（1）复苏开始的迟早
（2）脉搏扪不到，血压测不出	（2）心搏骤停发生的场所
（3）意识突然丧失或伴有短阵抽搐，且常为全身性，多发生于心脏停搏后 10 秒内，有时伴眼球偏斜	（3）心电活动失常的类型（心室颤动、室性心动过速、心电—机械分离或心室停顿）
（4）呼吸断续，呈叹息样，以后即停止。多发生在心脏停搏后 30 秒内	（4）在心搏骤停前患者的临床情况
（5）昏迷，多发生于心脏停搏 30 秒后	
（6）瞳孔散大，多在心脏停搏后 30~60 秒出现	
（7）尚未到生物学死亡，如抢救及时，仍有复苏的可能	

心搏骤停发生在可立即进行心肺复苏的场所，则复苏成功率较高。如发生在医院或加强监护病房可立即进行抢救的条件下，复苏的成功率主要取决于患者在心搏骤停前的临床情况：若为急性心脏情况或暂时性代谢紊乱，则预后较佳；若为慢性心脏病晚期或严重的非心脏情况（如肾功能衰竭、肺炎、败血症、糖尿病或癌肿），则复苏的成功率并不比院外发生的心搏骤停的复苏成功率高。后者的成功率主要取决于心搏骤停时心电活动的类型，其中以室性心动过速的预后最好（成功率达 67%），心室颤动其次（25%），心室停顿和电—机械分离的预后很差。高龄也是一个重要的影响复苏成功的因素。

4. 生物学死亡期

从心搏骤停向生物学死亡的演进，主要取决于心搏骤停心电活动的类型和心脏复苏的及时性。心室颤动或心室停搏，如在最初 4~6 分钟未予心肺复苏，则预后很差。如在最初 8 分钟内未予心肺复苏，除非在低温等特殊情况下，否则几无存活。从统计资料来看，目击者立即施行心肺复苏术和尽早除颤，是避免生物学死亡的关键。心脏复苏后住院期死亡的最常见原因是中枢神经系统损伤。缺氧性脑损伤和继发于长期使用呼吸器的感染占死因的 60%，低心排血量占死因的 30%，而由于心律失常的复发致死者仅占 10%。AMI 时并发的心搏骤停，其预后取决于为原发性抑或继发性，前者心搏骤停发生时血流动力学并无不稳定；而后者系继发于不稳定的血流动力学状态。因而，原发性心搏骤停如能立即予以复苏，成功率可达 100%；而继发性心搏骤停的预后差，复苏成功率仅约 30%。

八、辅助检查

心脏猝死的心电图主要表现如下。

（1）心室颤动，心室扑动。

（2）心室静止，即心电图呈一直线，或仅有 P 波而无 QRS 波群。

（3）无脉性电活动，心电图呈缓慢、低幅而宽的不典型心室波，但无心室的收缩活动。

九、诊断依据

心脏猝死后心音消失，测不到血压，脉搏触不到，继之呼吸停止，意识消失，四肢厥冷，抽搐，瞳孔散大。心电图可见心搏停止。

（1）心搏呼吸停止。

（2）知觉丧失，高声呼唤患者姓名或摇动其身体无反应。

（3）大动脉搏动消失，用手的拇、示指在颈前喉结两侧可摸到有搏动，表示心跳未停，如无搏动表示心搏停止。

（4）心音消失，用耳朵直贴在左胸心前区（锁骨中线与第 4~5 肋间横线交叉处），如听不到心音，表明心搏停止。

（5）心搏停止数秒、数分钟，呼吸也停止。也有呼吸先停而心跳后停者，临床上很难分开。

（6）心搏停止 45 秒，瞳孔开始散大。

（7）测量血压变为零，即测不出血压。

十、鉴别诊断

1. 睡眠猝死

J 波综合征是睡眠猝死的元凶，J 波与猝死有着内在的联系。详细询问病史和家族史是诊断的关键。不能解释的晕厥、晕厥先兆、猝死生还病史和家族性心脏猝死史是诊断的重要线索。如患者出现典型的心电图改变，且有下列临床表现之一，并排除其他引起心电图异常的因素，可诊断 Brugada 综合征：①记录到心室颤动；②自行终止的多形性室性心动过速；③家族心脏猝死史（<45 岁）；④家族成员有典型的 I 型心电图改变；⑤电生理诱发心室颤动；⑥晕厥或夜间濒死状的呼吸。

2. 突发的左侧心力衰竭

急性左侧心力衰竭，是指由于各种原因引起短时间内左心排血量急剧减少，导致严重的左心室及左心房舒张压增高，肺瘀血的急性病症。

3. 突发的右侧心力衰竭

急性右侧心力衰竭，是指由于某些原因，使右心室心肌收缩力急剧下降或右心室的前后负荷突然加重而引起的右心排血量急剧减低所致的临床综合征。急性右侧心力衰竭多见急性大片肺梗死和急性右心室梗死。

4. 心脏停搏

指心肌仍有生物电活动，而无有效的机械功能，断续出现慢而极微弱且不完整的"收缩"情况，心电图上有间断出现的宽而畸形、振幅较低的 QRS 波群，频率多在每分钟 30 次以下。此时心肌无收缩排血功能，心脏听诊时听不到心音，周围动脉扪不到搏动。

5. 心脏失代偿

当心脏病变不断加重，心功能减退超过其代偿功能时，则出现心功能失代偿。

6. 心肌梗死

是指在冠状动脉病变的基础上，冠状动脉的血流中断，使相应的心肌出现严重而持久的急性缺血，最终导致心肌的缺血性坏死。全身症状：发热，白细胞增高，红细胞沉降率增快。胃肠道症状：多见于下壁梗死患者。心律失常：见于 75% ~95% 患者，发生在起病 2 周内，而以 24 小时内多见，前壁心肌梗死易发生室性心律失常，下壁心肌梗死易发生房室传导阻滞。心力衰竭：主要是急性左侧心力衰竭，在起病的最初几小时内发生，发生率为 32% ~48%，表现为呼吸困难、咳嗽、发绀、烦躁等症状。

7. 肺源性心力衰竭

又称肺源性心脏病，是由于各种胸肺及支气管病变而继发的肺动脉高压，最后导致以右心室肥大为特点的心脏病。大多数肺源性心脏病是从气管炎、阻塞性肺气肿发展而来，少部分与支气管哮喘、肺结核、支气管扩张有关。肺源性心脏病常年存在，多于冬春季节并发呼吸道感染而导致呼吸衰竭和心力衰竭，病死率较高。

十一、高危患者预测

（1）心搏骤停后存活的患者，随后的 1 年中可有 30% 复发。

（2）复发性室性心动过速，1 年中约 40% 再发。

（3）不明原因反复发作的晕厥。临床资料包括：①长串的室性心动过速，尤其发生于心肌梗死后，左心功能不全的患者；②左心室射血分数≤30%；③既往有心肌梗死病史；④充血性心力衰竭。

十二、治疗策略

对心搏骤停或心源性猝死者的处理主要是立即进行心肺复苏（cardio-pulmonary resuscitation，CPR）。在 20 世纪 50 年代末期心肺复苏术及体外除颤术的发展，使心搏骤停者有可能得救而存活。近年来，随着经验的积累及新技术的应用，心肺复苏术逐步完善。美国心脏病学会再次修订了心肺复苏的指南，并对所有用于心肺复苏的治疗措施进行"评级"，对进一步积极有效地抢救心源性猝死者具有重要意义。

1. 抢救流程

按心电活动形式,抢救流程如下。

(1) 心室颤动与无脉搏的室性心动过速:见图1-1,心动过速处理见图1-2。基础心肺复苏后,待心电图示心室颤动或无脉搏室性心动过速时,紧急给予电除颤(200 J、200 ~ 360 J),根据需要可做多次电除颤。

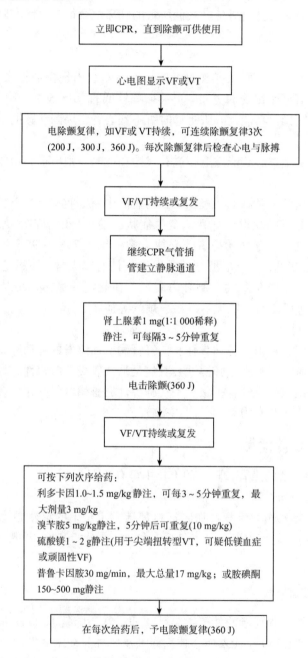

图 1-1　心室颤动和触不到脉搏的室性心动过速的处理
VF:心室颤动;VT:室性心动过速

除颤后检查心律：①如恢复自主心律，继续监测生命体征，静脉给予药物，维持有效血压、心率、心律；②如持续或复发心室颤动/室性心动过速时，继续行有效基础心肺复苏，并气管插管，建立静脉通路，同时从静脉给予肾上腺素 1 mg 推注，无效时推注剂量可增加 2～5 mg，最大剂量不超过 0.1 mg/kg；随后再给予电除颤（200～360 J）。仍无效可静脉给予利多卡因推注 1 mg/kg。复苏不成功，2 分钟后重复此剂量，后应静脉滴注维持。上述治疗失败，换用溴苄胺或普鲁卡因胺或胺碘酮；若为尖端扭转室性心动过速或可疑低镁血症或难治性心室颤动可给予硫酸镁；考虑有酸中毒或高钾血症存在可给予碳酸氢钠（剂量 1 mmol/kg）。每次用约 30～60 秒后，可再行除颤。

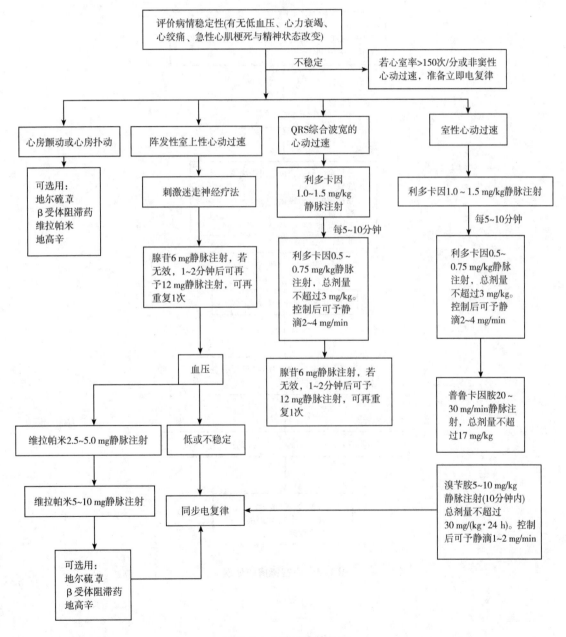

图 1-2　心动过速的处理

（2）心室停搏或严重心动过缓：见图1-3，心动过缓的处理见图1-4。心电图如两个或两个以上导联明确显示心室停搏，在继续心肺复苏的基础上，气管插管，建立静脉通路，尽力恢复稳定的自主心律或设法实施人工心脏起搏。并分析发生的病因（缺氧、高钾血症、低钾血症、酸中毒、药物过量、低温），针对病因采取措施。常用药物为肾上腺素和阿托品静脉注射，并可应用异丙肾上腺素（15～20 μg/min）静脉滴注。

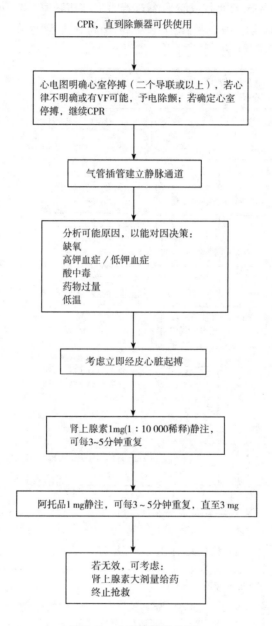

图 1-3　心室停搏的处理

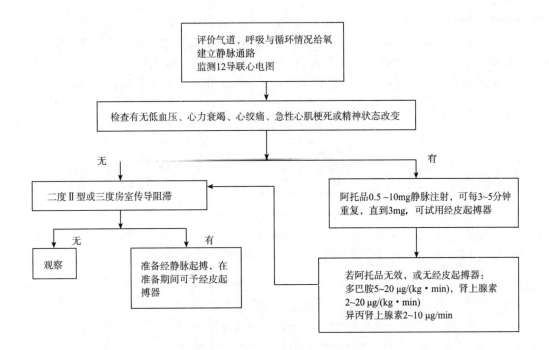

图 1-4　心动过缓的处理

（3）无脉搏性电活动：见图 1-5。心电图示电—机械分离、心室自主节律、室性逸搏心律、缓慢心律伴停顿、除颤后室性自主节律，给予继续心肺复苏，气管插管，建立静脉通路，必要时可用多普勒超声监测血流，并针对病因给予处理（低血容量、缺氧、心脏压塞、张力性气胸、低温、大面积肺栓塞、药物过量、高钾血症、酸中毒、大面积 AMI），常用药物为肾上腺素和阿托品，无效时可试用氯化钙 2~4 mg/kg 静脉注射，疗效不确定。

2. 猝死的处理

（1）识别心搏骤停的诊断常不成问题，但需迅速判断。出现较早而可靠的临床征象是意识的突然丧失伴大动脉（如颈动脉和股动脉）搏动消失，有这两个征象存在，心搏骤停的诊断即可成立。一般主张以一手拍并喊患者以断定意识是否存在，同时扣诊其颈动脉了解有无搏动，若两者均消失，即可肯定心搏骤停的诊断而应立即施行心脏复苏处理。在成人中以心音消失诊断心搏骤停并不可靠，血压测不出也未必都是心搏骤停，因此对怀疑心搏骤停的患者反复听诊或测血压，反而会浪费宝贵的时间而延误复苏地进行，影响复苏后的存活率。瞳孔变化的可靠性也较小，瞳孔缩小不能除外心搏骤停，尤其是在应用过阿片制剂或老年患者中；而瞳孔显著扩大不一定发生在心搏骤停时，当心排血量显著降低，严重缺氧，应用某些药物包括神经节阻断药，以及深度麻醉时，瞳孔也可扩大。

（2）在不延缓施行基础心肺复苏术的同时，设法（呼喊或通过他人或应用现代通信设备）通知急症救护系统。因仅做基础心肺复苏术而不进一步予高级复苏术，其效果是很有限的。

（3）心前捶击复律，心搏骤停的电生理表现为致死性快速性心律失常、严重心动过缓或心室停搏，心前捶击可能使少数患者恢复窦性节律。Caldwell 等的 5 000 例研究报道中，心前捶击使 5 例心室颤动、11 例室性心动过速、2 例心室停搏恢复窦性节律，未见有室性心动过速因捶击而转为心室颤动。因此，一旦确定为心搏骤停而手边无心电监护和除颤仪的情况下，应坚定地予以心前捶击：拳头举高 20~30 cm，捶击患者胸骨中下 1/3 处，共 1~2 次。然后扪患者颈动脉确定心搏是否恢复，若仍无搏动，则按下列步骤施行基础心肺复苏。

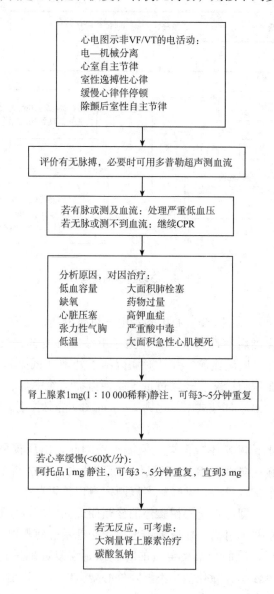

图 1-5 电—机械分离和无脉性电活动的处理

十三、复苏技术

1. 基础心肺复苏

即基础生命活动支持（basic life support，BLS），旨在迅速建立有效的人工循环，给脑组织及其他重要脏器以氧合血液而使其得到保护。其主要措施包括人工胸外挤压、畅通气道和人工呼吸，被简称为 CAB (circulation, airway, breathing) 三部曲。

（1）人工胸外挤压：是建立人工循环的主要方法，即人工有节律地挤压患者胸骨的下半部。过去称为人工胸外心脏按压或心脏按压，但是实际上是挤压而非按摩，而挤压所致的血液流动并非心泵功能而是胸泵功能。研究证明在胸部挤压期间，心脏的房室瓣保持开放位，血液是在挤压胸部时胸腔内压增高而从心脏和大血管内被推向胸腔外的血管而流动，腔静脉则由于壁薄在胸部挤压时塌陷而不发生逆流。此时心脏并无泵血功能，因此宜称为人工胸外挤压（external chest compression，ECC）。如操作恰当，则体循环收缩压可达 80 ~ 100 mmHg，但舒张压很低，以致影响心肌和脑组织的灌注压和血流量。近期研究表明，为维持心肌和脑细胞功能血供的最低需求，要有正常血流量的 30%。而单纯的人工胸外挤压时，心肌和脑组织中的血流量常达不到此最低需求。为能提高人工胸外挤压时心脑重要脏器的灌注压和血流量，晚近又有采用附加的腹部挤压术。

人工胸外挤压时，应将患者置于水平位。头部不应高于心脏水平，否则由于重力作用而影响脑血流。下肢可抬高，以促进静脉回流和加强人工循环。若胸外挤压在床上进行时，应在患者背部垫以硬板。操作者宜跪在患者身旁或站在床旁的椅凳上，以便居高临下实施挤压。挤压时，一只手与患者胸骨长轴方向平行地置于其胸骨前方，掌跟相当于胸骨下半部，另一只手掌跟重叠其上，双肘关节伸直，自背肩部直接向前臂、掌跟垂直加压，使胸骨下端下陷 5 cm。挤压后应放松，使胸廓弹回原来形状而使胸腔内压下降，血液回流。胸外挤压的频率，一般成人至少需 100 次/分，每次挤压和放松的时间对等。挤压应规律地、均匀地、不间断地进行。若仅一人操作，则因需每挤压 30 次做人工呼吸 2 次，故胸外挤压按 100 次/分的频率进行。挤压有效者可扪及颈动脉或股动脉搏动，收缩期血压可达 80 ~ 100 mmHg。

人工胸外挤压不当可发生肋骨骨折、胸骨骨折、肋骨与肋软骨脱离、气胸、血胸、肺挫伤、肝或脾脏撕裂，及脂肪栓塞等并发症。为减少并发症，挤压时需注意：①挤压部位不宜过高或过低，也不可偏于左右侧，切勿挤压胸骨下剑突处；②在挤压间歇的放松期，操作者虽不加任何压力，但仍宜将手置于患者胸骨下半部不离开其胸壁，以免移位；③挤压需均匀、有节奏地进行，切忌突然急促地猛击。

在基础复苏术进行 1 分钟后可暂停 5 秒以观察患者是否自行恢复呼吸和心跳。其后可每 2 ~ 3 分钟暂停观察，但暂停时间仅限于数秒钟内，不可超过 5 秒。如有气管插管，暂停时间可稍长，但也不应超过 30 秒。如心脏自行复跳，一般仍需继续予以通气。

（2）畅通气道：意识丧失的患者舌常后移而堵塞气道，因此心肺复苏的第 1 步必须先设法畅通气道。通常将手置于患者额部加压使头后仰，便可使下颌前移而使舌根离开咽喉后壁，气道便可通畅。但在心搏骤停、肌张力减退的情况下，单手置额部使头后仰常不足以打开气道，而需用另一手抬举后颈部或托起下颌。其中后法似较前法有效，但需注意在托举下颌时需用手指头置于下颌的骨性部位将下颌推向前上方，而不要压迫软组织以免反致气道阻塞。对疑有颈部损伤者，则常仅予托举下颌而不常规使头后仰。

对疑有气道异物者，应先以 HeimLich 手法操作以排出异物：操作者从患者背部双手环抱于患者上腹部，用力、突击性挤压。

（3）人工呼吸：在一般情况下，人呼出的气中含氧 15.5 Vol%，已足以维持生命所需，如做深吸气后再呼气，则其中含氧量可达 18 Vol%。每次可吹出气体 1 000 ~ 1 250 mL，连续做口对口呼吸 4 ~ 5 次，可使患者肺中氧浓度恢复到近乎正常水平。操作时，在上述畅通气道的基础上，将置于患者前额的手的拇指与示指捏住患者的鼻孔，操作者在深吸气后，使自己的口唇与患者口唇的外缘密合后用力吹气。患者如有义齿可不必取出，因有利于口对口呼吸时的密合。但若义齿位置不能固定，则以取出为宜。若患者牙关紧闭，则可改为口对鼻呼吸，即用口唇密合于患者鼻孔的四周后吹气。在进行人工呼吸时，需注意观察患者胸壁的起伏、感觉吹气时患者呼吸道的阻力和吹气间歇有无呼气。

急救者如果不能在10秒内确认有无自主呼吸，应先进行2次人工呼吸。当急救者不愿意或不会进行人工呼吸时，应立即开始胸外按压。无论以何种方式进行人工呼吸均应持续吹气1秒以上，以保证进入足量的气体并明显抬高胸廓，但应避免迅速而过度通气。无论是否进行人工呼吸，均不应停止胸外按压。如果已有人工气道，且有2人同时进行CPR，则通气频率为8~10次/分。人工呼吸最常见的困难是开放气道，如果患者胸廓在第1次人工呼吸时无明显起伏，应采用仰头—抬颏法进行第2次通气。无论胸廓是否起伏，不主张再做人工呼吸，而应立即进行胸外按压，因为过度通气可导致胃胀气及产生严重并发症。

在进行口对口或口对鼻人工呼吸时，常可致患者胃胀气，后者使横膈抬高、肺容量减少，并可发生胃内容物反流。因此在吹气时宜参考患者胸部的起伏，控制吹气量。若患者胃严重胀气而影响换气功能时，应使患者侧转并压迫其上腹部使其胃气外排，再继续操作。

2. 高级复苏

旨在进一步支持基本生命活动，恢复患者的自动心搏和呼吸。包括进一步维持有效的通气和换气，转复心律达血流动力学稳定，以及恢复脏器的灌注。

（1）巩固与维持心律：对以低钾血症为原发病者，应立即补钾，严重低钾者，应在严密心电监护下用5%葡萄糖注射液将氯化钾稀释成0.5%~0.7%浓度静脉滴注，随时监测血清钾。对高钾血症导致的心搏骤停，应通过补充碳酸氢钠或乳酸钠、极化液及利尿等降低血钾，严重者应行透析。急性心肌炎引起高度房室传导阻滞或窦房结功能不全所致的反复心脏停搏，可试用地塞米松5~10 mg、阿托品0.5~1 mg静脉注射，异丙肾上腺素1~2 mg加入5%葡萄糖注射液500 mL中静脉滴注，无效者改用心内膜临时起搏，防止心室颤动及心脏停搏的反复发生。对反复发生心室颤动者，应在纠正低钾、补充镁的同时静脉注射利多卡因1~4 mg/min。疗效不佳者改用或联用溴苄铵250 mg静脉注射或肌内注射，每6~8小时1次。

（2）改善心功能，纠正低血压：复苏后的早期低血压多数是由于心功能不全所致，应在适当补充血容量的基础上应用多巴胺2~10 μg/（kg·min），必要时与间羟胺联用。心功能不全或中心静脉压增高时，可给予毛花苷C 0.2~0.4 mg，呋塞米20~40 mg静脉注射。有条件者应做血流动力学监测。

（3）纠正代谢性酸中毒：根据血气分析结果调整补碱量，所需5%碳酸氢钠（mL）= 0.3×体重（kg）×（23－实测二氧化碳结合力 mmol/L）。

（4）维持呼吸功能：正确合理使用呼吸机，注意调整各项参数。对自主呼吸延迟恢复者，应适量应用呼吸兴奋药，如山梗菜碱3~6 mg或尼可刹米0.375 g肌内注射或静脉注射，保持呼吸道通畅，定时吸痰，常规应用抗生素防治感染。

（5）防治急性肾功能衰竭：在血容量充足的条件下应适当利尿，如呋塞米20~40 mg静脉注射或肌内注射，持续少尿或无尿48小时，或血尿素氮21.4~28.6 mmol/L，或血肌酐443 μmol/L以上者应做血液或腹膜透析。

（6）加强营养支持，防治感染：不能进食者应行全静脉营养，包括高渗葡萄糖、复合氨基酸、脂肪乳和各种维生素，每天补充总热量 8.38 ~ 12.55 kJ，有指征者应尽早拔除各种导管。防止感染可用青霉素 480 万 ~ 960 万 U/d，有感染证据者，也可选用第二、第三代头孢菌素类抗生素，或与氨基糖苷类抗生素联用。

3. 脑复苏

（1）头部降温：以冰帽、冰枕最常用，必要时全身降温，一般以 33 ℃ 为宜，持续 3 ~ 12 小时，脑损害严重者可能需维持 2 ~ 5 天。

（2）脱水：常用 20% 甘露醇或 25% 山梨醇 125 ~ 250 mL，可与呋塞米 20 mg 或甘油果糖交替使用，原有心功能不全者应尽量避免使用甘露醇或山梨醇，同时可与糖皮激素合用，如地塞米松 10 mg 静脉注射，以后每 4 ~ 6 小时 1 次。

（3）冬眠疗法：对复苏时间长、有阵发性或持续性肢体抽搐者，可采用冬眠疗法，双氯麦角碱（海特琴）0.6 mg、异丙嗪 50 mg 稀释至 100 ~ 150 mL 静脉滴注，或地西泮 10 mg 静脉注射，有呼吸不规则时禁用哌替啶，血压偏低或血容量不足者慎用氯丙嗪。

（4）高压氧治疗：脑缺氧、脑水肿持续时间较长，意识恢复较慢者可酌情使用高压氧治疗。

（5）使用促进脑细胞代谢药物：可选择性使用脑活素 10 ~ 30 mL 静脉滴注，每天 1 次；胞磷胆碱 0.5 ~ 0.75 g 静脉滴注，每天 1 次。

十四、药物治疗

目前，尚无证据证明对 SCA 常规使用抗心律失常药能增加存活出院率。但是，胺碘酮与安慰药或利多卡因相比，能增加短期存活出院率。

1. 胺碘酮

可影响钠、钾、钙通道，并有阻断 α 和 β 肾上腺素能特性。在 CPR 中如 1 次电除颤和血管加压药物无效时，立即用胺碘酮 300 mg（或 5 mg/kg）静脉注射，然后再次除颤。如仍无效可于 10 ~ 15 分钟后重复追加胺碘酮 150 mg（或 2.5 mg/kg）。注意用药不应干扰 CPR 和电除颤。VF 终止后，可用胺碘酮维持量静脉滴注。最初 6 小时以 1 mg/min 速度给药，随后 18 小时以 0.5 mg/min 速度给药，第 1 个 24 小时用药总量应控制在 2.0 ~ 2.2 g。第 2 个 24 小时及以后的维持量根据心律失常发作情况酌情减量。对除颤、CPR 和血管加压药无反应的 VF 或无脉 VT 患者，可考虑静脉使用胺碘酮。在对院外复发 VF/无脉 VT 的随机、双盲、对照研究中，胺碘酮 300 mg 或 5 mg/kg 静脉滴注，与安慰药或利多卡因比较，能增加存活出院率。另一项研究表明，对 VF 或血流动力学不稳的 VT 患者应用胺碘酮，能持续改善对除颤的反应。静脉应用胺碘酮可产生扩血管作用，导致低血压，故使用胺碘酮前应给予缩血管药以防止低血压发生。初始剂量 300 mg，静脉或骨内给药，后续剂量 150 mg，静脉或骨内给药。

2. 利多卡因

室性心律失常应用利多卡因缘自早期的动物实验，以及用药过程中发现它能抑制室性期前收缩和预防 AMI 并发 VT。院前双盲随机对照研究发现，使用胺碘酮的患者存活出院率高于利多卡因，而利多卡因更易引起除颤后心脏停搏。利多卡因是常用的两种抗室性心律失常药物之一，与其他抗心律失常药相比，具有更少的不良反应。然而，尚无证据证明利多卡因对 SCA 有长期或短期作用。起始剂量 1~1.5 mg/kg，静脉滴注，如果 VF/无脉 VT 持续存在，5~10 分钟后可再用 0.5~0.75 mg/kg，静脉滴注，最大剂量为 3 mg/kg。

3. 普鲁卡因胺

用于治疗 VF 和无脉 VT。一项 20 例的回顾性对比研究，支持心搏骤停患者使用普鲁卡因胺。由于需缓慢静脉滴注，且在急诊情况下效果不确定，心搏骤停时使用普鲁卡因胺受到限制。

4. 镁剂

静脉注射镁剂能有效终止 QT 间期延长引起的尖端扭转型室性心动过速（torsades de pointes，TDP），而对正常 QT 间期的不规则、多形性 VT 似乎无效。当 VF/无脉 VT 与 TDP 相关时，可给予 1~2 g 硫酸镁稀释后静脉或骨内给药（5~20 分钟）。如果 TDP 发作时不能触及脉搏，可先给予负荷剂量，然后用 1~2 g 硫酸镁加入 50~100 mL 液体中静脉滴注，给药速度要慢（5~60 分钟）。

十五、手术治疗

1. 手术切除室性心动过速起源病灶

对于药物控制不满意的室律失常可以考虑手术治疗。多数室律失常发生在冠心病的基础上，20 余年前曾以切除室壁瘤治疗顽固的室律失常，结果不满意。冠状动脉旁路移植或者同时切除室壁瘤，大概可以控制 30%~50% 患者。心电生理检查利用标测等时激动图发现室性心动过速的折返顺序，可以找到最早激动起源的部位。起源的部位总是在缺血区的周边部，该处纤维虽然不正常但仍存活。周边部健康和病变细胞交错，造成折返激动有利条件。

患者可以先经药理电生理研究，选择有效药物。若没有合适的药物则是手术治疗的适应证。因为这类型患者以后复犯室律失常的机会是很大的。手术中诱发室性心动过速，标测心外膜面及心内膜面，在电生理检查的指导下切除室壁瘤及其周边的心内膜，包括最早激动的组织。手术创伤并不导致心律失常，因为手术切除了折返环的起始部分及其传导径路的主要部分，剩下的心内膜面和它下面的浦肯野纤维比较健康，有比较均匀一致的电生理性能，不再发生折返心律。美国宾州大学医学院的附属医院较早进行标测指导下的手术，多数患者切除室壁瘤外同时做了旁路移植术。手术病死率 9%。

2. 埋入性自动除颤起搏器（AICD）

埋入式终止室性心动过速或心室颤动的电子设施问世多年。它是集程序调搏控制室性心动过速和自动除颤功能于一身的装置。由于猝死初始由室性心动过速演变心室颤动居多，此装置既可同步转复室性心动过速，不成功时则释电能通过电极导管除颤。电能量 >20 J 时成功率高，患者没有痛苦，容易耐受。

十六、防治措施

SCD 的远期防治与相关的疾病有关。

1. 心肌梗死伴左心室功能不全

冠心病患者存在 SCD 风险，因此血供重建、改善心肌供血就能降低猝死率；心肌梗死并发心力衰竭者，积极控制心力衰竭，改善心功能，并能降低室律失常发生率；心肌梗死 >40 天，左心室射血分数（LVEF）≤30%，NYHA 心功能Ⅱ级或Ⅲ级，猝死一级预防置入

ICD（Ⅰ、A）；如有血流动力学不稳定的持续性室性心动过速或心搏骤停，猝死二级预防置入ICD（Ⅱ、A）。心肌梗死左心室功能不全伴有室性心动过速对β受体阻滞药反应不佳，加用胺碘酮（Ⅱa、B）。非持续性室性心动过速也是慢性冠心病中常见的心律失常，但尚无证据说明抑制非持续性室性心动过速能提高生存率，因此非持续性室性心动过速并不要求常规治疗，但非持续性室性心动过速电生理检查能诱发出持续性单形性室性心动过速，则是置入ICD的指征。心肌梗死者不能应用Ⅰ类抗心律失常药物（Ⅲ、A）。

2. 扩张型（非缺血性）心肌病（DCM）

近年确定DCM 5年死亡率20%，其中猝死占30%（8%～51%），疾病的初期表现以室律失常很常见，但晕厥、SCD在疾病早期很少发生，多见于疾病晚期。DCM伴明显的左心室功能不全，并发室性心动过速/心室颤动者应置入ICD（Ⅰ、A）。DCM患者，LVEF≤30%，NYHA心功能Ⅱ级或Ⅲ级，为降低SCD，一级预防置入ICD（Ⅰ、B）。DCM并发室性心动过速/心室颤动，接受胺碘酮是不得已而为之（Ⅱb、C）。对DCM患者，LVEF<35%，频发室性期前收缩或非持续性室性心动过速，是否需置入ICD？DLVEFINTE试验表明，在最佳药物治疗基础上加用或不加ICD，两组病死率无差别。

3. 肥厚型心肌病（HCM）

多数HCM无症状，SCD可为首发表现，SCD可由心肌缺血、流出道梗阻、心房颤动触发。SCD直接与左心室壁厚度有关，壁厚度<20 mm，20年内无死亡。死亡者中40%的室壁厚度≥30 mm。但HCM伴室性心动过速/心室颤动者应置入ICD（Ⅰ、B）；HCM伴SCD高危因素，如心房颤动、室壁厚度≥30 mm不可解释的晕厥、自发非持续性室性心动过速等，应置入ICD（Ⅱa、C）；HCM伴室性心动过速/心室颤动不接受ICD，只能应用胺碘酮（Ⅱa、C），如伴高危因素胺碘酮可做一级预防（Ⅱb、C）。

4. 致心律失常性右心室心肌病（ARVC）

常见心律失常有室性期前收缩、非持续性室性心动过速和持续性室性心动过速、心室颤动等，SCD可是ARVC的首发表现。有过室性心动过速/心室颤动者应置入ICD（Ⅰ、B）。ARVC扩展累及左心室，家族成员有猝死，遇此情况，即使是原因不明的晕厥，也应置入ICD（Ⅱa、C），不接受ICD者应用胺碘酮治疗（Ⅱa、C）。

5. 心力衰竭

常见于急、慢性心力衰竭和左心室收缩功能障碍者。急性心力衰竭并发室律失常，耐受性很差，需立即转复。心力衰竭者的LVEF<（35%～40%），有过心室颤动或血流动力学不稳定室性心动过速或室性心动过速伴有晕厥者，应选ICD做二级预防（Ⅰ、A）。心肌梗死>40天，伴左心室功能不全，LVEF≤（30%～40%）。NYHA心功能Ⅱ级或Ⅲ级，接受ICD做一级预防（Ⅰ、A）。DCM伴心力衰竭，LVEF<（30%～35%），NYHA心功能Ⅱ级或Ⅲ级，接受ICD做一级预防（Ⅰ、A）。心力衰竭患者的QRS波≥160 ms（至少>120 ms），并有心室不同步的其他证据，NYHA心功能Ⅲ级或Ⅳ级，LVEF≤35%，应置入有除颤功能的心室再同步起搏器即CRT（Ⅱa、B），仅置入CRT能否降低SCD死亡率，尚有争议。心力衰竭患者发生室性心动过速或室上性心动过速，当转复失败或转复后复发，应用胺碘酮（Ⅰ、B）。胺碘酮、索他洛尔、β受体阻滞药也用于置入ICD频发放电者（Ⅰ、C）。心力衰竭患者发生非持续性室性心动过速，尚无证据说明增加病死率，因此仅限于非持续性室性心动过速产生症状者选用胺碘酮。

6. 遗传性心律失常

（1）LQTS：QTc 间期 >500 ms 是预示心脏事件有用的指标，一旦诊断 LQTS 应该应用 β 受体阻滞药（Ⅰ、B），并改变生活方式，避免竞争性体育活动；LQT 者尤应避免游泳，LQT$_2$ 者尽量避免突然的声响（睡眠中铃声），避免应用延长 QT 间期的药物和低钾血症、低镁血症（Ⅰ、B）。已有心脏事件者（晕厥、SCD）应用 β 受体阻滞药同时置入 ICD（Ⅰ、A），也有接受左侧心脏交感神经切除（Ⅱa、B）。

（2）Brugada 综合征：具特征性心电图改变，呈右束支传导阻滞图形，其中 V$_{1~3}$ 导联 ST 抬高，猝死多为多形性室性心动过速或心室颤动，常发生于休息或睡眠中，因此有过心搏骤停者应置入 ICD（Ⅰ、C），发生电风暴者可应用异丙肾上腺素（Ⅱa、C），也可应用奎尼丁口服（Ⅱb、C）。

（3）儿茶酚胺依赖多形性室性心动过速：它的特征为体力活动或急性精神刺激诱发室律失常，静息心电图正常，一旦诊断就应接受 β 受体阻滞药治疗（Ⅰ、C），心脏事件存活者置入 ICD（Ⅰ、C）。

7. 特发性室性心动过速

心脏结构正常，起源右心室流出道是最常见的类型，可用 Ⅰ 类药物终止室性心动过速发作（Ⅱa、C），也有起源左心室流出道或左侧传导束分支。不论起源右心室或左心室，应用 β 受体阻滞药、非吡啶类钙通道阻滞药均能减少发作（Ⅱa、C）。药物治疗难以纠正者接受消融治疗（Ⅰ、C），ICD 置入能终止持续性室性心动过速发作（Ⅱb、C）。

8. 药物引起的心律失常

（1）洋地黄中毒：双向性室性心动过速和房性心动过速伴房室传导阻滞带有特异性，由洋地黄中毒引起，重者应用抗洋地黄抗体降低血洋地黄浓度（Ⅰ、A）。过去应用利多卡因、苯妥英钠治疗室律失常，现在已不推荐（Ⅲ、C），建议补钾、补镁治疗，将血钾维持在 4 mmol/L 以上（Ⅱa、C）。

（2）药物致 LQTS：表现为 TdP，停用相关药物（Ⅰ、A），静脉注射硫酸镁（Ⅱa、B），或应用人工起搏器、异丙肾上腺素加快心率，抑制 TdP 发作（Ⅱa、B）。

（3）钠通道阻滞药中毒：表现为不间断室性心动过速，停用相关药物（Ⅰ、A）；当心房扑动表现 1∶1 房室传导时，可加用非吡啶类钙拮抗药（Ⅱa、C）；当室性心动过速难以转复、频发时，可静脉注射碳酸氢钠或氯化钠（Ⅱb、C）。

9. 心搏骤停与心脏猝死

猝死的发生往往很快，大多数患者来不及到医院就已经死亡。然而猝死不是不可预防。预防猝死应注意以下 8 个方面。

（1）定期体检：老年人本身是心脏病及各种疾病的高发人群，应定期到医院进行体检。青中年人工作紧张、生活节奏快、工作生活压力大也容易患冠心病、高血压等疾病。定期体检及早检查便于及时发现疾病，及早进行治疗，减少猝死风险。在做心脏方面相关检查时，建议除了做心电图检查，还要做心脏超声检查，以及冠状动脉 CT 检查或冠状动脉造影检查。心脏超声检查可检测到心脏结构异常的疾病，而冠状动脉 CT 或冠状动脉造影可检测出心脏血管病变的情况。有些单位体检或体检部门未做这些检查，会遗漏相应心脏病情况。

（2）避免过度疲劳和精神紧张：过度疲劳和精神紧张会使机体处于应激状态，使血压升高，心脏负担加重，使原有心脏病加重。即使原来没有器质性心脏病也会引发心室颤动的发生。所以，每个人应该对自己的工作、生活有所安排，控制工作节奏和工作时间，不可过快过长。每天有一定的休息和放松时间，缓解疲劳和精神紧张，使心脏及各脏器功能得以恢复。

（3）戒烟限酒、平衡膳食、控制体重、适当运动：吸烟、过度饮酒、高脂饮食及肥胖会使心脑血管疾病发生率显著增加。大量饮酒及情绪激动会使血压升高，心脏缺血缺氧加重，而戒烟限酒、平衡膳食、控制体重、定期适量运动，保持良好的生活习惯会减少心脑血管疾病的发生。

（4）注意过度疲劳的危险信号，重视发病的前兆症状：长期过度疲劳会引发身体出现一些改变。如：①焦虑易怒，烦躁情绪难以控制；②记忆力减退，健忘；③注意力不集中；④失眠及睡眠质量差；⑤头痛、头晕、耳鸣；⑥性功能减退；⑦脱发明显等。当机体出现这些情况，应意识到自己可能疲劳过度，应调整工作节奏，适当休息，让机体功能得以恢复。有些人在发生猝死前是有一些表现的，如当日有心绞痛、心悸、胸闷、呼吸困难、头痛头晕，甚至面色苍白、出大汗情况发生。当出现上述情况，应立即停止工作，尽可能平卧休息，服用治疗相应疾病的药物。如不能缓解应立即前往医院救治。

（5）积极控制冠心病的危险因素和诱因：心脏猝死主要发生于冠心病患者，且原发病隐匿，常被忽略。因此，对冠心病、高血压及有其他高危险因素者应重点做好普查和防治，明确诊断，有外科指征的尽早手术根治，消除隐患。在导致心搏骤停的过程中，暂时的病理生理改变占比重很大，特别在原发性心室颤动时，猝死可以发生在没有明显器质性心脏病的人，因此要特别注意对诱发因素的控制，做到情绪稳定，避免过度精神紧张和暴饮暴食。适当参加各种形式的体育锻炼，以增强中枢神经系统及自主神经的调节能力和心脏对缺血的耐受能力，有效减少猝死发生；对已患有冠心病、高血压等疾病的患者应在医师指导下坚持服药治疗。常有一些患者在治疗一段时间后，自觉病情好转或认为疾病已经治好，自行将治疗药物停止使用，从而使冠心病、高血压病持续进展或恶化，在一定外因作用下，如过度疲劳、精神紧张，就会发生心脏猝死，有些人因工作忙而忘记服药或忘记带药，也会使病情加重。因此在医师指导下坚持服药治疗是十分重要的，患者应面对现实、接受现实，认真对待治疗。

（6）警惕并及时处理心室颤动先兆：在心脏猝死发病前数日或数周内有些前驱症状，如疲乏、胸痛、气短等，多是非特异性症状。而在临发作前1小时，则前驱症状常和心脏有关，因为这些症状出现短暂而又缺乏特异性，所以常不能引起足够的重视。因此，当冠心病患者原有症状发生改变或有新的症状出现时应提高警惕性，特别是室性期前收缩达5~7次/分以上，或出现室性期前收缩频发、多源性室性期前收缩、R-on-T或心率显著变慢时，应积极做好预防措施，控制病情进一步发展。

（7）老年人必须加强自我保健意识：老年人的健康问题，不仅是要避免猝死和延长寿命，而且要保持身体健康，精神愉快和心理上的平衡。一些老年人退出工作岗位，子女成家离去等生活中的各种变化，对其都意味着是一种丧失。一些社交少的老年人，有一定的自我封闭性，过多地关注一些生活琐事，遇事不讲策略，固执，急躁易怒。研究表明，一个人在狂怒时，身体会产生一种有害的生化物质，这些物质可以使小鼠致死。因此，常发怒的人易患冠心病、哮喘、高血压等心身疾病。

（8）预防用药：①β受体阻滞药，可降低室性期前收缩及室性心动过速所导致的SCD发生率，并能减少儿茶酚胺对血压、心率及心肌收缩力的影响，促进冠状动脉循环改善；

②ACEI,可使心脏猝死减少；③胺碘酮,有抑制交感神经活性作用,而且对反复发生持续性室性心动过速较其他药物更有效。

（闫春江）

第二节 心肺复苏概念及指南

针对心脏、呼吸骤停所采取的抢救措施称为心肺复苏（cardio - pulmonary resuscitation,CPR）。包括通过胸外按压建立暂时的人工循环,通过电除颤转复心室颤动,促进心脏恢复自主搏动；采用人工呼吸纠正缺氧,并恢复自主呼吸。

CPR 可分为基础生命支持（basic life support,BLS）和高级生命支持（advanced cardiac life support,ACLS）。BLS 主要是指徒手实施 CPR,包括 A、B、C、D 4 个步骤,即开放气道（A,airway）、人工呼吸（B,breathing）、胸外按压（C,compression）及自动体外除颤器（automated external defibrillator,AED）电除颤（D,defibrillation）。ACLS 是指由专业急救、医护人员应用急救器材和药品所实施的一系列复苏措施,主要包括人工气道建立,机械通气,循环辅助设备、药物和液体的应用,电除颤,病情和疗效评估,复苏后脏器功能的维持等。

一、心肺复苏概念的发展

现代 CPR 始于 20 世纪 50 年代末 60 年代初。经过半个多世纪几代医学家的努力,随着医学科学的进步,医疗技术和设备的快速发展,建立在循证医学基础上的现代 CPR 技术日益提高,其中 Peter Safar、Kouwenhoven 等著名医学家对现代 CPR 学的发展和形成做出了重大贡献。论证并确立了口对口吹气及胸外按压联合应用 CPR 的合理性。从此,人工通气、人工循环以及电除颤作为 CPR 的三大核心技术在临床上开始广泛应用,从而奠定了现代 CPR 的基础。

1992 年,美国心脏协会（American Heart Association,AHA）提出了"生存链"的概念,包括对心搏骤停患者需要采取的 4 个紧急行动环节：①尽早对心搏骤停患者识别和启动 EMS；②尽早得到"第 1 目击者"的 CPR 救助；③尽早得到电击除颤救治；④尽早进行高级生命支持。从而形成了急救技术和社区人群（公众）急救相结合的新理念,是心肺复苏的 1 次飞跃。

20 世纪末体外自动除颤器（AED）的应用,将 CPR 推进到一个新的高度,标志着社会文明的进步和对生命的关爱已深入人心。2000 年 AHA 首次推出《2000 年心肺复苏和心血管急救国际指南》。2005 年及 2010 年 AHA 又公布了更新的心肺复苏和心血管急救国际指南。

2005 年指南最重要的改变是简化 CPR 的程序,提高 CPR 的质量,强调施救者在实施胸外按压时应"用力按压,快速按压",每分钟按压 100 次,按压深度为 4～5 cm,将胸外压—通气比例改为 30∶2。使胸部充分弹性复位,尽可能减少胸外按压的间断。

2008 年 AHA 根据 2005 年以来的研究成果,向公众提出了以下的科学建议：未经培训的目击者对心搏骤停患者提供只需动手（只做胸外按压）的 CPR,以简化 CPR 的操作,有利于提高 CPR 的质量,消除或减少目击者实施 CPR 的障碍和顾虑,更好地推广和普及目击者进行 CPR,从而提高心脏猝死患者复苏的成功率。

2010 年《心肺复苏与心血管急救指南》更强调 CPR 的作用，ABC 变为 "CAB" 即胸外按压、气道和呼吸，胸外按压频率由 2005 年的 100 次/分改为 "至少 100 次/分"，按压深度由 2005 年的 4 ~ 5 cm 改为 "至少 5 cm"。

二、心肺复苏的新概念

（一）生存链

AHA《2005 年心肺复苏与心血管急救指南》指出早期识别与启动紧急医疗救援服务系统（emergency medicals ervice，EMS），早期 CPR，早期除颤和早期 ACLS 是构成 SCA 存活链的 4 个关键环节。患者发生 SCA 时，急救者如能使生存链环环相扣，将大大提高复苏成功的机会。有研究表明，早期 CPR 如 5 分钟内电除颤可使 SCA 患者存活率高达 49% ~ 74%。经过 5 年的应用实施，《2010 年心肺复苏与心血管急救指南》有相应的调整。由 2005 年的四早生存链改为 5 个链环：①尽早识别与激活 EMS；②尽早实施 CPR，强调胸外心脏按压，对未经培训的普通目击者，鼓励急救人员在电话指导下仅做胸外按压的 CPR；③快速除颤，如有指征应快速除颤；④有效的高级生命支持（ALS）；⑤综合的心搏骤停后处理。

（二）胸外按压

1988 年，美国心脏病协会（AHA）提出改进 CPR 措施为增加压幅 3.8 ~ 5.0 cm，加快按压频率为 80 ~ 100 次/分，按压与放松时间比例 1：1。1992 国际心肺复苏指南中规定："成年人 CPR 单人复苏时，胸外按压与人工呼吸之比为 15：2，双人复苏时，胸外按压与人工呼吸之比为 5：1。"《2000 年国际心肺复苏指南》把胸外按压的频率进一步规定在 80 ~ 100 次/分范围，更理想为 100 次/分，规定无论单人或双人复苏呼吸比均为 15：2。《2005 国际心肺复苏指南》中规定："无论单人或双人复苏，成人 CPR 时胸外按压与人工呼吸比均为 30：2，而且强调胸外按压的重要性。急救者应被授以用力按压、快速按压（每分钟 100 次的速率），按压深度为 4 ~ 5 cm，保证胸廓充分回弹和胸外按压间歇最短化，并提出新的按压部位：胸骨下端，更接近胸骨尖端的部位。"《2010 美国心脏协会心肺复苏及心血管急救指南》进一步强调进行高质量的心肺复苏中胸外按压的重要性。施救者应在进行人工呼吸之前开始胸外按压（C-A-B 而不是 A-B-C）。通过从 30 次按压而不是 2 次通气开始心肺复苏，可以缩短开始第 1 次按压的延误时间。按压速率从每分钟大约 100 次修改为每分钟至少 100 次。成人的按压幅度略有增加，从以前建议的 4 ~ 5 cm 增加到至少约 5 cm。

目前无论院内还是院外的心肺复苏过程中，急救人员实施胸外心脏按压的频率或按压的深度往往不足，偶尔也可能过度。而胸外心脏按压频率与深度的不够，按压的停顿，以及通气的过度等诸多因素的叠加综合，将显著减少心排血量、冠状动脉与脑血管血流量，从而最终降低心肺复苏的成功率。

（三）九个重要数字的变化

（1）胸外按压频率由 2005 年的 100 次/分改为 "至少 100 次/分"。

（2）按压深度由 2005 年的 4 ~ 5 cm 改为 "至少 5 cm"。

（3）人工呼吸频率不变，按压与呼吸比不变。

（4）强烈建议普通施救者仅做胸外按压的 CPR，弱化人工呼吸的作用，对普通目击者要求对 ABC 改变为 "CAB" 即胸外按压、气道和呼吸。

（5）除颤能量不变，但更强调 CPR。

（6）肾上腺素用法用量不变，不推荐对心脏停搏或 PEA 者常规使用阿托品。

（7）维持 ROSC 的血氧饱和度在 94% ~ 98%。

（8）血糖超过 10 mmol/L 即应控制，但强调应避免低血糖。

（9）强化按压的重要性，按压间断时间不超过 5 秒。

三、心肺复苏新旧指南比较

《心肺复苏血管急救指南》（2010）在旧指南的基础修订，并在以下 4 个方面有所变更。

（一）胸外按压质量和抢救成功率

见表 1-3。

表 1-3 《心肺复苏血管急救指南》（2010）成人 CPR 胸外按压质量和抢救成功率修订变更要点及具体内容

变更要点	具体内容
强调高质量的胸外按压	（1）保证胸外按压的频率和深度
	（2）最大限度地减少中断
	（3）避免过度通气
	（4）保证胸廓完全回弹
提高抢救成功率	（1）将重点继续放在高质量的 CPR 上
	（2）按压频率至少 100 次/分（区别于大约 100 次/分）
	（3）胸骨下陷深度至少 5 cm
	（4）按压后保证胸骨完全回弹
	（5）胸外按压时最大限度地减少中断
	（6）避免过度通气

（二）操作顺序变化

由 A→B→C 变为 C→A→B，即 C 胸外按压→A 开放气道→B 人工呼吸。在通气之前开始胸外按压。其理由是，虽然尚无人体或动物实验研究证据证明实施心肺复苏时先进行 30 次按压而不是 2 次通气可以提高存活率，但胸外按压可以为心脏和大脑提供重要血流，而且对院外成人心搏骤停的研究表明，如果有旁观者尝试进行胸外按压，比较不进行胸外按压，可以提高存活率。动物实验证明，延误或中断胸外按压会降低存活率，所以在整个复苏过程中应尽可能避免延误或中断。胸外按压几乎可以立即开始，而摆好头部位置并尽可能密封以进行口对口或气囊面罩人工呼吸的过程则需要一定时间。如果有两名施救者在场，可以减少开始按压的延误：第 1 名施救者开始胸外按压，第 2 名施救者开放气道并准备好在第 1 名施救者完成第 1 轮 30 次胸外按压后立即进行人工呼吸。无论有一名还是多名施救者在场，从胸外按压开始心肺复苏都可以确保患者尽早得到这一关键处理，同时，应尽可能缩短人工呼吸的延误。

（三）简化通用成人 BLS 操作流程

取消心肺复苏程序中的"看、听和感觉呼吸"。在进行 30 次按压后，单人施救者开放患者的气道并进行 2 次人工呼吸。明确操作顺序 C→A→B 优于 A→B→C，应及时识别无反应征象，立即呼叫应急救援系统。如无呼吸，应立即进行胸外按压。因此，呼吸作为心搏骤停后简要检查的一部分，应放在胸外按压、开放气道、2 次通气之后。

2005 年指南规定成人心肺复苏，首先开放气道，检查是否有正常呼吸，2 次通气后再做 30 次胸外按压，如此循环如表 1-4 所示。但 2010 新指南明确指出胸外按压先于通气，其理由如下。

表 1-4　《心肺复苏血管急救指南》新旧要点比较

比较要点	旧指南	新指南
CPR 的前提	（1）气道开放后，通过"一听二看三感觉"来评估呼吸 （2）评估没有呼吸心跳后，再进行胸外按压	（1）删除"一听二看三感觉" （2）添加"30 次胸外按压后，单人抢救者开放被救者的气道，并给予 2 次通气"
胸外按压的重要性	（1）没有区别抢救者是否受过培训 （2）仅建议旁观者可以在指导下行胸外按压	（1）如果旁观者没有经过心肺复苏术培训，可以提供只有胸外按压的 CPR，即"用力按，快速按"，在胸部中心按压，直至患者被专业抢救者接管 （2）训练有素的救援人员，应该至少为患者提供胸外按压。另外，如果能够执行人工呼吸，按压和呼吸比例按照 30：2 进行
胸外按压频率	以每分钟 100 次的频率，进行胸外按压（=100 次/分）	以每分钟至少 100 次的频率，进行胸外按压（≥100 次/分）
胸外按压的深度	成人胸骨下陷的深度 4~5 cm	成人胸骨下陷的深度 ≥5 cm

（1）胸外按压能够向心脏和脑提供重要的血流量，研究表明，心搏骤停时，患者经过抢救的生存率要比那些未行 CPR 的高。

（2）动物实验数据表明，延误胸外按压会减少生存率，所以被延误的情况应最小化。

（3）胸外按压不受体位的影响，可以即时进行，而定位头部和进行嘴对嘴呼吸都需要花费时间。

（4）在双人抢救时，C→A→B 的优势更突出，在第 1 个抢救者进行胸外按压的同时，第 2 个抢救者施行开放气道。在开始做人工呼吸时，第 1 个 30 次胸外按压也就结束了。

（5）不管是单人还是多人抢救，以胸外按压开始 CPR 不会推迟进行人工呼吸。

（四）具体修订要求

1. 强调胸外按压的重要性

对于未受过培训的抢救者来说，通过电话，就可实行仅有胸外按压的 CPR。然而，经过训练的救援人员，还是应该胸外按压和通气同时进行。

2. 胸外按压频率

至少 100 次/分。按压次数、中断时间，决定了胸外按压的频率，这也是影响正常循环和神经功能的重要因素。在大多数研究中，胸外按压次数与存活率成正比。作为 CPR 组成的重要部分，胸外按压不仅要把重点放在按压频率上，还要尽量缩短中断时间。按压不足或频繁中断将会使每分钟的按压次数减少。

心肺复苏过程中的胸外按压次数对于能否恢复自主循环（ROSC），以及存活后是否具有良好神经系统功能非常重要。每分钟的实际胸外按压次数由胸外按压速率，以及按压中断（例如，开放气道，进行人工呼吸或进行 AED 分析）的次数和持续时间决定。在大多数研究中，给予更多按压可提高存活率，而减少按压则会降低存活率。进行足够胸外按压不仅强调足够的按压速率，还强调尽可能减少这一关键心肺复苏步骤的中断。如果按压速率不足或频繁中断（或者同时存在这两种情况），会减少每分钟给予的总按压次数。

复苏期间给予的按压总数是心搏骤停后存活与否的重要决定因素。给予的按压次数受按压速率和按压比例（进行心肺复苏过程中实施按压的总时间）的共同影响；提高按压速率和该比例将增加给予的按压总数，而降低按压速率或按压比例将减少给予的按压总数。如果减少按压之间的任何中断次数和时间长度，则按压比例会提高；而如果胸外按压之间的中断次数过多或时间过长，则会降低按压比例。这与驾车旅行很相似。在驾车旅行时，一天行驶的里程数不仅受驾驶速度（旅行速度）影响，还受中途停留的次数和时间长度（旅行中的中断）影响。在心肺复苏过程中，应该以适当速率（至少每分钟 100 次）和幅度进行有效按压，同时尽可能减少胸外按压中断的次数和持续时间。高质量心肺复苏的其他要求还包括保证每次按压后胸廓回弹和避免过度通气。

3. 胸外按压深度

应≥5 cm。按压主要是通过增加胸廓内压力，以及直接压迫心脏产生血流。通过按压，可以为心脏和大脑提供重要血流，以及氧和能量。尽管建议按压时要用力按、快速按，从几年来的实际操作情况看，多数抢救者按压深度还是不够。现有研究表明，按压至少 5 cm 比按压 4 cm 更有效。为此，《2010 美国心脏协会心肺复苏及心血管急救指南》给出成人胸外按压的单次最小幅度建议值。

（闫春江）

第三节　现场心肺复苏程序

一、成人基本生命支持

成人基本生命支持（adult basic life support，ABLS）的判断阶段极其关键，患者只有经过准确的判断后，才能接受更进一步的 CPR（纠正体位、开放气道、人工通气和胸外按压等）。判断要求迅速、准确。

（一）复苏程序

1. 判断患者反应

目击者应迅速判断患者有无意识和呼吸。一旦发现患者无呼吸、意识丧失、对刺激无任何反应，即可判定为呼吸心跳停止，应现场立即开始 CPR。同时应注意将有效的呼吸动作和心搏骤停早期无效的"叹息样"呼吸动作相鉴别。

2. 启动院前急救（EMS）

（1）条件允许时应拨打急救电话，然后立即开始 CPR。

（2）对因严重创伤、溺水、中毒等导致呼吸、心搏停止的患者，应先行 CPR 再行电话呼救，并可由医务人员在电话里提供初步的救治指导。

（3）如果有多人在场，应同时启动 EMS 与 CPR。

（4）若无法确定救治程序，则应优先进行 CPR。

3. 患者体位

（1）将患者仰卧位放置在坚固的平面上，双上肢放置于身体两侧，以便于实施 CPR。如果已有人工气道（如气管插管）但无法放置为仰卧位的患者（如脊柱手术中），则应努力在俯卧位进行 CPR（Ⅱb 级）。

（2）对无反应但已有呼吸和有效循环体征的患者，应采取恢复体位。患者取侧卧位，前臂位于躯干的前面，以维持患者气道开放，减少气道梗阻和误吸的危险。

（3）当怀疑患者有头颈部创伤时，应保持轴线翻身，避免不必要的搬动可能加重损伤，造成瘫痪。

4. 开放气道

是 CPR 的首要措施，是保证其他操作的基础。舌根后坠和异物阻塞是造成气道阻塞最常见的原因。因此，首先应去除气道内异物，如无颈部创伤，清除患者口中的异物和呕吐物时，可一只手按压开下颌，另一只手用示指将固体异物钩出，或用指套或指缠纱布清除口腔中的液体分泌物。对意识丧失的患者由于颈部、下颌及舌肌无力，致使舌根后坠；有自主呼吸的患者，因吸气产生的负压产生"阀门效应"，将舌吸附到咽后壁，导致气道阻塞。此时将头后仰并上抬下颌，可使舌离开咽喉部，即可打开气道。具体方法如下。

（1）仰头—抬颏法：将一只手放在患者前额，用手掌用力向后推额头，使头部后仰，另一只手指放在下颏骨处，向上抬颏。向上抬动下颌时，避免用力压迫下颌部软组织，避免人为造成气道阻塞。对于创伤和非创伤的患者，均推荐使用仰头—抬颏法开放气道（Ⅱa 级）。

（2）托颌法：将肘部支撑在患者所处的平面上，双手放置在患者头部两侧并握紧下颌角，同时用力向上托起下颌。如果需要进行人工呼吸，则将下颌持续上托，用拇指把口唇分开，用面颊贴紧患者的鼻孔进行口对口呼吸。托颌法因其难以掌握和实施，常不能有效地开放气道，还可能导致脊髓损伤，因而不主张基础救助者采用（Ⅱa 级）。

5. 人工呼吸

急救者如果不能在 10 秒内确认有无自主呼吸，应先进行 2 次人工呼吸。当急救者不愿意或不会进行人工呼吸时，应立即开始胸外按压（Ⅱa 级）。无论以何种方式进行人工呼吸均应持续吹气 1 秒以上，以保证进入足量的气体并明显抬高胸廓，但应避免迅速而过度通气。无论是否进行人工呼吸，均不应停止胸外按压。如果已有人工气道，且有 2 人同时进行 CPR，则通气频率为 8~10 次/分。人工呼吸最常见的困难是开放气道，如果患者胸廓在第 1 次人工呼吸时无明显起伏，应采用仰头—抬颏法进行第 2 次通气。无论胸廓是否起伏，不主张再做人工呼吸，而应立即进行胸外按压，因为过度通气可导致胃胀气及产生严重并发症。

（1）检查呼吸：开放气道后，将耳朵贴近患者的口鼻附近，感觉有无气流通过，同时观察胸廓有无起伏，最后仔细听有无气流呼出的声音。也可将少许棉絮放在口鼻处，观察有无气流通过致使棉絮飘动。若无上述表现即可确定患者无呼吸，整个判断及评价时间不应超过 10 秒。

（2）口对口呼吸：是一种快捷、有效的通气方法，CPR 时常作为首选。首先开放患者气道，并捏住患者的鼻孔防止漏气，急救者和患者形成口对口密封状，缓慢吹气，每次吹气应持续 1 秒以上，确保观察到胸廓起伏（Ⅱa 级），然后"正常"吸气（而不是深吸气），再进行第 2 次呼吸，时间超过 1 秒（Ⅱb 级），通气频率应为 10~12 次/分。为减少胃胀气的发生,对大多数成人在吹气持续 1 秒以上给予 10 mL/kg 潮气量可提供必要的氧合。

(3)口对鼻呼吸:当患者牙关紧闭不能张口、口唇外伤或口对口封闭困难时,推荐采用口对鼻呼吸(Ⅱa 级)。

(4)口对面罩呼吸:考虑到安全问题,某些急救者不愿进行口对口呼吸,但不可因此而延误人工呼吸。此时可用有单向阀门的透明面罩,避免与患者口唇直接接触,急救者可将气体吹入患者肺内,同时避免吸入患者呼出的气体。部分面罩有氧气接口,以便同时供给氧气,流量最小应为 12 L/min。用面罩通气时应双手把面罩紧贴患者面部加强闭合性,使通气效果更好。

(5)球囊面罩装置:可在无人工气道的情况下进行正压通气,但同时可能会导致胃胀气。一般球囊充气容量约为 1 000 mL,足以使肺充分膨胀。单人急救时按压气囊难保不漏气,易出现通气不足。双人操作时,一人紧压面罩防止漏气,另一人按压皮囊效果更好。无论是单人还是双人操作,都应观察胸廓有无起伏。理想的球囊应连接 1 个贮氧袋,可以提供 100% 的氧气。

6. 循环支持

(1)检查脉搏:当非专业急救者遇到呼吸停止的无意识患者时,应立即开始连续胸外按压,无须进行生命体征的评估,直至自动体外除颤仪(automated external defibrillator, AED)和专业急救者到达现场。但对于专业急救者,仍要求检查脉搏,在 10 秒内确认循环状态(Ⅱa 级),如果在 10 秒内没有或无法检查出脉搏,应立即开始胸外按压。1 岁以上患者的颈动脉比股动脉更易触及,触及方法是患者仰头后,急救者一只手按住前额,用另一只手的示、中指找到气管,两指下滑到气管与颈侧肌肉之间的沟内即可触及颈动脉搏动。

(2)检查循环体征:专业急救者在检查颈动脉搏动的同时,要观察呼吸、咳嗽和运动情况,10 秒内鉴别正常呼吸、濒死呼吸,以及其他通气形式,如果不能肯定是否存在自主循环,则应立即开始胸外按压。

7. 胸外按压

(1)CPR 时胸外按压是在胸骨下 1/2 处实施连续规则的按压。按压可以使胸内压力升高和直接按压心脏而引起血液流动,正确地实施胸外按压能使收缩压峰值达到 60 ～ 80 mmHg,舒张压略低,但颈动脉的平均动脉压很少超过 40 mmHg。虽然胸外按压所产生的血流很少,但是辅以适当的人工呼吸,可为脑和其他重要器官提供有氧血供,同时也有利于电除颤的实施。

(2)为了使按压有效,按压应快速、有力。对成年人的胸外按压频率为 100 次/分(Ⅱa 级),按压幅度为使胸骨下陷 4～5 cm。每次压下后应让胸廓完全回复(Ⅱa 级),保证压下与松开的时间基本相等(Ⅱb 级)。按压中应尽量减少中断(Ⅱa 级),推荐按压—通气比值 30∶2(Ⅱa 级),对婴幼儿和儿童进行双人复苏时采用的比值为 15∶2(Ⅱb 级)。如果已有人工气道,按压者可进行连续的频率为 100 次/分的按压,无须因为人工呼吸而中断胸外按压(Ⅱa 级)。

(3)近年来的动物实验及人类临床试验的结果表明,对成人院外心搏骤停患者,目击者只做胸外按压的 CPR 与常规 CPR(胸外挤压加通气)相比,其疗效相似,存活率无差别。根据这些科学研究及 AHA 专家共识,AHA 的 ECC 委员会于 2008 年 4 月 22 日对公众提出了科学建议:未经培训的目击者对心搏骤停患者提供只需动手(只做胸外按压)的 CPR。连续胸外按压的优点在于：①减少由于通气造成的按压中断，保证重要器官的持续血供；②无须口对口通气，减少目击者实施 CPR 的障碍和顾虑；③简化了 CPR 程序，便于 CPR 技术的普及和应用。但对于儿科 SCA 患者，以及溺水、药物中毒、气道阻塞等引起的 SCA 患者，仍应采用传统 CPR 方法。胸外按压具体实施技术、方法见表 1-5。

表 1-5　胸外按压具体实施技术与方法

实施技术		实施方法
胸外按压技术		（1）用手指触到靠近施救者一侧患者的胸廓下缘 （2）手指向中线滑动，找到肋骨与胸骨连接处 （3）将一手掌贴在紧靠手指的患者胸骨的下半部，另一手掌重叠放在这只手背上（Ⅱa 级），手掌根部长轴与胸骨长轴确保一致，保证手掌全力压在胸骨上，可避免发生肋骨骨折，注意不要按压剑突 （4）无论手指是伸直，还是交叉在一起，都应离开胸壁，手指不应用力向下按压
确保有效按压		（1）患者应该以仰卧位躺在硬质平面（如平板或地面），保证最佳的按压效果 （2）肘关节伸直，上肢呈一直线，双肩正对双手，以保证每次按压的方向与胸骨垂直。如果按压时力方向不垂直，部分按压力丧失，影响按压效果 （3）对正常体型的患者，按压幅度为 4～5 cm，为达到有效的按压，可根据体形大小增加或减少按压幅度，最理想的按压效果是可触及颈动脉或股动脉搏动。但按压力量以按压幅度为准，而不仅依靠触及脉搏 （4）每次按压后，双手放松使胸骨恢复到按压前的位置（Ⅱa 级），血液在此期间可回流到胸腔。放松时双手不要离开胸壁，一方面使双手位置保持固定，另一方面，减少胸骨本身复位的冲击力，以免发生骨折 （5）在 1 次按压周期内，按压与放松时间各为 50% 时，可产生有效的脑和冠状动脉灌注压 （6）在 5 次按压周期内，应保持双手位置固定，不可将手从胸壁上移开，每次按压后让胸廓回复到原来位置再进行下 1 次按压 （7）急救者应定时更换角色，以减少因疲劳而对胸外按压的幅度和频率产生不利影响。如果有 2 名或更多急救者在场，应每 2 分钟（或在 5 个比例为 30∶2 的按压与人工呼吸周期后）更换按压者，每次更换尽量在 5 秒内完成（Ⅱb 级） （8）CPR 应在患者被发现的现场进行，CPR 过程中不应搬动患者并尽量减少中断，除非患者处于危险环境，或者存在其创伤需要紧急处理的情况
现场复苏程序	单人复苏	（1）判定患者有无反应：轻拍、轻摇或大声呼唤，确定患者有无反应 （2）启动 EMS：根据现场实际情况，及时求助或启动急救 （3）开放气道：将患者安放在适当的位置，采用仰头—抬颏法或托颌法开放气道 （4）人工呼吸：确定是否存在自主呼吸，或是通气不足。如患者无反应，但有呼吸，且无脊柱损伤时，可将患者侧卧，保持气道通畅。如患者无反应，也无呼吸，将患者置于平卧位，立即开始以 30∶2 的按压/通气比值进行人工呼吸和胸外按压 （5）胸外按压：检查循环体征，开始通气后观察患者对最初通气的反应，检查患者呼吸、咳嗽、有无活动，专业急救者还应检查颈动脉搏动（不超过 10 秒）。如有确切的颈动脉搏动，每 5～6 秒给予 1 次人工呼吸。若无循环征象，应立即开始胸外按压 （6）重新评估：5 个按压/通气周期（约 2 分钟）后，再次检查和评价，如仍无循环体征，立即重新进行 CPR

实施技术		实施方法
现场复苏程序	双人复苏	（1）一人行胸外按压，另一人保持患者气道通畅，并进行人工通气，同时监测颈动脉搏动，评价按压效果 （2）按压频率为100次/分，按压/通气比值为30∶2 （3）如果有2名或更多急救者在场，应每2分钟应更换按压者，避免因劳累降低按压效果
	特殊场所复苏	（1）如果事发现场存在不安全因素，应立即将患者转移至安全区域并立即开始CPR。尽可能不中断CPR，直到患者恢复循环体征或其他急救者赶到 （2）运输患者有时需上或下楼梯，最好在楼梯口进行CPR，预先规定好转运时间，尽快转至下1个地方，立即重新开始CPR （3）在将患者转至救护车或其他移动性救护设备途中，仍不要中断CPR （4）只有专业急救者进行气管插管或用AEDs除颤时，才能短时间中断CPR。如果只有一名急救者，有必要暂时中断CPR而启动EMS

（二）效果判断

从瞳孔、面色、神志、呼吸和脉搏5个方面判断，若瞳孔缩小，有对光反射，面色转红、神志渐清，有脉搏和自主呼吸，表明CPR有效。

（三）并发症

即使正确实施CPR，也可能出现并发症，但不能因为害怕出现并发症而不进行CPR。

1. 人工呼吸的并发症

人工呼吸时，过度和过快通气都易发生胃扩张。通过维持气道通畅、限制和调节通气容量，可最大限度地降低胃扩张发生率。在呼气和吸气过程中，如能确保气道通畅，也可进一步减轻胃扩张。一旦发生胃扩张，立即使患者侧卧，压迫上腹，使气体和内容物排出后再行人工呼吸。如果出现胃内容物反流，应将患者侧卧安置，清除气道和口内异物后，再将患者平卧继续进行CPR。

2. 胸外按压的并发症

对于成人患者，即使实施正规的胸外按压，也难以避免造成肋骨骨折、胸骨骨折，继发心血管损伤、气胸、血胸、肺挫伤、肝脾撕裂伤、胃内容物反流和脂肪栓塞等。因此在按压过程中，定位要准确，用力要均匀适度，尽可能避免并发症的发生。

二、高级生命支持

高级生命支持（advanced cardiovascular life support，ACLS），是复苏成功后需要立即实施的后续抢救措施。

（一）吸氧

在SCA最初数分钟后，组织缺氧逐步进展。CPR可提供25%～33%的心排血量。这种低排血量状态能维持很少量，但是非常关键的血流供应心脏和大脑，此时组织缺氧将持续，直到有效的自主循环重新建立。组织缺氧导致无氧代谢和代谢性酸中毒，酸碱失衡常会导致患者对化学治疗和电击反应迟钝。为了改善氧合功能，应在基础生命支持和循环支持过程中吸入100%浓度的氧。吸入高浓度氧可使动脉血氧饱和度达到最大值，从而达到最佳的动脉血氧含量，同时这种短期的氧疗方案不会造成氧中毒。

（二）通气

CPR期间，通气的目的在于保持足够的氧合，并使二氧化碳得以充分排出体外。在施救过程中，急救者应避免引起过度通气，因为CPR时过度通气可能会影响静脉回流并减少心排血量。

在VF所致SCA最初数分钟内，胸外按压相对人工呼吸更为重要，因为SCA时氧气向心脏、大脑和其他组织的输送受到血流的限制，血流下降对脑组织的负面影响超过了动脉氧含量下降带来的影响。因此，在抢救VF所致SCA的最初几分钟内，单人复苏者应减少因人工通气而造成的胸外按压中断。同时ACLS提供者在建立人工气道或检查心脏节律时，也应尽量减少胸外按压的中断。对于VF导致的持续SCA，以及窒息缺氧引起的呼吸骤停（包括淹溺、药物过量导致的原发性呼吸骤停），人工通气和胸外按压同等重要。在CPR过程中，每30次胸外按压之后利用短暂的间歇（3~4秒）进行人工呼吸。当高级气道（如气管内插管、食管气管插管或者喉罩气道）建立后，急救者应每分钟给予8~10次通气，每次通气维持1秒，同时给予100次/分的胸外按压。对于存在严重的阻塞性肺疾病，以及呼气阻力增加的患者，应用低呼吸频率（6~8次/分）。

1. 球囊面罩

由球囊和面罩两部分组成，球囊面罩通气是CPR最为基本的人工通气技术，所有的急救者都应熟练掌握其使用。球囊面罩可为复苏开始数分钟内不能及时应用高级气道或应用失败的患者提供通气支持。使用球囊面罩通气时，急救者应抬高患者下颌确保气道开放，并使面罩紧贴其面部以防漏气，通过球囊提供足够的潮气量（6~7 mL/kg或500~600 mL）使得胸廓扩张超过1秒，该通气量可使胃胀气的风险最小化。

2. 口咽、鼻咽通气道

适用于缺乏咳嗽或咽反射的无意识患者（Ⅱa级），对于经口咽通气道有困难，以及意识障碍不深的患者鼻咽通气道更为适用。鼻咽通气道慎用于有严重头面部损伤的患者。

（1）放置口咽通气管的方法：先将导管弯头向上送入口内，沿舌上方插入全长1/2时，将导管旋转180°，向前继续推进至合适部位后予以固定。

（2）放置鼻咽通气管的方法：先在导管表面涂以润滑剂，取与腭板平行方向插入，越过鼻咽腔转角处后再向前推进到气流最通畅处予以固定。

3. 高级人工气道

相对于球囊面罩，以及口咽、鼻咽通气道等，高级气道可保证更加确定的通气效果，并减少并发症的发生，但对于操作技术的要求也较高。

（1）食管气管导管：相对于球囊面罩的优势在于，隔离气道，减少误吸的风险，以及提供更为可靠的通气。而与气管内导管相比，食管气管导管的优势主要在于更易于培训和掌握。因此，食管气管导管可以作为气管内导管的替代措施。其最为严重的并发症是管腔位置判断错误，其他并发症包括食管损伤及皮下气肿。

（2）喉罩导管：由通气密封罩和通气导管组成，喉罩较面罩密封性好，通气更为可靠，且发生反流和误吸的概率远小于球囊面罩通气。训练置入及使用喉罩气道较气管内插管简单，因为置入喉罩不需要使用喉镜和直视声带。喉罩导管可应用于颈部损伤、不能施行气管内插管，以及气管内插管不能达到合适位置的患者。喉罩导管可作为气管插管的备选方案用于 CPR 的气道管理（Ⅱa 级）。据报道，喉罩导管的通气成功率为 71.5% ~97%，与气管内导管通气效果相当，但成功置入后仍有少部分患者不能成功通气，此时应立即更换其他人工气道。因此，使用喉罩气道的急救者应接受全面的培训，能熟练插入该装置，并掌握气道管理的备选方案。

表 1-6　气管内插管的方式及其指征、优缺点及注意事项

插管方式	适应证或禁忌证	优缺点	注意事项
紧急气管内插管	【适应证】 (1) 意识丧失且球囊面罩不能提供足够的通气； (2) 气管失去保护性反射（如昏迷或 SCA 时）； (3) 神志清醒但自主清理气管和排出分泌物能力不够； (4) 可疑误吸或需长时间通气	(1) 能长时间维持气道开放； (2) 方便抽吸呼吸道分泌物； (3) 可进行高浓度供氧和潮气量可调的通气； (4) 提供备选的药物输入途径； (5) 避免误吸的发生	(1) 气管内插管时应尽可能缩短胸外按压的中断时间； (2) 实施胸外按压的急救者一旦停止按压，实施插管的急救者应立即进行气管插管； (3) 插管时间限制在 10 秒以内，一旦气管导管通过声门，马上开始胸外按压； (4) 如果一次插管失败，应先予以通气和按压再进行下一次尝试； (5) 插管完成后应立即检查确认气管导管位置（Ⅱa 级），方法包括临床评价、呼吸末 CO_2 监测或者食管探测（esophageal detector device，EDD * *）； (6) 监测呼气末 CO_2 浓度是目前确认气管内导管位置的常用手段之一（Ⅱa 级），但呼气末 CO_2 浓度监测并不完全可靠，其敏感性为 33% ~100%，特异性为 97% ~100%，阳性预测值为 100%，阴性预测值为 20% ~100%
经口气管插管	【适应证】喉头水肿、喉头黏膜下血肿或脓肿、主动脉瘤压迫气管、咽喉部烧伤、肿瘤或异物残留、颈椎骨折、头部不能后仰、张口严重受限	口咽损伤、较长时间中断胸外按压和通气、气管导管位置错误导致低氧血症等，主要因操作者不熟练，以及对导管位置检测不力引起	
经鼻气管插管	【适应证】 (1) 下颌活动受限，张口困难或头部后仰受限（如颈椎骨折）等情况； (2) 对经鼻插管较易耐受，长期插管通气时可考虑经鼻插管 【禁忌证】鼻或颌面严重骨折、凝血功能障碍、鼻或鼻咽部梗阻和颅底骨折患者也不宜进行经鼻气管插管	(1) 对鼻腔创伤较大易出血； (2) 采用的导管内径偏小，导管弯曲度较大，使吸痰管插入困难，导管易堵塞	
经环甲膜气管插管 *	【适应证】因上呼吸道解剖因素或病理条件无法暴露声带甚至会厌，不能完成经口或经鼻气管插管；头后仰受限不能经口气管插管 【禁忌证】甲状腺肿大、口腔完全无法张开、穿刺部位感染、凝血功能障碍等	操作难度较大，需在专科进行操作	

　　注：*，又称逆行气管插管，是指先行环甲膜穿刺，将导丝经环甲膜送入气管，通过喉部到达口咽部，由口腔或鼻腔引出，再将气管导管沿导丝插入气管。

　　* *，EDD 仅能作为确认气管内导管位置的一种辅助手段。某些情况如静脉注射肾上腺素、哮喘引起严重的气道阻塞，以及肺水肿时，呼气末 CO_2 浓度可骤减，推荐使用 EDD。但当气管趋于塌陷时，EDD 可能会产生错误结论从而误导急救者的判断。此类情况包括肥胖症、晚期妊娠、哮喘持续状态，以及气道内有大量分泌物。目前，尚无证据表明 EDD 可以准确地对气管内导管的位置进行持续监测。

（3）气管内插管：急救者应充分考虑 CPR 过程建立高级气道的利弊，一般宜在患者对初步的 CPR 和除颤无反应或自主循环恢复后再实施。气管内插管包括经口气管插管、经鼻气管插管和经环甲膜气管插管（表1-6）。

（4）插管后护理：在建立高级气道并确认导管位置正确后，急救者应立即记录导管的深度，以切牙作为标记，并对导管加以保护和固定（Ⅰ级）。在转运过程中，特别是将患者由一个位置转移到另一个位置时，应对气管内导管的位置作持续监测。

（5）注意事项：①确定高级通气装置的位置正确；②两个急救者不再轮流实施 CPR，其中一人以 100 次/分的频率进行持续的胸外按压，另一人以 8～10 次/分的频率提供通气；两个急救者每 2 分钟交换通气和按压的角色，以避免按压疲劳造成按压质量和频率的下降；如有多名急救者在场，应每 2 分钟轮换实施胸外按压；③避免过度通气。

4. 机械通气

（1）自动呼吸机（automatic transport ventilator，ATV）：无论院内还是院外 SCA，ATV 均可用于已建立人工气道的成年患者，对于未建立人工气道的成年 SCA 患者，可使用不具备呼气末正压（positive end-expiratory pressure，PEEP）功能的 ATV。如果 ATV 潮气量可调，潮气量的设置应使胸廓有明显的起伏（6～7 mL/kg 或 500～600 mL），且送气时间 >1 秒。如未建立人工气道，急救者应提供 1 个渐升渐降的压力以避免胃胀气的发生。一旦建立人工气道，CPR 期间呼吸频率应为 8～10 次/分。1 个对 73 例气管插管患者的研究显示，绝大多数患者发生院内或院外 SCA 时，使用 ATV 与使用带储氧袋的面罩比较，血气分析指标没有差别。ATV 的缺点包括需要氧源和电源。因此，急救者应配备有效的带储氧袋的面罩作为备用。年龄 <5 岁的小儿不宜使用 ATV。

（2）手动触发、以氧气为驱动源、流量限制的人工呼吸器：这种呼吸器较带储氧袋的罩通气方式更少发生胃胀气，一般用于 CPR 期间尚未建立人工气道仅以面罩通气时。应避免使用自动模式、以氧气为驱动源、流量限制的人工呼吸器，以免产生持续的 PEEP，减少心排血量。

（三）循环支持

1. 阻阈设备（impedance threshold device，ITD）

与气管插管、面罩或其他气道辅助设备如喉罩导管、食管气道导管联合使用，可增加回心血量和心排血量，降低脑血管阻力，从而为心脏和大脑提供更多的血供。只要能够保持面罩和面部的密封，ITD 和面罩同时使用与 ITD 和气管插管同时使用均能产生气管内负压。ITD 是新的 AHA 指南高度推荐的能增加循环血量和复苏成功机会的 CPR 方式。有研究证实，ITD 联合传统的徒手 CPR 可使心脏和脑血流量倍增，患者血压升高一倍，24 小时存活和健康出院的概率增加 50% 以上。一旦恢复自主循环应立即除去 ITD。目前尚未见正确使用 ITD 出现不良影响的报道，如果不恰当使用（例如忘记及时移除 ITD）理论上可导致肺水肿的发生。

2. 主动按压—减压心肺复苏术（ACD-CPR）

是使用一个装配有负压吸引装置的设备，在减压阶段主动吸抬前胸以增加静脉回流。对于院内 SCA 患者，ACD-CPR 可作为标准 CPR 之外的备选方案。在一项对 610 例院外 SCA 的成年患者的随机研究中，同时使用 ITD 和 ACD-CPR 较之单一标准 CPR 可改善自主循环的恢复和 24 小时存活率。ACD-CPR 和阻力单向活瓣装置 ITD 联用，可改善机体的代谢，显著增加循环血量、血压、呼气末 CO_2 浓度和复苏成功率。关于应用 ACD-CPR 对生存率的影响还存在争议，其中一些研究显示 1 年生存率有显著提高，而另一些则显示应用此装置后没有明显获益。

3. 充气背心 CPR（VEST-CPR）

也称为负荷带 CPR，该装置可环绕胸廓行脉动式按压及减压，从而使胸腔内压力显著升高和降低。对于院内或院外 SCA 患者，负荷带 CPR 可作为标准 CPR 的辅助措施（Ⅱb级）。2006 年 JAMA 杂志上发表了关于 VEST-CPR 的一份大规模临床研究报道，结果显示 EMS 救护车配备 Auto Pulse 未能改善院外非创伤性 SCA 患者的预后。另一篇发表在同一期的大规模临床研究报道指出，负荷带 CPR 与徒手 CPR 相比，存活率和神经功能的预后更差。目前对于该装置改进和临床价值仍在进一步研究中。

4. 机械泵 CPR

对于难以开展手工 CPR 的情况可考虑使用机械泵 CPR（Ⅱb级）。机械泵设备通过安装在机器上的气动活塞按压胸骨部分达到胸外心脏按压的目的。它提供了一个可以连续进行机械胸外按压的方式同时又不阻碍胸廓回弹，相反有助于胸廓完全回弹。由 1 个成人前瞻性随机研究和 2 个随机交叉研究证实，由专业人员施行的机械泵 CPR 能改善院内和院外 SCA 患者的呼气末 CO_2 分压和平均动脉压。

5. 有创 CPR

开胸 CPR 可考虑应用于心胸外科手术后早期或胸腹已被打开的情况下发生的 SCA（Ⅱa级）。目前尚无开胸 CPR 随机对照研究结果的报道。开胸 CPR 的优点在于改善冠状动脉灌注压和增加自主循环的恢复。开胸 CPR 不应作为常规，其在 SCA 救治早期的作用有待进一步研究和评价。

三、心肺复苏期间的药物治疗

发生 SCA 时，基本 CPR 和早期电除颤是最重要的，然后才是药物治疗。在 CPR 和除颤之后应立即建立静脉通道，进行药物治疗。药物治疗目前以血管加压药和抗心律失常药为主。给药时应尽可能减少按压中断时间。

（一）给药途径

1. 中心静脉与外周静脉给药

复苏时大多数患者不需要置入中心静脉导管，只需置入一根较粗的外周静脉导管。与中心静脉给药相比，外周静脉给药到达中心循环需要 1~2 分钟，药物峰浓度低、循环时间长，但建立外周静脉通道时无须中断 CPR，操作简单，并发症少，也可满意地使用药物和液体，所以复苏时首选外周静脉给药。如果从外周静脉注射复苏药物，则应在用药后再静脉注射 20 mL 液体并抬高肢体 10~20 秒，促进药物更快到达中心循环。

2. 骨内给药

骨内导管置入能提供一条不塌陷的静脉丛，骨内给药能起到与中心静脉给药相似的作用。骨内给药对液体复苏、药物输送、血标本采集都是安全有效的，适用于各年龄组使用。如果静脉通道无法建立，可进行骨内（intraosseous，IO）注射。如果除颤、外周静脉给药、骨内静脉丛给药均不能恢复自主循环，急救者应立即进行中心静脉穿刺给药。注意，中风或急性冠状动脉综合征溶栓后是中心静脉置管的相对禁忌证。

3. 气管内给药

如果静脉或骨内穿刺均无法完成，某些复苏药物可经气管内给予。利多卡因、肾上腺素、阿托品、纳洛酮和血管加压素经气管内给药后均可吸收。同样剂量的复苏药物，气管内给药比静脉给药血药浓度低。气管内给药产生的低浓度肾上腺素，可能产生 β 肾上腺素能作用，这种作用是有害的，能导致低血压和低冠状动脉灌注压，有潜在降低自主循环恢复的风险。因此，复苏时最好还是采用静脉给药或骨内给药，以达到更高的药物浓度和更好的药理学效应。大多数药物气管内给药的最佳剂量尚不清楚，但一般情况下气管内给药量应为静脉给药量的 2～2.5 倍。气管内给药时应用注射用水或生理盐水稀释至 5～10 mL，然后直接注入气管。

(二) 药物选择

1. 血管加压药

到目前为止，在无脉 VT、VF、PEA 或心搏骤停患者的复苏中，尚无研究显示任何一种血管加压药能增加无神经功能障碍的存活出院率。但有证据表明，使用血管加压药有助于自主循环的恢复。

(1) 肾上腺素：由于肾上腺素可刺激 α 肾上腺素能受体，产生缩血管效应，增加 CPR 时冠状动脉和脑的灌注压，因此在抢救 VF 和无脉性 VT 时能产生有益作用。尽管肾上腺素已普遍使用，但很少有证据显示它能改善患者的存活率。开始或逐步增加的高剂量肾上腺素偶尔能增加自主循环恢复和早期存活率，但在多项心搏骤停的研究中，与标准剂量（1 mg）相比，高剂量肾上腺素并不改善患者的存活出院率，即使在开始用高剂量肾上腺素亚组患者也如此。在 SCA 的复苏中，每 3～5 分钟使用 1 mg 肾上腺素静脉或骨内给药是恰当的。大剂量肾上腺素可用于某些特殊情况，如 β 受体阻滞药或钙通道阻滞药过量时。如果静脉或骨内给药通道延误或无法建立，可用肾上腺素 2～2.5 mg 气管内给药。

(2) 血管加压素：为非肾上腺素能血管收缩药，也能引起冠状动脉和肾血管收缩。法国一项大规模的前瞻性研究共纳入 2 894 例，结果表明血管加压素，肾上腺素联合应用与单独应用肾上腺素相比，在自主循环出院率、1 年生存率、神经功能恢复方面都没有明显差异。而最近一项系统回顾性研究表明，对心搏骤停患者，联合使用血管加压素和肾上腺素对 ROSC 恢复率有好处，但对生存率影响无差异。因此，目前没有足够的证据支持联合使用血管加压素和肾上腺素。基于以上等多项研究发现，施救者可以考虑用血管加压素治疗心搏骤停患者，但并没有充分证据表明要求对心搏骤停患者用或不用血管加压素。肾上腺素每 3～5 分钟 1 次用于复苏，第 1 次或第 2 次可用血管加压素替代肾上腺素。

(3) 去甲肾上腺素：早期复苏时发现，对心搏骤停患者而言，去甲肾上腺素产生的效应与肾上腺素相当。但在唯一的一项前瞻性研究中，对比标准剂量肾上腺素、大剂量肾上腺素和大剂量去甲肾上腺素，并未发现去甲肾上腺素有益，相反可导致更差的神经预后。

2. 抗胆碱能药

如阿托品，它能逆转胆碱能介导的心率下降、全身血管收缩和血压下降。迷走神经张力增高能导致或诱发心搏骤停，阿托品作为迷走神经抑制药，可考虑用于心搏骤停或 PEA 的治疗。SCA 时推荐的阿托品剂量为 1 mg，静脉注射，如果停搏持续存在，可每 3～5 分钟重复使用 1 次，连续 3 次或直至总量达到 3 mg。

3. 抗心律失常药

目前尚无证据表明对 SCA 常规使用抗心律失常药能增加存活出院率。但是，胺碘酮与安慰药或利多卡因相比，能增加短期存活出院率。

（1）胺碘酮：可影响钠、钾、钙通道，并有阻断 α 和 β 肾上腺素能特性。在 CPR 中如 1 次电除颤和血管加压药物无效时，立即用胺碘酮 300 mg（或 5 mg/kg）静脉注射，然后再次除颤。如仍无效可于 10 ~ 15 分钟后重复追加胺碘酮 150 mg（或 2.5 mg/kg）。注意用药不应干扰 CPR 和电除颤。VF 终止后，可用胺碘酮维持量静脉滴注。最初 6 小时以 1 mg/min 速度给药，随后 18 小时以 0.5 mg/min 速度给药，第 1 个 24 小时用药总量应控制在 2.0 ~ 2.2 g。第 2 个 24 小时及以后的维持量根据心律失常发作情况酌情减量。对除颤、CPR 和血管加压药无反应的 VF 或无脉 VT 患者，可考虑静脉使用胺碘酮。在对院外复发 VF/无脉 VT 的随机、双盲、对照研究中，胺碘酮 300 mg 或 5 mg/kg，静脉滴注，与安慰药或利多卡因比较，能增加存活出院率。另一项研究表明，对 VF 或血流动力学不稳的 VT 患者应用胺碘酮，能持续改善对除颤的反应。静脉应用胺碘酮可产生扩血管作用，导致低血压，故使用胺碘酮前应给予缩血管药以防止低血压发生。初始剂量 300 mg 静脉或骨内给药，后续剂量 150 mg 静脉或骨内给药。

（2）利多卡因：室性心律失常应用利多卡因缘自早期的动物实验，以及用药过程中发现它能抑制室性期前收缩和预防 AMI 并发 VT。院前双盲随机对照研究发现，使用胺碘酮的患者存活出院率高于利多卡因，而利多卡因更易引起除颤后心脏停搏。利多卡因是常用的两种抗室性心律失常药物之一，与其他抗心律失常药相比，具有更少的不良反应。然而，尚无证据证明利多卡因对 SCA 有长期或短期作用。起始剂量 1 ~ 1.5 mg/kg，静脉滴注，如果 VF/无脉 VT 持续存在，5 ~ 10 分钟后可再用 0.5 ~ 0.75 mg/kg，静脉滴注，最大剂量为 3 mg/kg。

（3）普鲁卡因胺：用于治疗 VF 和无脉 VT。一项 20 例的回顾性对比研究，支持心搏骤停患者使用普鲁卡因胺。由于需缓慢静脉滴注，且在急诊情况下效果不确定，心搏骤停时使用普鲁卡因胺受到限制。

（4）镁剂：静脉注射镁剂能有效终止 QT 间期延长引起的尖端扭转型室性心动过速（torsades de pointes，TDP），而对正常 QT 间期的不规则，多形性 VT 似乎无效。当 VF/无脉 VT 与 TDP 相关时，可给予 1 ~ 2 g 硫酸镁稀释后静脉或骨内给药（5 ~ 20 分钟）。如果 TDP 发作时不能触及脉搏，可先给予负荷剂量，然后用 1 ~ 2 g 硫酸镁加入 50 ~ 100 mL 液体中静脉滴注，给药速度要慢（5 ~ 60 分钟）。

4. 碳酸氢钠

在 SCA 和 CPR 时，组织无血流或血流较少，可产生代谢性酸中毒。ROSC 是维持酸碱平衡的关键。CPR 时应用碱性药物不能增加除颤成功率和患者存活率，而且有很多不良反应：①降低冠状动脉灌注压；②引起细胞外碱中毒，氧解离曲线右移，氧释放减少；③引起高钠血症和高渗血症；④产生大量的 CO_2，弥散至心肌细胞和脑细胞内，引起反常性酸中毒；⑤加重中枢神经系统酸中毒；⑥使儿茶酚胺失活。CPR 时或自主循环恢复后，不推荐常规使用碳酸氢钠。主要用于并发代谢性酸中毒、高钾血症、三环类抗抑郁药物过量所致的 SCA 患者。首次剂量为 1 mmol/kg 静脉滴注。应用时须严密监测碳酸氢根离子和剩余碱，防止发生碱血症。碳酸氢钠最好不与肾上腺素类药物混合，以免后者失活。

5. 其他药物

（1）纤维蛋白溶解药：标准 CPR 无效的 SCA 患者用纤维蛋白溶解药（tissue type plasminogen activator，tPA）已有成功报道，特别是急性肺栓塞患者。尚无充分证据表明对 SCA 患者使用或不用纤维蛋白溶解药治疗。只有对怀疑为肺栓塞引起的 SCA 患者考虑使用。继续 CPR 不是纤维蛋白溶解药物的禁忌证。

（2）输液：目前没有足够的证据推荐 CPR 时常规输液治疗。仅当大量液体丢失导致 PEA 时需补液治疗。不推荐高渗盐水。除非存在低血糖，否则不用葡萄糖注射液。

四、复苏无效者与复苏成功后处理

已恢复自主循环的患者应在 ICU 实施监测与治疗，以改善血流动力学不稳定状态，降低多器官功能衰竭患者的早期病死率，以及脑损伤引起的病死率，改善长期生存和神经功能，重点是维护心肺功能及器官和组织的有效灌注，特别是脑灌注。努力寻找引起心搏骤停（SCA）的原因，积极预防 SCA 再发。

（一）复苏无效者处理

在 ACLS 期间，应对 SCA 和复苏无效患者的原因，尤其是可逆性原因进行排查，并给予及时处理。

1. 可逆性病因

低血容量、低氧血症、酸中毒、高钾或低钾血症、低温、中毒、心脏压塞、张力性气胸、冠状动脉或肺栓塞、创伤等。

2. 处理对策

输血、输液、氧疗、纠酸、控制血钾、保温、复温、解毒、对症处理、手术减压、抽气减压或胸腔闭式引流、溶栓或急诊介入治疗、优先处理致命性损伤。

（二）复苏成功后处理

1. 血流动力学和呼吸功能评估

详见表 1-7。

2. 循环功能支持

（1）尽早进行心电图、胸部 X 线、超声心动图、电解质和心肌标志物检查及有创血压监测。

（2）对复苏后伴有心肌顿抑者应进行容量复苏，同时使用血管活性药物。

（3）对于 AMI 的治疗参照有关 ACS 指南。

3. 围心搏骤停期心律失常的处理

（1）窄 QRS 心动过速：根据患者血流动力学是否稳定及心率和节律采用电复律、物理方法、药物复律和控制心率等不同方法。对于血流动力学不稳定者最好采用电复律；心房颤动并发快速心室反应时可选用 β 受体阻滞药、地尔硫䓬等控制心室率；复律可选用胺碘酮、普罗帕酮、氟卡尼等（表 1-7）。

表1-7　复苏后血流动力学和呼吸功能评估

评估项目		评估内容
血流动力学	冠状动脉灌注压（CPP）	CPP 与心肌血流量和自主循环恢复相关，≥15 mmHg 是自主循环恢复的前奏。复苏中如有动脉血压监测，应最大限度提高动脉舒张压，以提高 CPP
	脉搏	胸外按压时能否通过触摸脉搏评价按压的效果尚有争议；颈动脉搏动并不能真实反映 CPR 中冠状动脉和脑血流的恢复情况
呼吸功能	动脉血气分析	主要用来了解低氧血症的程度和通气是否适当。动脉血 CO_2 分压（$PaCO_2$）是反映通气是否适当的指标，如果通气持续稳定，$PaCO_2$ 升高可能是潜在的灌注改善的标志
	呼气末 CO_2 监测	作为自主循环恢复的指标，可用来指导治疗；与心排血量、CPP、复苏成功等有关。自主循环恢复后，持续或间断监测呼气末 CO_2 浓度，可了解气管导管是否在气管内

（2）宽 QRS 心动过速：对于血流动力学不稳定者最好采用电复律。血流动力学稳定者可考虑药物治疗。胺碘酮对电复律或其他药物效果不佳的室性心动过速（ventricular tachycardia，VT）有效。静脉注射胺碘酮优于利多卡因；普鲁卡因胺终止自发性 VT 优于利多卡因；终止急性持续性 VT 时索他洛尔较利多卡因更有效。因此，终止稳定的持续性 VTH 前推荐使用胺碘酮、普鲁卡因胺和索他洛尔（表1-8）。

（3）心动过缓：首先寻找和治疗心动过缓的可逆性病因。在缺乏可逆性病因时应以阿托品作为急性有症状心动过缓的一线治疗药物。二线药物包括多巴胺、肾上腺素、异丙肾上腺素、氨茶碱等。如果阿托品治疗无效，应考虑经静脉起搏（表1-8）。

表1-8　围心搏骤停期心律失常的治疗措施

心律失常类型	治疗措施
规则的窄 QRS 心动过速	（1）对血流动力学稳定者，除心房颤动和心房扑动外，阵发性室上性心动过速（PSVT）首选刺激迷走神经方法（颈动脉窦按摩、Valsalva 动作），但老年人应避免按摩颈动脉窦；若颈动脉窦按摩无效，可选用腺苷、维拉帕米和地尔硫草等钙通道阻滞药或胺碘酮治疗 （2）对血流动力学不稳定者，首选电复律，如果电复律不能立即施行，可快速静脉注射腺苷
多形性室性心动过速	（1）正常 QT 间期的多形性室性心动过速：镁剂和利多卡因无效，胺碘酮可能有效 （2）扭转性室性心动过速（TDP）：静脉注射镁剂能有效终止长 QT 间期 TDP，异丙肾上腺素或心室起搏能有效终止心动过缓和药物诱导的 QT 延长相关性 TDP，故推荐镁剂、异丙肾上腺素，或心室起搏用于 TDP 的治疗

心律失常类型	治疗措施	
有症状的心动过缓	常规方案	（1）对于多数患者，静脉注射阿托品可提高心率，改善心动过缓的相关症状与体征 （2）对阿托品无反应时，可考虑氨茶碱、胰高血糖素静脉注射 （3）对药物诱导的心动过缓，胰高血糖素治疗有效 （4）心脏移植后应用阿托品可引起高度房室传导阻滞
	推荐方案	（1）首选阿托品 0.5～1 mg，静脉注射，每 3～5 分钟重复 1 次，直至总量达到 3 mg （2）对阿托品无反应时应准备经皮快速起搏，也可选用多巴胺、肾上腺素、异丙肾上腺素、氨茶碱等二线药物 （3）症状严重特别当阻滞发生在希氏束以下时，应立即进行起搏治疗 （4）β受体阻滞药或钙通道阻滞药诱导的心动过缓可用胰高血糖素治疗（3 mg，静脉注射，必要时 3 mg/h 维持） （5）心脏移植患者不用阿托品

4. 呼吸功能支持

（1）部分患者仍需要机械通气和高浓度氧疗，注意避免过度通气。

（2）胸部 X 线检查，及时发现与处理复苏后心肺并发症（如气胸、气管导管移位等）。

（3）适当镇静，尽量少用肌肉松弛药。

5. 肾功能支持

监测尿量，检查尿常规、血尿素氮和肌酐。对非肾前性肾功能不全，若血压稳定宜早期进行血液净化治疗。

6. 控制体温

（1）控制高温：所有 SCA 患者均应避免高热。

（2）诱导低温：动物实验显示亚低温治疗能够减少神经损害，而且低温治疗开始得越早，再灌注持续时间越长，低温保护作用就越明显越持久。Holzer 等在对 3 个有关复苏后低温治疗的随机临床试验进行 Meta 分析后认为，SCA 后亚低温能改善神经系统预后，且不会产生明显的不良影响。最近的动物实验研究显示，在复苏的开始阶段即给予亚低温治疗，其自主循环恢复率也有明显提高。适应证为院外心室颤动（ventricular fibrillation，VF）或院内外非 VF 所致的 SCA，以及自主循环恢复后无意识但有满意血压的患者。溺水、低温所致的 SCA 及复苏后低体温患者一般不实施诱导低温。方法：通过血管内置入冷却导管，膀胱内注入冰生理盐水，应用冰毯、冰袋、冰帽等，迅速将患者体温降至 32～34 ℃，持续 12～24 小时。

7. 控制血糖

自主循环恢复后 12 小时内无须严格控制血糖于正常水平，但 12 小时后应用胰岛素控制血糖浓度，注意防止发生低血糖。建议用快速血糖监测仪加强血糖监测，开始至少每小时检测血糖 1 次，血糖稳定后可适当减少每天监测次数。

8. 中枢神经系统支持

经 CPR 存活的患者中，80% 都经历过不同时间的昏迷，其中 40% 的患者进入持续植物状态，80%的患者在1年内死亡，脑功能完全恢复的很少见。因此，复苏后的脑保护治疗显得尤为重要。目前常用的脑保护措施包括：对无意识患者维持正常或略高于正常的平均动脉压；控制高热，诱导低温（亚低温治疗），尤其注意保持头部低温；酌情应用脱水剂和神经营养药；积极进行高压氧治疗。不推荐预防性使用抗癫痫药，但一旦出现抽搐应立即采取抗惊厥治疗。另外，中药用于脑保护治疗的研究也取得了进展。动物实验初步表明，川芎嗪、罗通定对脑缺血再灌注损伤具有保护作用。此外，基因治疗在脑复苏中也可能有应用前景。

9. 其他治疗

包括控制感染、营养支持等。

五、特殊情况的复苏

发生呼吸心搏骤停的某些特殊情况，需要急救者调整方法进行复苏。

（一）气道异物梗阻

1. 原因

任何患者突发呼吸停止、发绀和不明原因的意识丧失都应考虑到气道异物梗阻（foreign-body airway obstruction，FBAO）。成年人和儿童通常在进食时发生FBAO，试图吞咽大块难以咀嚼的食物是造成梗阻最常见的原因。过量饮酒、装有义齿和吞咽困难的老年人也易发生FBAO。头面部损伤特别是意识丧失的患者，血液和呕吐物均可堵塞气道而导致FBAO。

2. 识别

异物可造成气道部分或完全梗阻。部分梗阻时，尚有气体交换。若气体交换良好，患者能用力咳嗽，此时应鼓励其继续咳嗽并自主呼吸，急救人员不宜干预患者自行排除异物的努力，但应守护在其身旁，并监护患者的情况。若梗阻仍不能解除，即应启动EMSS。若部分梗阻患者一开始就呈现气体交换不良，表现为咳嗽无力、吸气时高调喘鸣、呼吸困难加重和发绀，应按气道完全梗阻对待。气道完全梗阻时，由于气体交换消失，患者不能讲话，不能呼吸或咳嗽，常用双手抓住颈部。若患者出现气道完全梗阻的征象，必须立即救治。否则，会因氧供急性完全中断而发生意识丧失，甚至呼吸心搏骤停。

3. 处理

如果FBAO患者尚有意识，应首选腹部冲击法（Heimlich法）排除气道异物（Ⅱb级）。实施腹部冲击时，急救者站在患者身后，双臂环绕患者腰部，一手握拳，拇指侧紧抵患者剑突下至脐上腹中线部位，另一手抓紧拳头，用力快速向内、向上冲击腹部，反复多次，直至异物从气道内排出。若FBAO患者比较肥胖或处于妊娠晚期，应采用胸部冲击法排除气道异物（推荐级别未确定）。有时可联合采用用力拍背、腹部冲击和胸部冲击法解除FBAO。当患者出现意识丧失、呼吸心搏骤停时，应迅速启动EMS，立即开始CPR，并尽快通过喉镜取出异物，不能取出时应行环甲膜穿刺术或气管切开通气。

（二）体温过低

1. 未发生心搏骤停

体温过低患者尚未发生心搏骤停时，应重点考虑复温治疗，将患者迅速转移到温暖处，脱去其冷湿衣服，保持患者与寒冷环境隔离。复温措施如下。

（1）主动体表复温：如热水浴、热辐射或热空气包裹等。

（2）主动深部复温：如吸入 42～46 ℃湿热氧气、43 ℃生理盐水静脉注射或腹腔灌洗等。

2. 已发生心搏骤停

若体温过低患者发生心搏骤停，需立即进行 CPR。由于体温过低时脉搏和呼吸频率缓慢或不易察觉，应在 45 秒内判断患者呼吸和脉搏情况，以确定是否存在呼吸停止、无脉性心脏停搏或心动过缓，从而决定是否需要 CPR。若无自主呼吸，应立即实施人工呼吸，通过球囊—面罩或气管插管给予 42～46 ℃湿热氧气。若无脉搏且无可觉察的循环体征，应立即进行胸外心脏按压。在不能确定是否存在脉搏时也需进行胸外按压。若有心室颤动，电除颤 1 次后立即再次 CPR。若电除颤无效应首先考虑继续 CPR 和复温治疗，将患者体温恢复至 30～32 ℃后再行除颤。因为深部体温 <30 ℃时电除颤和心血管药物治疗往往无效。

（三）淹溺

淹溺可致组织缺氧，缺氧时间的长短和严重程度是决定预后的关键。因此，对淹溺患者应尽快恢复通气和组织灌注。

首先要设法将患者从水中救起。离开水面前，经过特殊训练的急救者可在水中对患者实施口对口或口对鼻人工呼吸（Ⅱb 级）。由于胸外按压在水中难以进行，也不可能有效，而且会导致急救者和淹溺者受伤，故不提倡在水中实施胸外按压。出水后，应迅速开放气道，检查呼吸和循环情况。若呼吸心搏停止，应立即实施 CPR（Ⅱa 级），特别强调人工呼吸的重要性，并尽快启动 EMS。目前尚无证据表明水能成为阻塞气道的异物，因此对淹溺者不宜采用解除 FBAO 的手法如腹部冲击法，以免引起组织损伤、呕吐和误吸，或导致 CPR 的延迟。

（四）电击

心搏骤停是电击致死的首要原因，因为电击（包括雷击）可直接造成心室颤动和心室停搏。呼吸停止常继发于：①电流损伤延髓引起呼吸中枢抑制；②电流刺激胸壁肌肉和膈肌强直性痉挛，后发展为呼吸肌瘫痪。

一旦发生电击或雷击，要迅速切断电源或将患者移出雷击区，去除燃烧的衣物，检查呼吸和脉搏。若心搏停止，应立即进行胸外按压、人工呼吸和电除颤。对呼吸微弱或呼吸停止但有自主循环的患者，无须胸外按压，注意保持气道通畅和充足的通气，以免继发缺氧性心搏骤停。

当电击或雷击引起大面积灼伤，特别是颜面部、口腔和颈部灼伤时，为避免软组织肿胀压迫气道，即使患者有自主呼吸也应及早气管插管，同时注意静脉补液。

（五）中毒

对中毒患者应迅速采取洗胃、血液净化等治疗清除体内毒物。若有特效解毒药需尽早使用，如有机磷杀虫药中毒，应用阿托品或长托宁及氯解磷定；吗啡和海洛因中毒，应用纳洛酮。发生呼吸循环衰竭时要进行呼吸循环支持。对中毒所致的严重心律失常，应使用抗心律失常药物或行起搏治疗。其中，血流动力学不稳定的多形性室性心动过速、无脉性室性心动过速或心室颤动患者应及时电除颤。对拟交感神经药中毒引起的顽固性心室颤动，需增加应用肾上腺素的时间间隔，且仅用标准剂量。

药物中毒患者特别是钙通道阻滞药中毒者，发生呼吸心搏骤停时应尽量延长 CPR 的持续时间。有报道，严重中毒患者经 3~5 小时 CPR 后得以存活，且神经系统功能恢复较好。

（六）过敏反应

过敏反应是一种多系统变态反应性疾病，严重时可致气道梗阻、心血管功能衰竭，甚至死亡。对进行性声嘶、喘鸣、舌水肿和口咽肿胀的患者推荐早期选择性气管插管，以免发生气道梗阻和窒息。过敏患者发生心搏骤停时，CPR、容量复苏及肾上腺素的应用是治疗的关键。

1. 容量复苏

严重过敏反应可致广泛的血管扩张和毛细血管通透性增加，引起血容量绝对或相对不足，必须充分扩容，在数小时内快速输入 4~8 L 等张晶体液。

2. 肾上腺素

采用大剂量快速静脉注射。首次 1~3 mg，随后 3~5 mg，均在 3 分钟内注射完毕，然后以 4~10 μg/min 的速度维持。

3. CPR

过敏患者大多年轻，心血管功能正常，对补液和肾上腺素治疗的反应良好。因此对过敏反应所致的心搏骤停，必须尽量延长 CPR 时间，以保证机体代谢所需的氧供，帮助患者度过过敏反应最危急的阶段。

4. 其他

如抗组胺药、糖皮质激素等，也可酌情使用。

（七）创伤

对严重创伤的无反应患者，不能排除颈椎骨折时，应保持颈椎固定，采用托颌法开放气道，清除口腔中的血液、呕吐物和分泌物，迅速检查呼吸和脉搏情况。如果证实为呼吸心搏停止，应立即进行胸外按压和人工通气，条件允许时还可电除颤。人工通气过程中要观察肺部呼吸音、胸廓扩张度及气道阻力，注意有无血胸、开放性气胸和张力性气胸，并予以相应处理。

当患者自主循环恢复后，应尽快送往有条件的医院抢救。积极处理可见的出血，建立大静脉通路，酌情补液。创伤患者如无血流动力学障碍不必过分强调液体复苏，发生低血容量性休克时，应根据地点（市内或郊外）和创伤类型（穿透伤或钝挫伤）决定是否进行容量复苏。对市内的穿透伤患者，不宜过度补充血容量，以免引起血压升高而加速失血，延误运送和手术治疗；对发生在郊外的穿透伤和钝挫伤患者，运送途中均需容量复苏，保证收缩压在 90 mmHg 以上。

六、终止或不进行心肺复苏的指征

原则上，对所有呼吸心搏停止的患者均应尽最大努力复苏，但存在下列情况时可考虑终止或不进行 CPR。

（1）患者有有效的"放弃复苏"的遗嘱，或出现不可逆性死亡征象如断头、尸僵、尸腐等，可不进行 CPR。

（2）如果 CPR 持续 30 分钟，患者仍深度昏迷，无自主呼吸，心电图呈直线，脑干反射全部消失，可终止 CPR。

（闫春江）

第四节　自动体外除颤

心搏骤停患者早期85%～90%是心室颤动，治疗心室颤动最有效的方法是早用自动体外除颤器（automated external defibrillator，AED）除颤。CPR与AED的早期有效配合使用，是抢救心搏呼吸骤停猝死患者的最有效手段。

一、电除颤理由与时机

（一）电除颤理由

电除颤对于心搏骤停患者的抢救至关重要，其理由如下。

（1）心室颤动是临床上最常见的导致心搏骤停的心律失常。

（2）电除颤是终止心室颤动最有效的方法。

（3）随着时间的推移，除颤成功率迅速下降。在未同时实施心肺复苏的情况下，从电除颤开始到生命终止，每延迟1分钟，心室颤动致心搏骤停患者的存活率下降7%～10%。

（4）短时间内心室颤动即可恶化并导致心搏骤停。由于CPR可以暂时维持脑和心脏循环功能，因此，在电除颤前进行CPR能延长心室颤动持续时间，但基本CPR技术并不能将心室颤动转为正常心律。

（二）电除颤时机

电除颤时机是治疗心室颤动的关键，每延迟除颤时间1分钟，复苏的成功率将下降7%～10%。在心搏骤停发生1分钟内行电除颤，患者存活率可达90%，而5分钟后则下降到50%左右，7分钟约30%，9～11分钟后约10%，而超过12分钟则只有2%～5%。如心搏骤停发生时有人在场，存活率可大大提高。在严密心脏监护下发生心搏骤停，常可在数分钟内即可行电除颤，4项共101例此类患者的研究表明，90例（89%）抢救成功，这也是心脏抢救最高的存活率。在社区内虽无院前ACLS条件，但开展电除颤也可提高心搏骤停患者的存活率，华盛顿的试验结果报道，患者存活率从7%升至26%；还有报道存活率从3%升高到19%。与此相似，在5个欧洲地区由EIS人员实施早期电除颤计划后，发生心室颤动的患者抢救成功并康复出院的人数从27%增加到55%。因此，随着早期电除颤的应用，心搏骤停患者的预后有所改善。在发生心搏骤停后，急救人员只有几分钟重新建立有效循环，CPR可在短时间内维持患者的重要器官功能，虽不能直接恢复正常心律，却能为早期除颤奠定基础，数分钟内进行电除颤，以及进一步治疗才能恢复有效的自主循环。AED作为新的复苏观念和技术，扩大了除颤器使用人员范围，缩短了心搏停止至除颤所需要的时间，并使电除颤真正成为BLS的一项内容。

《2010美国心脏协会心肺复苏及心血管急救指南》中强调公共场所安保人员进行第1目击者心肺复苏并使用AED，以提高院外心搏骤停的存活率。再次建议，在发生有目击者心搏骤停概率相对较高的公共区域（例如机场、赌场、体育场馆）推广AED项目。为了尽可能提高这些程序的有效性，美国心脏协会继续强调组织、计划、培训、与EMS系统连接，以及建立持续提高质量的过程的重要性。

二、自动体外除颤器

(一) 发展简史

体外自动除颤仪于 1979 年由 Diack 首次介绍，发展至今电击除颤的自动化程度进一步提高，为早期除颤提供更有利条件。Diack 在预测今后 20 年发展的报道中，首次描述了实验室和临床使用第 1 台 AED 的体会。随后，有许多研究证实了这种设备对推广快速电除颤的重要意义。此后数年，许多学者从多个方面对 AED 进行了研究，并证实了其具有高度敏感性、特异性，使用也安全有效。

AED 应用过程中另一项重要进步就是家庭使用小型 AED 的问世，这种 AED 可提供连续 3 次的 180 J 单相衰减正弦波形的自动电击，因而操作起来更加简便，促进 AED 的新产品迅速发展。临床应用证实，AED 院前治疗心室颤动的安全性和有效性，也有人进行了家庭应用试验，但对高危患者行家庭中除颤的观念尚未被人们所接受。

近些年，在各种机构的早期除颤项目中，AED 应用显著增加，包括 EMS 体系、警察署、娱乐场所、航空港、民用航班等。在大部分机构的早期除颤项目中，由 BLS 急救人员或第 1 目击者来实施 AED，患者存活率可显著增加。部分情况下，早期电除颤的益处并不明显，这通常指 EMS 体系反应足够迅速的区域。此外，如果生存链中存在有薄弱环节，如未充分进行 CPR 或救治延迟，生存率的提高也不明显。心搏停止至电除颤的间隔时间过长，CPR 抢救实施比例低，患者的存活率也会降低。上述各研究提示，生存链的其他环节必须非常有效，否则普及 AED 后救治效果的改善并不明显。已公布的早期除颤指南中强调可能改善患者预后的各项措施，尤其是生存链中的关键环节。

除颤波形技术的改进也应用于 AED，置入性心电复律—除颤器 (ICDs) 由单相波转换为双相波。实验室和临床研究均表明，ICDs 非常实用而可靠。使用双相波后，AED 的体积和重量可进一步缩小，这在很多情况下是很重要的，如在飞机上应用。1997 年美国心脏协会 AED 安全与疗效协会曾介绍过除颤波形改变后的系统操作说明，并证实双相波与以往单相波应用效果相同。

(二) 基本原理

AED 是电池供能的智能化便携式除颤器，主要包括 1 个心律识别系统和 1 个除颤建议系统。通常情况下，在 AED 识别出心室颤动等需要紧急电复律的心律失常后即给出除颤建议，此时要由抢救人员对 AED 屏幕上的心律失常做出最后判断并决定是否实施放电（按动 SHOCK 按钮）。它能通过声音和图像提示指导专业和非专业急救者对 VF 所致 SCA 进行安全除颤，并可在院内外多种情况下方便快捷地使用。自动除颤仪的工作原理是仪器自动识别心电图，判断是否出现恶性心律失常如室性心动过速、心室颤动，然后根据预先设置的程序释放电能进行自动除颤。所有 AED 均带有心律分析程序，可自动评估患者的心律是否为可除颤心律。该程序的敏感性和特异性均为 98% ~ 100%，因此如果患者存在可除颤心律，AED 就能识别并做好除颤的准备。如果为不可除颤心律，则 AED 不会除颤。AED 对于不是 VF 和无脉 VT 引起的 SCA 没有价值，且对 VF 终止后产生的不可电击心律无效。某些 AED 的心律分析程序还可以分析初始心室颤动波形，并确定先除颤还是先 CPR 以增加除颤成功率。

AED 可以综合分析监护导联所记录的心电图，包括频率、振幅、斜率及波形等参数，最终对心律的性质做出判断，其敏感性、特异性均很高。据报道，正规操作下 AED 的误识别率及漏识别率均低于 0.1%。影响 AED 判读心电图的因素包括电极接触不良、周围电磁场干扰、体动及特殊的呼吸运动等，但先进的 AED 已具备了抗电磁干扰及体动识别功能。AED 实行电治疗的范围包括心室颤动、室扑、无脉室性心动过速、频率超过一定限度的单形/多形性室性心动过速，这些心律失常通常伴有严重的血流动力学障碍甚至阿—斯综合征发作。为避免对某些非适应证患者滥用电击，目前要求 AED 只能用于无反应（呼之不应）、无呼吸（发绀）、无循环征象（无脉）的患者，这一指标对那些不是医务工作者的外行来说也是很容易接受和掌握的，有助于 AED 在公共场所、普通人群中推广使用。

（三）主要类型

1. 医院用 AED

以除颤监视为主，可进行手动、半自动、全自动除颤。由于是医师操控，故自动识别功能比较简单，往往只依赖心率。带有显示屏，体积较大，多数由交流供电。

2. 公共场所用 AED

全由电池供电，轻量小巧，多数不带心电显示。但对室性心动过速、心室颤动的分析功能强，判别迅速，一旦识别出室性心动过速、心室颤动就会自动启动充电、放电，同时用语言提示操作。

3. 个人用 AED

连续分析、监护，自动化功能高，体积更小。

在国外，一旦发现心血管意外患者，首先到达现场抢救的常不是正规医务人员，而是经过基本救生训练的所谓"急救者"，可能是交通警察、消防队员、乘务员、商店保安等。他们的任务是与医疗机构联络、转送患者，并实施基本生命支持（BLS）。传统的 BLS 主要指徒手心肺复苏术（CPR），而现代 BLS 概念中已将除颤包括在内，新的"指南"中就要求：①首先到达意外现场的抢救者应携带或可就近借用除颤器（包括 AED）；②凡经过训练在紧急情况下有责任、有义务进行 CPR 的人员，都要会使用 AED 等进行除颤。

三、除颤波形与能量

除颤器所释放电流应是能够终止心室颤动的最低能量。能量和电流过低则无法终止心律失常，能量和电流过高则会导致心肌损害。成人电除颤时与体形和对能量需求间无确切的关系。

目前 AED 包括两种除颤波形：单相波和双相波，不同的波形对能量的需求有所不同。单相波主要为单向电流，根据电流衰减的速率可再分为逐渐衰减（递减的正弦波形）和瞬时衰减（衰减指数）（monophasic truncated exponential，MTE）。双相波是指依次有两个电流脉冲，第 2 个与第 1 个的方向相反。

有研究表明，分别以 175 J 和 320 J 的单相衰减正弦波形（MDS）进行除颤，两组患者的除颤率、复苏成功率，以及患者的出院率均相同。一般建议单相波形电除颤首次电击能量为 200 J，第 2 次为 200~300 J，第 3 次为 360 J。逐渐增加能量的目的是既增加成功的可能性，又尽量降低电击损伤。

1996 年，美国学者首次使用了双相波电除颤器，该仪器为阻抗补偿双相衰减指数（biphasic truncated exponential，BTE）波形，释放 150 J 的非递增性电流。通过调整第 1 阶段的上升期和第 2 阶段的相对持续期可获得阻抗补偿，总的时程为 20 毫秒。动物实验证实了这种波形优于单相的衰减指数波形。临床研究比较 BTE 波形的 115 J 和 130 J 能量与 MDS 波形 200 J 及 360 J，结果短时间的心室颤动，第 1 次电击时低能量 BTE 波形（115 J 和 130 J）与高能量 MDS（200 J）同样有效，而 115 J 和 130 J 的 BTE 电除颤与 200 J 的 MDS 电除颤相比，前者心电图 ST 段的变化更小。

另一项临床研究比较了 MDS 波和衰减正弦曲线双相波，结果证实双相波终止短时的心室颤动或室性心动过速的效果优于 MDS 波形。早期临床试验表明，150 J 的阻抗补偿 BTE 波形治疗院前较长时间的心室颤动也有效。这一结果与院内的临床资料构成了 AHA 综述低能量双相波电除颤的基础，并进一步形成了最初的建议方案。此后，救治 100 例心室颤动患者的经验证实，双相波在院前治疗心室颤动确实有效。来自 EIS 体系的资料也证明了这一波形可有效终止心室颤动。EMS 体系还对该波形与 MDS 波形进行了回顾性的比较研究，这些资料所提供的依据足以支持对低能量 BTE 波形的建议方案。

还有学者介绍了其他的双相波形，并经过了电生理研究，ICD 置入，以及测试等阶段的研究。近期报道了一种低能量（120～170 J）恒流，直线型双相波形，实验室研究表明，在可选择性心脏复律阶段，这种波形仅用 70 J 的能量，可有效终止心室颤动。在此之前，尚无报道其他双相波形可转复院前较长时间的心搏骤停。但对这些波形的使用必须经过与双相 AED 同样的评估过程。上述资料提示，低水平的双相电除颤是有效的，而且终止心室颤动的效果与单相波除颤相似或更为有效。

评价一种除颤电击波形是否有效，要求采集标准的除颤当时和放电后的心律描记图形。临床研究人员在评估某种除颤波形时，必须按照统一的标准采集波形统一。"除颤"不等于"电击"，除颤的含义是终止心室颤动，不能与复苏的其他结果混淆，如恢复灌注性心律，住院或存活等。这些研究终点可能是其他复苏措施的结果，如 CPR 或药物治疗，其中包括发病至电击及其他抢救措施的时间。成功的电除颤是指电击后 5 秒内无心室颤动，这一定义被认为是除颤成功的标准之一。电击后瞬间心搏停止或无心室颤动电活动均可称为除颤成功，因为心室颤动已被终止。这一时间的规定是根据电生理研究结果而定的，成功除颤后一般心室颤动停止的时间应为 5 秒，临床比较易于检测。并且在这一时间内，电击对心室颤动作用不会受到放电后其他各干预措施的影响，如胸外心脏按压，人工呼吸，以及药物等。第 1 次电除颤后，在给予药物和其他高级生命支持前，监测 5 秒心律，可对除颤的效果提供最有价值的依据。此外，监测电击后第 1 分钟的心律可提供其他信息，如是否恢复规则的心律，包括室上性节律和室性自主节律，以及是否为灌注后心律。

所有 AED 均使用双相波除颤，其中一部分除颤能量固定，而另一部分除颤能量递增，其能量范围为 150～360 J。使用 AED 时，注意尽量减少中断 CPR 的时间，只能在心律分析和除颤时中断 CPR。由于心律分析程序运行时，不能有人为干扰，因此要短暂终止 CPR。除颤后应立即继续 CPR。AED 可以提醒操作者在除颤后持续进行 2 分钟的 CPR，然后再分析心律。由于 AED 无法做到同步电击，如果单形性和多形性 VT 的频率和 R 波形态超过预计值，推荐用 AED 进行非同步电击。

四、体外自动除颤器临床应用

现在的 AED 有多种型号，各种型号之间有一些差别，但操作步骤都大同小异。使用

AED 除颤时，将右侧电极板放在右锁骨下方，左侧电极板放在与左乳头齐平的左胸下外侧部，其他可以放置电极的位置还有左右外侧旁线处的下胸壁或者左电极放在标准位置，其他电极放在左右背部上方。当胸部有置入性装置时，电极应该放在距该装置 2.5 cm 的地方。如果患者带有自动电击的 ICD，则在使用 AED 前可以允许 30～60 秒的时间让 ICD 进行自动处理。

（一）操作步骤

第一步：打开电源开关及监测屏幕，此时 AED 内置的扬声器会自动开始工作，指导操作者下一步该如何进行，同时确定患者有无上述提及的几种特殊情况。

第二步：迅速将两个除颤监护电极紧贴于患者的左锁骨及左乳下方，并连接电极导线和 AED 主机。如果电极与皮肤接触不良，AED 会有提示，操作者应做相应处理。

第三步：上述各项就绪后就不要再让任何人触动患者以避免人为因素干扰，按下"分析"键 AED 则进入心律判别程序，根据 AED 型号的不同，这一判别过程大概需 10～15 秒。一旦患者此时的心律被 AED 识别为心室颤动，仪器会以视觉（闪烁）和听觉（蜂鸣）的方式报警，同时内置扬声器向施救者做出"除颤"建议，并自动完成充电至预设能量的过程。

第四步：施救者确认 AED 的判断，确认无人触动患者，此时 AED 也会自动"提醒"围观者及抢救人员不要接触患者。施救者按下"除颤"（SHOCK）键完成 1 次放电。

1 次除颤之后不要急于再进行徒手心肺复苏，仍然不要触动患者，大部分 AED 会自动进入第 2 次判别心律的程序，如果心室颤动依然存在，AED 则给出第 2 次"除颤"建议，有时还可能需要第 3 次。

AED 的设计以连续 3 次"分析—除颤"程序为一组，而后有 60 秒的空白期让施救者进行其他抢救（包括徒手心肺复苏），必要时由施救者决定是否进入第二组的 3 次"分析—除颤"程序。这种设计可以使那些需要电击复律的心律失常尽快、尽早地得到治疗。如果除颤后 AED 不再提示心室颤动，至少说明患者此时的心律不需电击治疗，救护者应再次检查患者的生命体征，或继续 CPR，或进行转运，一旦需要可再次启动 AED 的"分析"程序，但必须停止 CPR 或停下救护车以尽量减少对患者的触动。

（二）注意事项

AED 并无烦琐的程序和过多的禁忌，只有少数特殊情况需要提醒施救者注意。

1. 水

主要是指各种原因导致罹难者皮肤湿漉的情况。由于水的导电性，在 AED 工作时可能会使施救者、旁观者受到电击，或者在 AED 电极之间形成短路而造成除颤能量不足。因此在使用 AED 前应尽量拭干患者皮肤，保持其干燥。

2. 皮肤介质

某些患者的胸前贴有药物治疗（如激素替代治疗、抗高血压药物、硝酸甘油等）贴片，AED 的除颤电极不能再覆盖在这些贴片之上，否则会对皮肤造成灼伤并干扰对心脏的放电。药物治疗贴片在除颤前应去掉。如果患者胸毛太多也会影响除颤电极与皮肤的接触，降低除颤效果，需尽快刮（剪）掉，也可以在紧贴一副除颤电极后再撕去，利用其黏性去掉大部分胸毛，再更换新的除颤电极。

3. 置入式心脏转复—除颤器（ICD）

部分患者体内原已置入 ICD，其脉冲发生器通常放在上胸部或腹部的囊袋内。AED 的除颤电极应远离 ICD 至少 2.5 cm。如果 AED 的监护上发现 ICD 正在实施除颤（也包括心律识别、确认放电等过程），应等待 30～60 秒以让 ICD 完成它的工作周期，而后再决定是否进入 AED 工作流程，罕见有 ICD 与 AED 的分析、除颤程序发生干扰的情况。

五、自动除颤器使用新观点

（一）电击方案比较

国际复苏联盟（ILCOR）在 2010 国际指南会议上提出心肺复苏与心血管急救及治疗建议时，两项新发表的人体研究对使用 1 次电击方案与 3 次电击方案治疗心室颤动导致的心搏骤停进行了比较。这两项研究得到的证据表明，与 3 次电击方案相比，单次电击除颤方案可显著提高存活率。如果 1 次电击不能消除心室颤动，再进行 1 次电击的递增优势很小，与马上再进行 1 次电击相比，恢复心肺复苏可能更有价值。考虑到这一事实，再加上动物研究数据表明中断胸外按压会产生有害影响，而且人体研究证明与 3 次电击方案相比，包括 1 次电击的心肺复苏技术能够提高存活率，所以支持进行单次电击，之后立即进行心肺复苏而不是连续电击以尝试除颤的建议。

（二）能量设定

院外和院内研究的数据表明，如果双相波形电击的能量设定相当于 200 J 或更低的单相波电击，则终止心室颤动的成功率相当或更高。不过，尚未确定第 1 次双相波形电击除颤的最佳能量。同样，不能确定哪种波形对提高心搏骤停后 ROSC 发生率或存活率更好（单相波或双相波）。如果没有双相波除颤器，可以使用单相波除颤器。不同制造商采用不同的双相波形电击配置，而且并未直接比较为人体使用这些配置的相对有效性。由于波形配置存在上述不同，从业人员应使用制造商为其对应波形建议的能量剂量（例如，120～200 J 的首剂量）。如果制造商的建议剂量未知，可以考虑使用最大剂量进行除颤。

（三）电极位置

因为便于摆放和进行培训，前—侧电极位置是合适的默认电极片位置。可以根据个别患者的特征，考虑使用任意 3 个替代电极片位置（前—后、前—左肩胛，以及前—右肩胛）。将 AED 电极片贴到患者裸露的胸部上任意 4 个电极片位置中的 1 个都可以进行除颤。其理由是新的数据证明，4 个电极片位置（前—侧、前—后、前—左肩胛，以及前—右肩胛）对于治疗心房或心室心律失常的效果相同。

（陈立强）

第二章

EICU 的基本监测手段

第一节　脉搏血氧饱和度监测

一、概述

脉搏血氧饱和度是血液中被氧结合的氧合血红蛋白（HbO_2）占全部可结合的血红蛋白（Hb）容量的百分比，即血液中血氧的浓度，它是呼吸循环的重要生理参数。脉搏血氧饱和度（SpO_2）监测是利用血氧饱和度监测仪（pulse oximeter，PO）来监测患者的血氧饱和度，通过监测评估动脉血氧饱和状态和机体的循环功能，反映患者组织的灌注情况。

二、适应证

脉搏血氧饱和度监测的具体适应证包括：①具有氧合功能障碍或潜在氧合功能障碍的患者；②手术麻醉或诊疗过程中（如支气管镜检查、吸痰）需连续监测血氧变化的患者。

三、测定原理

血氧饱和度监测仪是对每次随心搏动进入手指及其他血管丰富组织内血液里的血红蛋白进行光学和容积测定，根据氧合血红蛋白在波长 940 nm 的红外光处吸收较多，而还原型血红蛋白在波长 660 nm 的红光处吸收较多的原理，在血氧饱和度监测仪的传感器上装有两个波长的发光二极管，其微处理器分析两个发光二极管发出的红光和红外光的吸收比率，再换算成 SpO_2；动脉搏动可通过体积描记法来识别，这样便可在显示仪上读出 SpO_2 的数值并显示出其波形，这种方法又称双光光谱法。

四、操作步骤

脉搏血氧饱和度监测的具体操作步骤如下：①评估患者病情，向患者解释监测的目的和注意事项；②清洁监测部位（手指或脚趾）的皮肤；③应用指套或指夹方法将传感器固定在毛细血管搏动部位；④打开监测仪，设置 SpO_2 和脉搏警报的上、下限；⑤患者保持安静，正确识别脉搏波形，读出 SpO_2 数值。

五、注意事项

（1）读取 SpO_2 数据前应先确定脉搏信号是否正常，正常脉搏信号有一尖型波，其下降支有一明显的切迹，此时所记录的数值才能反映动脉血氧合变化。低温（$T < 35\ ℃$）、休克、低血压、四肢远端灌注不足或血管收缩剂应用等会影响监测部位的血流情况，可造成 SpO_2 信号减弱，使其读不出数值或错误低值。

（2）脉搏血氧饱和度测定可减少动脉血气分析的次数，但并不能完全取代动脉血气分析。血气分析中的动脉血氧饱和度与脉搏血氧饱和度的意义相近，前者测定的是动脉血，后者则是外周毛细血管血。当患者血气监测的动脉血氧饱和度（SaO_2）$> 70\%$ 时，SpO_2 与 SaO_2 的相关性良好。受氧解离曲线的影响，在高血氧饱和度水平即 $SaO_2 > 90\%$ 时，SpO_2 对动脉血氧分压的变化相对不敏感。

（3）若血液中存在异常血红蛋白，如碳氧血红蛋白，由于 COHb 在 660 nm 的红光处有与 HbO_2 相同的光吸收，所以 CO 中毒患者会出现假性高值。同样高铁血红蛋白（如使用硝酸盐类药物、利多卡因、甲氧氯普胺等），也可造成失真。皮肤色素的沉着（如黑色素沉着）可造成 SpO_2 假性增高。染甲或灰指甲如黑色或蓝色有明显的阻光效应，造成 SpO_2 假性降低。

（4）注意肢体的保暖，保持室温 $24 \sim 28\ ℃$，必要时加盖棉被等，避免血氧饱和度监测仪用在与血压袖带的同一肢体上。每隔 2 小时应更换监测部位，注意观察监测部位皮肤有无红肿等受损情况。

（5）经常检查传感器保持正确位置及各连接导线接触良好，确保监护仪正常工作。避免外周光源的干扰，特别是闪烁频率与二极管上闪烁频率接近时，将影响所测数值。

六、临床意义

脉搏血氧饱和度监测仪在抢救监护室（EICU）中应用广泛，尤其是机械通气脱机过程中。当患者有轻中度缺氧（$SpO_2 > 75\%$）时，其结果准确性较满意，但是在重度缺氧及严重低血压时其误差较大。临床上遇到碳氧血红蛋白血症和高铁血红蛋白血症患者，应慎重考虑其监测结果。①SpO_2 降低见于各种缺氧血症（如肺气肿、贫血、心功能不全等）。$SpO_2 \leqslant 90\%$ 认定有低氧血症（此时 $PaO_2 \approx 60$ mmHg），$SpO_2 \leqslant 85\%$ 认定有严重低氧血症（此时 $PaO_2 \approx 50$ mmHg）。②SpO_2 增高见于氧中毒、高压氧治疗、原发性或继发性红细胞增多症以及血液浓缩。

（陈立强）

第二节　心电监护

一、概述

心电监护是急诊重症监护室常规监测项目，是监测患者心脏电活动的一种无创监测方法，它可以提供可靠的有价值的心电活动指标，临床医生可以通过心电监护仪的显示屏连续观察患者的心电活动情况，实时观察患者病情变化，尽早判断和处理急危重患者可能发生的恶性事件，也可通过其检出患者心电变化趋势，为医生的治疗提供依据。

二、适应证

心电监护的具体适应证包括：①急诊重症监护室常规监测；②凡病情危重需要持续不间

断地监测心率、心律等患者。

三、操作步骤

1. 使用前准备

（1）物品准备：监护仪、心电监测电缆线、电极片、生理盐水、棉球、护理记录单。

（2）患者准备：患者平卧或半卧位，检查患者胸部皮肤情况，充分暴露胸部，去掉患者身上可能产生电磁干扰的物品，并向清醒患者说明监测的目的、操作内容，以及其可能产生的影响及注意事项。

2. 具体步骤

（1）接通电源，打开开关，检查心电监护仪工作状态是否正常。

（2）选择放置标准导联的位置。电极片安放位置可根据监护系统上的具体提示选择，以三导联心电监测连接为例，右上导联（RA）位于右锁骨中线第 1 肋间，靠近右肩，左上导联（LA）位于左锁骨中线第 1 肋间，靠近左肩，右下导联（RL）位于右锁骨中线剑突水平处。

（3）用生理盐水棉球擦拭患者贴电极处皮肤，并贴好电极片。

（4）选择导联：根据病情特点选择要显示的导联。观察心律失常选 I 、II、aVF、V_1 导联，观察心肌缺血常选 V_5 导联。

（5）选择滤波，调节增益和设置报警。

3. 记录或观察指标

（1）持续监测心率和心律。

（2）观察心电图波形，分析心律失常和 ST 段的改变。

（3）及时处理报警并明确报警原因。

四、注意事项

心电监护的具体注意事项如下。①在放置电极贴片前，应当使皮肤清洁、干燥，因为清除皮肤油脂和坏死细胞后可以降低皮肤表面的电阻，使信号增强。②定时检查连接电缆线有无断裂或绝缘层磨损。电缆线互相螺旋缠绕可以减少干扰信号，并防止成为天线而接受周围仪器（如静脉泵等）发出的电磁信号。③电极片如果老化、干燥、接触不良可能影响心电监测，对于患者，应使用同一类型、同一厂商制造的电极片，以免由于不同的电极凝胶之间氧化还原电位不同而产生"半电池"电位。④导联电极的位置会对判断 ST 段移位产生明显影响，需要准确放置，尤其是胸前导联的位置。⑤患者移动或电干扰、起搏心律等可以影响心律监测的准确性。⑥分析心律失常要结合患者临床表现及心电图等进行综合分析。

五、临床意义

（1）通过持续监测患者心脏频率和节律，可以发现心律失常，评估心脏起搏器的功能。

（2）心律监测有助于评估患者的全身循环情况，对有出血倾向或进行液体复苏的患者，需要持续心电监测。

（3）对有冠心病病史的患者，通过监测 ST 段的变化，可以发现患者的心肌缺血状况。

（4）心电监测对于诊断某些电解质紊乱（如低钾血症）有帮助。

（肖金凤）

第三节　无创血压监测

一、概述

血压是指血管内血液对于单位面积血管壁的侧压力，循环系统内足够的血液充盈和心脏射血是形成血压的基本因素。血压监测是最基本的急诊重症监测项目，是衡量患者循环功能的重要指标之一。血压监测主要有无创监测和有创监测两类，本节主要介绍无创血压监测。无创血压监测因其测量方便、无痛苦，在临床被广泛采用。

二、适应证

无创血压监测的具体适应证包括：①需要严密监测血压变化的高危患者；②需要诊断和分级、判断预后、选择用药、调整剂量和次数及测定药物疗效的患者。

三、监测方法

1. 听诊法

利用袖带充气时压迫动脉血管，通过辨别动脉血管血流从闭合到全开过程中的过流声音及相应压力点的原理来确定收缩压和舒张压。临床操作通常测右上肢血压，右臂保持与心脏同一水平，袖套缚患者臂部，边充气边听诊，待肱动脉搏动声消失后，再升高 20 mmHg 后放气，首次听到动脉搏动音的压力即为收缩压，至动脉搏动音变音（音调变低或消失）时压力为舒张压。常用测压装置有水银血压计和弹簧血压表。但此法无法直接测出平均动脉压，易受操作的临床医生和周围环境的影响。

2. 示波法

利用袖带充气后，在慢速放气过程中袖带阻断动脉血流，使得血管壁搏动产生振荡波，通过检测该振荡波的振荡信号，利用该振荡波与动脉血压间固有关系的原理来测量血压。当第一次动脉搏动的振荡信号传到仪器内的传感器，经放大和微机处理，即可测得舒张压，振荡幅度达到峰值时为平均动脉压，袖套内压突然降低时为舒张压。该法不受外界声音干扰，并可准确测量出平均动脉压，是目前心电监护仪中公认的无创血压自动测量方法。监护仪可按需自动定时或手动测压，有脉率和血压（收缩压、舒张压和平均动脉压）显示或打印，并可设定上下限警报。

3. 动脉张力测量法

根据通过对体表动脉（多为桡动脉）施加外压，使其呈扁平状态，此时作用在该表面的压力与动脉中的压力近似成比例，通过在桡动脉上压力换能器来测量该表面的压力，从而得到每拍的动脉压波形，并且检出动脉搏动的最大和最小信号来获得血压值。

4. 容积描记法

利用光电容积传感器获得心动周期内微动脉、毛细血管和微静脉内血液容积的脉动性变化，根据此变化和血压的关系来获得收缩压和舒张压。

5. 超声多普勒法

通过多普勒晶体超声换能器传递动脉搏动，信号到达微处理机后发送反射频率，间接测量血压，第一次听到多普勒响声为收缩压，舒张压测定较困难，适用于新生儿和婴儿血压的测定。

6. 其他测量方法

如恒定容积法、脉搏延时法等。

随着人们对人体生理信号特征认识的深入以及生物医学工程领域的发展，无创血压测量技术必将有新的发展。

四、操作步骤

重症患者多采用电子自动测压法，具体方法如下。

（1）仪器及物品准备。主要有心电监测仪、血压插件连接导线、监护仪袖带及袖带连接导线。

（2）连接电源，开机，监护仪自检。

（3）正确连接血压袖带。将监护仪袖带绑在距肘窝上方 3~6 cm 处，使监护仪袖带上动脉标志对准肱动脉搏动最明显处，臂捆绑袖带的位置与患者心脏在同一水平。

（4）设置血压报警上、下限，选择测量时间。测量时分为自动监测和手动监测。自动监测时可自行设置监测时间，监护仪也可自动设定监测时间。机器在需要监测的时间点不断充气、放气，直至测出结果。手动监测是根据需要随时点击"启动/停止"键。

（5）观察、记录测量参数。

五、注意事项

（1）选择合适的袖带。测量前应根据患者上肢的粗细程度选择袖带，一般袖套偏窄偏小，可使血压偏高，袖套过大过宽，可使血压偏低。袖套宽度一般包裹 80% 的臂。大多数选用宽 13~15 cm、长 30~35 cm 的袖带，肥胖患者用标准宽度的袖套，血压读数偏高，这与部分压迫脂肪组织，而未完全作用于动脉有关。

（2）袖带下缘应在肘窝上约 3 cm 处，袖套位置太低，压迫了肘部的尺神经，可使尺神经损伤，所以应定时检查袖套高度防止位置过低。

（3）一般测量臂部血压，尽量不在输液和进行脉搏氧饱和度监测的一侧手臂进行测量，这是由于袖带充气使输液受阻、脉搏血氧饱和度监测中断。

（4）袖套包裹松紧合适，太松则血压偏高，太紧则血压偏低。

（5）每次测量时应将袖带内的残余气体排尽，以免影响测量结果。

（6）定时更换手臂测量。对于连续监测无创血压的患者，病情允许时，建议每 6~8 小时更换一次监测部位。

（7）以下情况会导致测量值与真实值有所不同。患者在躁动、肢体痉挛时血压可能测不出。频繁测量时测量值会与真实值误差较大。严重休克、患者心率小于 40 次/分或大于 200 次/分时，所测结果需与血压仪监测的结果比较。怀疑有主动脉夹层时，双侧肢体血压不同，需要结合临床观察。

（8）如果袖带捆绑的肢体与心脏不在同一水平，需要对显示的数值进行调整。肢体每高出心脏平面 1 cm，需在测量值上加上 0.75 mmHg 左右，同样，肢体每低于心脏平面 1 cm，需在测量值上减去 0.75 mmHg 左右。

六、临床意义

1. 低血压

首先考虑血压值是否准确，用合适的袖带手测血压，注意除外动脉狭窄（如大动脉炎）引起的假性低血压，可更换对侧上肢或下肢测量；其次应询问患者现在的血压与既往血压有何不同，如患者平时血压就在 80/40 mmHg 左右，就没必要处理。最后寻找休克的表现（如心动过速、呼吸加快、少尿、神志改变等），若出现休克，应迅速处理。

2. 高血压

首先考虑血压数值是否准确，再测一次，注意袖带的尺寸要合适；其次应询问患者的既往血压情况，排除疼痛、焦虑等因素。高血压急症，应用静脉药物降压，非高血压急症应详细病史采集和查体，注意排除一些可引起高血压的基础病，针对不同的病因采取不同的处理措施。如血压急剧升高导致的左侧心力衰竭和顽固性高血压患者，首选硝普钠；主动脉夹层首选艾司洛尔；血压顽固者可加用硝普钠，对于妊娠高血压，选肼屈嗪和拉贝洛尔等。

（吴　敏）

第四节　单位时间尿量监测

一、概述

单位时间尿量监测是指连续记录患者单位时间内（通常为每小时）尿量的毫升数，通过持续尿量监测，了解重症患者的肾功能，器官灌注、代谢情况，指导临床治疗。

二、适应证

单位时间尿量监测的具体适应证包括：①各种危重患者的血容量监测；②肾脏的滤过与排泄功能监测；③循环功能与器官灌注状态的监测。

三、操作步骤

单位时间尿量监测的具体步骤如下：①患者留置导尿管，连接闭式引流袋，保持尿管引流通畅；②准确收集和测量每小时尿量并记录。

四、临床意义

正常人单位时间尿量为 40 ~ 100 mL/h，若尿量大于 250 mL/h 为多尿，若尿量小于 17 mL/h 为少尿，若尿量小于 10 mL/h 为无尿。肾移植患者尿量小于 40 mL/h 时应判断为少尿。

五、注意事项

（1）采用普通导尿管可能会有侧漏，从而影响尿量计算，最好使用 Foley 导尿管。

（2）导尿过程严格无菌操作，最好使用抗反流尿袋，预防泌尿系统感染。

（3）重症患者尿量变化波动较大，影响因素包括饮食、血流动力学、肾功能、体内代谢等，故应结合患者的全身情况、血压、血肌酐、电解质等综合评价。

（周学城）

第三章

EICU 的高级监测手段

第一节　有创动脉血压监测

一、概述

有创动脉血压监测是指经体表插入各种导管或监测探头到心腔或血管腔内直接测定血压的方法。与无创血压监测相比，有创血压可提供连续、可靠、准确的监测数据。穿刺常用的动脉有桡动脉、股动脉、腋动脉、肱动脉、足背动脉，其中首选桡动脉，其次为股动脉。

二、适应证

（1）严重低血压、休克、血流动力学不稳定和无创动脉血压难以监测者。

（2）各类危重患者、循环功能不全、体外循环下心内直视手术，大血管外科、脏器移植等可能术中大出血的手术。

（3）严重高血压、创伤、心肌梗死、心力衰竭、多器官功能不全患者。

（4）手术中需要控制性降压、低温麻醉、血液稀释。

（5）嗜铬细胞瘤手术，热稀释法测定心排血量时。

（6）需反复动脉采血进行实验室检查（如血气分析、动脉血乳酸浓度测定等）。

三、禁忌证

有创动脉血压监测禁用于以下情况：①有出血倾向患者；②穿刺部位或周围存在感染患者；③患有血管性疾病（如脉管炎）；④手术操作涉及同一部位；⑤桡动脉穿刺应进行 Allen 试验，阳性者不应做穿刺（Allen 试验：患者清醒嘱其握拳，观察两手指尖，同时压迫桡、尺动脉，然后放松压迫尺动脉，同时让患者松拳，观察手指的颜色。若 5 秒内手掌由苍白变红，表明桡动脉侧支循环良好，Allen 试验阴性；5～15 秒为可疑，超过 15 秒为穿刺置管禁忌）。

四、操作步骤

以桡动脉穿刺为例，具体如下。

1. 穿刺路径

桡侧腕屈肌腱外侧，桡骨茎突内下方，可触及搏动（触摸脉搏部位）。患者腕部伸直，掌心向上，穿刺点位于手掌横纹上 1~2 cm 的动脉搏动处。

2. 穿刺步骤

（1）固定：固定患者手和前臂。

（2）定位：确定穿刺点桡骨茎突的位置，先向尺侧移动1 cm后，接着向近心端移动0.5 cm，触及搏动最强的部位后，再向近心端移动 0.5 cm 即为穿刺点。

（3）穿刺：局部消毒，浅入法为见血后压低角度再进 1~2 mm。

（4）置管：抽出针芯，捻转同时推进外套管。观察推进过程中，套管尾端有血流畅出。

（5）连接：拔出针芯前压迫血管远端，松开后见血流射出，迅速连接装置。

（6）固定：局部再次消毒后用无菌敷料贴敷，胶布固定。

五、波形分析

1. 正常波形

心室收缩期左室快速射血，血压迅速升高，形成动脉波形的上升支、峰值和下降支的前部。重搏切迹后面的下降部分，直到最低点是心室舒张期的动脉压力波形（图 3-1）。重搏切迹反映了主动脉瓣关闭。在主动脉内的血液向外周动脉移动的过程中，产生第二波峰，它因测压部位不同而变化，在桡动脉压力波形中常可看到位于第一波峰后的第二波峰，而股动脉波形通常只显一个压力波形。外周动脉压力传导速度比血流快，身体不同部位的动脉波形也有差别，远端的动脉压力脉冲到达较迟且上升支较陡，收缩压较高，舒张压较低，重搏切迹多不明显（图 3-1）。

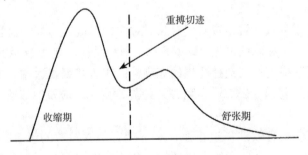

图 3-1　正常动脉压力波形

2. 异常波形

（1）圆钝波：波幅中等降低，上升支和下降支缓慢，顶峰圆钝，重搏切迹不明显。可见于心肌收缩力减弱和血容量不足。

（2）低平波：波幅低平，上升支和下降支缓慢，可见于低血容量性休克和心排血量降低。

（3）不规则波：波幅大小不等，见于心律失常患者。

（4）高尖波：波幅高耸，上升支陡，重搏切迹不明显，舒张压低，可见于高血压和主动脉瓣关闭不全（图 3-2）。

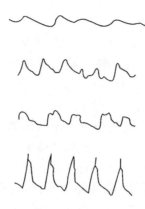

图 3-2　异常动脉压力波形

3. 影响波形准确性的因素

（1）管路：管路需要传导来自插管尖端的液体搏动，管路长短和软硬都会影响读数的准确性。

（2）传感器的位置：测压时，传感器应与右心房在同一水平，高于右心房水平时血压显著下降，低于右心房水平时血压显著升高，传感器的位置每改变 5 cm，血压值就会改变 3 ~ 4 mmHg。

（3）体位：研究表明股动脉为置管监测动脉血压，右侧卧位和仰卧位，血压无明显变化；左侧卧位时，血压低于正常值，收缩压平均低 12 mmHg，舒张压平均低 10 mmHg。

六、并发症

1. 远端肢体缺血

主要是由于血管痉挛或置管留置时间过长导致血栓形成，另外与血管壁损伤、导管硬粗有关。预防措施如下：①穿刺前需做 Allen 试验，判断尺动脉是否有足够的血流供应；②避免反复穿刺造成血管壁损伤；③选择适当的穿刺针；④密切观察远端肢体的颜色与温度，发现有缺血征象（如肤色苍白、发凉、疼痛等）等异常变化，应及时拔管。

2. 局部血肿

穿刺失败及拔管后要有效地压迫止血，对于凝血功能异常的患者，压迫止血至少 5 分钟，并用宽胶布加压覆盖。必要时给予局部加压包扎，30 分钟后及时解除。

3. 感染

感染常出现在长期置管的重症患者。预防措施如下：①置管物品应严格消毒，严格无菌操作；②加强每日体温监测，发现穿刺部位红肿或脓性渗出，应及时予以拔除；③置管时间一般不超过 7 天，一旦发现感染迹象应立即拔除导管。

4. 假性动脉瘤

同一部位反复穿刺后压迫止血不当可引起假性动脉瘤。因此，穿刺要选好部位，术后严密观察止血情况。

5. 桡动脉痉挛

由于桡动脉管腔较细，同一部位反复穿刺，导丝及导管操作刺激可引起血管痉挛。因此熟练掌握桡动脉穿刺技巧，提高穿刺成功率是关键。

（公方娜）

第二节　中心静脉压监测

一、概述

中心静脉压（CVP）指血液流经右心房及上、下腔静脉胸腔段的压力。中心静脉穿刺置管是测量静脉压，监测右心房负荷、长期静脉输液及静脉内高营养的重要手段。在危重患者抢救治疗过程中由于病情复杂，血管条件各异，根据病情的需要，建立安全可靠、经久耐用的静脉通路显得十分必要。

二、适应证

中心静脉压监测的适应证如下。

（1）植入中心静脉导管或气囊漂浮导管行血流动力学监测。

（2）通过监测掌握液体入量和速度。

（3）长期输液，尤其是输入高浓度或刺激性药物（如静脉内高营养）。

（4）紧急抢救时，需加压输液、输血等。

（5）心脏手术、体外循环手术等需要知道液体出入量的。

（6）外周穿刺困难（如周围浅静脉萎陷、大面积烧伤、广泛皮肤病、肥胖等）时。

（7）心肺复苏给药，用于取代心内注射途径。

（8）经导管安置心脏临时起搏器。

（9）用于急诊血液透析或换血疗法。

三、禁忌证

中心静脉压监测禁用于以下情况：①锁骨外伤；②穿刺部位有感染；③患者兴奋、躁动、不合作。

四、操作步骤

中心静脉压监测置管静脉包括：颈内静脉、锁骨下静脉和股静脉。

1. 颈内静脉

（1）前路：将左手示指和中指放于胸锁乳突肌中点、颈总动脉外侧，右手持针，针尖指向同侧乳头，针轴与冠状面成30°～40°，于胸锁乳突肌的中点前缘入颈内静脉。

（2）中路：胸锁乳突肌的胸骨头、锁骨头与锁骨上缘构成颈动脉三角，在此三角形顶点穿刺。针轴与皮肤成30°，针尖指向同侧乳头，一般刺入2～3 cm即入颈内静脉。

（3）后路：在胸锁乳突肌外侧缘的中下1/3交点，锁骨上5 cm处进针，针轴一般保持水平位，针尖于胸锁乳突肌锁骨头的深部指向胸骨上切迹。

2. 锁骨下静脉

（1）锁骨上入径：在锁骨上1 cm距胸锁乳突肌外缘1 cm的锁骨上窝进行局部麻醉，并用注射麻醉剂的细穿刺针以与矢状面成 45°、冠状切面 30°，经锁骨后内下方进针，进行试探性穿刺。一般进针 3 cm 左右即入锁骨下静脉或锁骨下静脉和颈内静脉交界处。控制穿刺方向后，拔出细针，再用套针或密闭系统装置按同一方向穿刺置管。进入静脉时有明显的落空感，并立即有血液反流入穿刺用的针筒。

（2）锁骨下入径：在锁骨中点的下缘或锁骨中内 1/3 交界处进行麻醉，继而沿锁骨后经第 1 肋骨的前方，向内或稍向上进针 4~6 cm。其余操作与锁骨上入径置管相同。

3. 股静脉

患者取仰卧位，穿刺下肢伸直稍外展，寻找股动脉波动明显处，也可在髂前上棘和耻骨结节间画一连线，股动脉与该线的中点相交，股静脉在股动脉内侧 0.5 cm 处。

五、并发症

1. 气胸

患者保持清醒嘱其操作中不要用力呼吸、咳嗽。使用呼吸机者将潮气量调小，防止肺过度充气。穿刺置管后，需患者拍摄胸部 X 线片，以便了解导管的位置和双肺情况。

2. 血胸

穿刺中如果将静脉或锁骨下动脉壁穿透，同时又将胸膜刺破，血液可经破口流入胸腔，形成血胸。患者可表现为呼吸困难、胸痛和发绀。胸部 X 线片有助于诊断。

3. 血肿

穿刺中误伤动脉所致，应立即拔出穿刺针，及时压迫局部。

4. 创伤性动静脉瘘

反复多次穿刺后，动静脉可能有瘘口，局部血肿因动脉压力较大，将血液挤压至静脉内。预防措施是穿刺推针时按压进针点，防止出血，并尽可能避免重复穿刺。

5. 神经损伤

臂丛神经损伤时，患者出现同侧手臂的触电样感或麻刺感，应立即退针。

6. 胸导管损伤

行左侧锁骨下静脉或颈内静脉穿刺置管损伤到胸导管时，可见穿刺点渗出清亮的淋巴液。

7. 空气栓塞

中心静脉在吸气时形成负压，穿刺中更换输液器、导管和接头时接头脱开，尤其是头高半卧位或是血容量不足的患者。穿刺时应取头低位，避免大幅度呼吸。

8. 血栓形成或栓塞

主要见于长期置管或全静脉营养，通过液体持续滴注或定期用肝素盐水冲洗可减少发生。

9. 感染

预防导管感染，严格无菌操作，执行洗手制度，连续输液者每天更换输液器，三通接头及 CVP 监测管也要每天更换。

六、临床意义

（1）中心静脉压包括右心室充盈压、静脉内壁压（即静脉内容量产生的压力）、静脉外壁压（即静脉收缩压和张力）和静脉毛细血管压，因此 CVP 的大小与血容量、静脉压力和右心功能有关。

（2）中心静脉压并不直接反映机体的血容量，它所反映的是心脏对回心血量的泵出能力，并提示静脉回心血量是否充足。正常值为 5～10 cmH$_2$O，<5 cmH$_2$O 表示血容量不足（如失血、缺水）、血管扩张、血管收缩功能失常（如败血症）。15～20 cmH$_2$O 提示输液过多过快、右心功能不全、血管收缩、心脏压塞、急慢性肺动脉高压、机械通气和高呼气末正压。

七、影响因素

1. 病理因素

CVP 升高见于心力衰竭、房颤、肺梗死、支气管痉挛、补液过量、纵隔压迫、张力性气胸、血胸、慢性肺部疾患、心脏压塞、缩窄性心包炎、腹内压增高的各种疾病。CVP 降低见于失血或脱水，周围血管扩张等。

2. 神经体液因素

交感神经兴奋，儿茶酚胺、抗利尿激素、肾素和醛固酮等分泌增加，血管张力增加可使 CVP 升高。相反，某些扩血管物质使血管张力减小，血容量相对不足，CVP 降低。

3. 药物因素

快速输液，应用去甲肾上腺素等血管收缩药，可使 CVP 明显升高。用扩血管药或强心药（如洋地黄等），可使 CVP 下降。

4. 其他因素

缺氧、肺血管收缩、气管插管、气管切开、情绪躁动、胸膜腔内压增加、腹腔手术和压迫均使 CVP 升高，麻醉过深或椎管内麻醉时血管扩张可使 CVP 降低。

（陈淑涛）

第三节　肺动脉漂浮导管

一、概述

肺动脉漂浮导管（Swan-Ganz catheter）是加利福尼亚大学 Harold Jc Swan 教授根据风帆引导船只行驶的原理制成的 5 根原型导管。导管的顶端安装气囊，气囊充气后引导柔软的细导管由右心房穿过三尖瓣，经过右心室进入肺动脉，固定在毛细血管楔位置。在这种状态下通过导管顶端开口获得的压力更接近于肺静脉乃至左心房的压力，这个压力被称为肺毛细血管楔压。应用肺动脉导管可以获得左、右心室压力，体循环、肺循环的动、静脉压力，实时的心排血量和肺动脉的混合静脉血标本。

二、适应证

肺动脉导管适用于：①对血流动力学指标、肺脏和机体组织氧合的监测；②寻找引起血流动力学不稳定及氧合功能改变的原因；③探察可能引起血流动力学及氧合功能改变的危险因素。

肺动脉导管应用取决于临床医生对血流动力学相关理论的理解，对病情变化的把握和对治疗的反应能力。

三、禁忌证

肺动脉导管禁用于经过的通道上有解剖畸形（如右室流出道梗阻、肺动脉瓣和三尖瓣狭窄等）。

慎用于以下情况：①急性感染性疾病；②细菌性心内膜炎和动脉内膜炎；③心脏束支传导阻滞，尤其是完全性左束支传导阻滞；④频发心律失常，尤其是室性心律失常；⑤心脏及大血管内有附壁血栓形成；⑥严重肺动脉高压；⑦活动性风湿病；⑧有明显的出血倾向；⑨疑有室壁瘤。

四、操作步骤

（一）置管前准备

（1）操作者应熟练掌握中心静脉置管技能。

（2）熟悉心脏、大血管走行及肺动脉导管的结构特点。

（3）识别插管过程中导管经过不同部位时压力波形的不同特点。

（4）掌握插管时所需用具的使用方法。

（5）清醒患者，适当予以镇静镇痛。

（6）心电监测及急救药品。

（7）器械齐全，包括肺动脉导管、外套管、导丝和穿刺针、压力传感器等。

（二）插管途径

1. 颈内静脉

路径近，直接走向心脏，迂曲少，利于导管通过，此为首选。但颈根部重要结构较多，穿刺可引起严重的并发症。

2. 锁骨下静脉

插管后易于固定，但极易损伤锁骨下静脉。有时不易通过锁骨及第1肋骨之间狭窄的间隙，导管位置不易调整。

3. 颈外静脉

穿刺并发症较少，但导管插入后易于打折、阻塞，有时会因患者变换体位而影响血流动力学。

4. 贵要静脉

可用静脉切开的方法进行插管。但插管的路径较远，不利于导管通过和调整。

5. 股静脉

局部容易诱发感染和血栓形成，路径较远不利于导管的调整。

（三）插入方法

根据压力波形插入肺动脉导管室最常见的方法如下。

（1）应用 Seldinger 方法将外套管插入静脉内，然后把肺动脉导管经外套管小心送至中心静脉内。

（2）确认监护仪上显示导管远端开口处的压力变化波形的准确性，根据压力波形的变化判断导管顶端的位置。

（3）导管进入右心房。呈现典型的心房压力波形，包括 a、c、v 波，波幅为 0~8 mmHg，此时可将气囊充气 1 mL，继续向前送入导管。

（4）通过三尖瓣进入右心室。压力波形突然出现明显改变，收缩压明显升高，可达 25 mmHg，舒张压不变或略有下降，可达 0~5 mmHg，脉压差明显增大，压力曲线的上升支带有钝挫。

（5）进入肺动脉。压力波形的收缩压基本保持不变，舒张压明显升高，平均动脉压升高，压力曲线的下降支出现钝挫。压力波动范围在 12~25 mmHg。

（6）肺毛细血管楔压波形。继续向前缓慢送入导管，出现收缩压下降，舒张压下降，脉压差明显缩小。压力波动范围 6~8 mmHg，肺毛细血管楔平均压力低于肺动脉平均压。可分辨出 a、c、v 波形。

（7）确认出现上述波形。停止移动导管，立即放开气囊，波形马上变为肺动脉压波形。再次将气囊充气 1 mL，排空气囊，压力波形重复出现，有肺毛细血管楔压波形到肺动脉压波形的转换，提示导管位置良好。

（8）位置不当。放开气囊后肺毛细血管楔压波形不能转变为肺动脉压波形或气囊充气不到 0.6 mL 即出现肺毛细血管楔压波形，提示导管位置过深；如充气 1.2 mL 以上才出现肺毛细血管楔压波形提示位置过浅。

五、并发症

1. 心律失常

导管位置改变或刺激可诱发心律失常。插管时导管顶端刺激右室壁，多为偶发性或阵发性室性心律失常；部分患者可出现持续右束支传导阻滞，原有左束支传导阻滞的可能出现完全性传导阻滞。

预防措施：插管操作轻柔，导管顶端进入右心室后立即充气囊，减少导管对心室的刺激，原有左束支传导阻滞可安装临时起搏器或有起搏功能的改良型肺动脉导管。

2. 导管打结

如果在调整导管位置时遇到阻力考虑导管打结，X 线检查是诊断的最好方法。导管可自身打结，与心内结构结在一起或者进入腔静脉或肾静脉等分支。

预防措施：避免一次将导管插入过多，导管深度要与压力波形一致，如果超过预计深度 10 cm 以上仍未出现相应波形，导管应退回重新插入。

3. 肺动脉破裂

临床表现为突发性咯血甚至血胸，原因多为导管插入过深进入肺动脉分支，气囊充气或快速注入液体导致肺动脉破裂，留置时间过长，持续压迫动脉壁，肺动脉高压时导管容易被推向远端，且多伴动脉壁硬化和变性，易出现破裂。出现大量咯血时应用双腔气管插管，除了保证气道通畅外，不需用鱼精蛋白对抗肝素。

4. 肺栓塞

心室内原有附壁血栓脱落、导管对肺动脉的直接损伤和导管长时间在肺毛细血管楔均会导致栓塞发生。

预防措施：气囊充气时间超过 30 秒，应持续监测肺动脉压波形，及时调整导管位置。导管体外部分充分固定，减少导管在血管内活动，持续用肝素盐水冲洗。

5. 感染

严格无菌操作，每天常规穿刺皮肤消毒及更换敷料，尽可能减少肺动脉导管注入液体的次数和保留时间（一般不超过 72 小时）。

六、参数意义

肺动脉导管获得的血流动力学参数主要包括压力参数（如右房压、肺毛细血管楔压、平均肺动脉压）、流量参数（如心排血量）和氧代谢方面参数（如混合静脉血标本等）（表 3-1）。

表 3-1 常用血流动力学参数

参数	缩写	单位	计算方法	参考正常值
平均动脉压	MAP	mmHg	直接测量	82 ~ 102
中心静脉压	CVP	cmH$_2$O	直接测量	6 ~ 12
肺毛细血管楔压	PAWP	mmHg	直接测量	6 ~ 12
平均肺动脉压	MPAP	mmHg	直接测量	11 ~ 16
心率	HR	BPM	直接测量	60 ~ 100
血红蛋白含量	Hb	g/dL	直接测量	12 ~ 16
心排血量	CO	L/min	直接测量	5 ~ 6
每搏输出量	SV	mL/beat	CO/HR	60 ~ 90
心脏指数	CI	L/（min·m^2）	CO/BSA	2.8 ~ 3.6
每搏输出量指数	SVI	mL/（beat·m^2）	SV/BSA	30 ~ 50
体循环阻力指数	SVRI	dyne·sec/cm^5·m^2	79.92（MAP-CVP）/CI	1 760 ~ 2 600
肺循环阻力指数	PVRI	dyne·sec/cm^5·m^2	79.92（MPAP-PAWP）/CI	45 ~ 225
右心室做功指数	RVSWI	g·m/m^2	SVI（MPAP-CVP）·0.014 3	4 ~ 8
左心室做功指数	LVSWI	g·m/m^2	SVI（MA-PAWP）·0.014 3	44 ~ 68
氧输送	DO$_2$	mL/（min·m^2）	CI·CaO$_2$·10	520 ~ 720
氧耗量	VO$_2$	mL/（min·m^2）	CI（CaO$_2$-CvO$_2$）·10	100 ~ 180
氧摄取	O$_2$ext	%	（CaO$_2$-CvO$_2$）/CaO$_2$	22 ~ 30

1. 右房压（RAP）

将肺动脉导管置于正确的位置后，导管近侧开口位于右心房内，在此开口测得的压力。

2. 平均肺动脉压（MPAP）

肺动脉导管在肺动脉内（气囊未充气时）经远端开口处测得的压力。肺动脉压包括收缩压、舒张压和平均压。

3. 肺毛细血管楔压（PAWP）

将气囊充气后，肺动脉导管的远端毛细血管楔在肺动脉分支时测量的气囊远端压力。

4. 心排血量（CO）

短时间内多次持续重复监测 CO 是肺动脉导管的优点之一。利用热稀释法原理，具体如下：5% 葡萄糖冰水自肺动脉导管近端孔注入右心房，冰水与血液混合后经右心室泵入肺动脉，血液的温度随之升高。导管远端的温度感受器将温度变化信息输送给心排血量计算仪。

（赵艳秋）

第四节　动脉血气分析

动脉血气分析可提供机体氧合、通气功能和酸碱平衡等信息。

一、概述

1. 氧合

PaO_2 反映机体的氧合水平，这个值通常需要吸入氧浓度（FiO_2）校正。它的表示方法为 PaO_2/FiO_2 或 P：F。当 PaO_2 的单位是 kPa 时，P：F 的正常范围是 60 左右。P：F 比值 <25 提示重度呼吸衰竭（当 PaO_2 的单位是 mmHg，P：F <200）。如果一个患者呼吸室内空气，测血气时不必也不可能撤去供氧设备。

用肺泡气体公式可以区别通气不足或弥散异常引起的低氧血症，前者肺泡和动脉内存在正常的氧分压差，后者氧分压差会增加。假定在海平面正常大气压和呼吸商，肺泡气体公式可简化为：

$$PaO_2 = FiO_2 \times 94.5 - PaCO_2 \times 1.25 \ [kPa]$$
$$PaO_2 = FiO_2 \times 713 - PaCO_2 \times 1.25 \ [mmHg]$$

2. 通气功能

因为通气功能是酸碱平衡状态的一部分，所以两者必须一起评估。$PaCO_2$ 升高提示通气不足，$PaCO_2$ 降低提示过度通气。

3. 酸碱失衡

代谢性酸中毒会引起代偿性过度通气，代谢性碱中毒则引起代偿性通气不足。相反低通气引起呼吸性酸中毒，它可导致代偿性肾脏潴留碳酸氢盐增加；而呼吸性碱中毒则引起肾脏丢失碳酸氢盐增加。如果是混合型酸碱失衡，变化超出代偿范围。

二、临床意义

1. pH 或 [H^+]

（1）正常参考值：7.35～7.45（35～45 mmol/L）。

（2）异常结果分析：pH >7.45 为失代偿碱中毒；pH <7.35 为失代偿酸中毒。

2. 二氧化碳分压（$PaCO_2$）

$PaCO_2$ 是血液中物理溶解的 CO_2 分子所产生的压力，是反映肺通气的指标，正常平均为 5.33 kPa（40 mmHg）。

（1）正常参考值：4.65～6.0 kPa（35～45 mmHg）。

（2）异常结果分析：$PaCO_2$ 轻度升高可刺激呼吸中枢，当达到 7.31 kPa（55 mmHg）时则抑制呼吸中枢，有形成呼吸衰竭的危险。$PaCO_2$ 增高表示肺通气不足，为呼吸性酸中毒或代谢性碱中毒；降低表示换气过度，为呼吸性碱中毒或代谢性酸中毒。

3. 标准碳酸氢盐（SB）和实际碳酸氢盐（AB）

SB 指体温 37 ℃ 时，$PaCO_2$ 5.33 kPa（40 mmHg）、SaO_2 100% 条件下，所测得血浆碳酸氢盐的含量，正常为 22 ~ 27 mmol/L，平均 24 mmol/L。由于 SB 是血标本在体外经过标化，$PaCO_2$ 正常时测得的，因此一般不受呼吸影响，它相当于二氧化碳结合力（CO_2CP），受肾脏调节血液碱储备，能准确反映代谢性酸碱平衡。AB 是指隔绝空气的血标本在实际条件下测得的碳酸氢盐含量。正常人 SB 和 AB 两者无差异，但 AB 受呼吸和代谢双重因素的影响。

AB 与 SB 的差值反映呼吸因素对血浆碳酸氢盐（HCO_3^-）影响的程度，呼吸性酸中毒时，受肾脏代偿的影响，HCO_3^- 增加，AB > SB；呼吸性碱中毒时，AB < SB。相反，代谢性酸中毒时，HCO_3^- 减少，AB 等于 SB 但低于正常参考值；代谢性碱中毒时 HCO_3^- 增加，AB 等于 SB 但高于正常参考值。

（1）正常参考值：22 ~ 27 mmol/L（SB 或 AB）。

（2）异常结果分析：AB 升高既可见于代谢性碱中毒，也可见于呼吸性酸中毒时肾脏的代偿调节。慢性呼吸性酸中毒时，AB 最大代偿可达 45 mmol/L；AB 降低既可见于代谢性酸中毒，也可见于呼吸性碱中毒的代偿。

4. 剩余碱与碱不足（BE）

BE 是指血液在 37 ℃、$PaCO_2$ 5.33 kPa（40 mmHg）、SaO_2 100% 条件下滴定至 pH 为 7.4 所需的酸或碱的量，反映缓冲碱的增加或减少，需加酸者为正值，说明缓冲碱增加，固定酸减少；需加碱者为负值，说明缓冲碱减少，固定酸增加。正常参考值：- 2.3 ~ 2.3 mmol/L，由于在测定时排除了呼吸因素的影响，因而 BE 是反映代谢性酸碱平衡失调的指标之一。

5. 动脉血氧分压（PaO_2）

PaO_2 是指动脉血液中溶解的氧分子所产生的压力，随年龄增长而降低。氧分压与细胞对氧的利用有密切联系。

（1）正常参考值：9.97 ~ 13.3 kPa（75 ~ 100 mmHg）。

（2）异常结果分析：缺氧时 PaO_2 降低，不同缺氧程度如下。① < 10.6 kPa（80 mmHg）为轻度缺氧。② < 7.9 kPa（60 mmHg）为中度缺氧。③ < 5.3 kPa（40 mmHg）为重度缺氧。④ < 2.67 kPa（20 mmHg）以下，脑细胞不能从血中摄氧，有氧代谢停止，生命不能维持。

6. 动脉血氧饱和度（SaO_2）及 P_{50}

SaO_2 是指血液在一定的动脉氧分压下氧合血红蛋白（HbO_2）占全部血红蛋白的百分比，即 $SaO_2 = HbO_2/（HbO_2 + Hb）× 100\%$，其大小取决于 PaO_2。正常人 SaO_2 为 93% ~ 98%。

SaO_2 和 PaO_2 可绘制氧解离曲线，呈"S"形曲线，当 SaO_2 在 50% 时的 PaO_2 称为 P_{50}，正常参考值约为 3.60 kPa（27 mmHg）。血液 SaO_2（一般用 P_{50} 表示）受 Hb 对氧的亲和力的影响，许多因素可使氧解离曲线的位置移位。

（1）正常参考值：3.19 ~ 3.72 kPa。

（2）异常结果分析：曲线右移，P_{50} > 3.99 kPa（29 mmHg）时，Hb 与 O_2 的亲和力降低，氧容易释放，有利于组织摄取氧；曲线左移，P_{50} < 2.66 kPa（20 mmHg），表示 Hb 与氧有高度的亲和力，即氧的摄取力加强，不利于组织摄氧。

三、六步法解读动脉血气

1. 第一步

根据 Henderseon - Hasselbach 公式评估 pH 与 $[H^+]$ 的一致性。 $[H^+]$ = 24 × $(PaCO_2)$ / $[HCO_3^-]$，如果 pH 和 $[H^+]$ 数值不一致，则该血气分析的结果可能是错误的（表3-2）。

表3-2　pH 与 $[H^+]$ 一致性对照表

pH	估测 $[H^+]$ （mmol/L）
7.00	100
7.05	89
7.10	79
7.15	71
7.20	63
7.25	56
7.30	50
7.35	45
7.40	40
7.45	35
7.50	32
7.55	28
7.60	25
7.65	22

2. 第二步

确定是否存在碱血症或酸血症。

（1）当 pH < 7.35 时为酸血症。

（2）当 pH > 7.45 时为碱血症。

通常就是原发异常，即使 pH 在正常范围（7.35 ~ 7.45），也可能存在酸中毒或碱中毒，需要核对 $PaCO_2$、HCO_3^- 和阴离子间隙。

3. 第三步

确定是否存在呼吸或代谢紊乱，pH 与 $PaCO_2$ 改变的方向是否一致，在原发呼吸障碍时，pH 和 $PaCO_2$ 改变方向相反；在原发代谢障碍时，pH 和 $PaCO_2$ 改变方向相同（表3-3）。

表3-3　判断代谢失衡类型

酸碱失衡	类型	pH	$PaCO_2$
酸中毒	呼吸性	↓	↑
酸中毒	代谢性	↓	↓
碱中毒	呼吸性	↑	↓
碱中毒	代谢性	↑	↑

注：↓表示降低，↑表示升高。

4. 第四步

明确原发异常是否产生代偿。

明确通常情况下，代偿反应不能使 pH 恢复正常（7.35 ~ 7.45），如果观察到的代偿程度与预期代偿反应不符，很可能存在一种以上的酸碱异常（表 3-4）。

表 3-4 酸碱失衡的代偿计算公式

异常	预期代偿反应	校正因子
代谢性酸中毒	$PaCO_2 = (1.5 \times [HCO_3^-]) + 8$	±2
急性呼吸性酸中毒	$[HCO_3^-]$ 升高 $= 24 + [(PaCO_2 - 40)/10]$	
慢性呼吸性酸中毒（>3 ~ 5 天）	$[HCO_3^-]$ 升高 $= 24 + [(PaCO_2 - 40)/3]$	
代谢性碱中毒	$PaCO_2$ 升高 $= 21 + 0.7 \times (HCO_3^-)$	±1.5
急性呼吸性碱中毒	$[HCO_3^-]$ 下降 $= 24 - (\Delta PaCO_2/5)$	
慢性呼吸性碱中毒	$[HCO_3^-]$ 下降 $= 24 - (\Delta PaCO_2/2)$	

5. 第五步

计算阴离子间隙 AG（如果存在代谢性酸中毒），计算方法如下：$AG = [Na^+] - ([Cl^-] + [HCO_3^-])$。

正常的阴离子间隙约为 12 mEq/L。对于低白蛋白血症患者，阴离子间隙正常值低于 12 mEq/L。低白蛋白血症患者血浆白蛋白浓度每下降 1.0 mg/dL，阴离子间隙"正常值"下降约 2.5 mEq/L（如血浆白蛋白 2.0 mg/dL，患者的阴离子间隙约为 7 mEq/L）。如果阴离子间隙增加，在以下情况下应计算渗透压间隙。AG 升高不能用明显的原因（糖尿病酮症酸中毒、乳酸酸中毒、肾功能衰竭）解释应怀疑中毒。

6. 第六步

如果 AG 升高，评价其与 $[HCO_3^-]$ 降低的关系，计算方法如下：

$$\Delta AG = 测得的 AG - 正常的 AG。$$

$$[HCO_3^-] 预计值 = \Delta AG + [HCO_3^-] 实测值$$

$[HCO_3^-]$ 预计值 <22，说明存在酸中毒；$[HCO_3^-]$ 预计值 >26，说明存在代谢性碱中毒；$[HCO_3^-]$ 预计值为 22 ~ 26，说明存在单纯性的酸碱平衡紊乱。

（韩文龙）

第五节 急诊床旁彩超监测

随着急诊医疗领域的扩大和超声技术的快速进步，超声已广泛应用在医疗水平先进国家的各种规模的社区医院和教学医院，并在急危重症患者救治方面日益发挥着重要作用。急诊床旁超声技术不同于传统的超声科医生进行的检查，该项技术是指由急诊科医生在床旁为患者施行的实时超声检查，被誉为"急诊医生的可视听诊器"。通过对某些部位有针对性地筛查，能快速明确诊断，引导有创操作，指导用药并评估疗效。该技术可避免搬运患者，缩短等待时间，并能根据病情变化反复多次检查，在危重患者的诊疗中有重要作用。在某些方面优于传统的影像学检查（如胸部 X 线片、CT 等）。

一、创伤重点超声评估法和扩大创伤重点超声评估法

创伤重点超声评估法（focused assessment with sonography for trauma，FAST）和扩大创伤重点超声评估法（extended focused assessment with sonography for trauma，E-FAST）是用于快速评估创伤患者体内出血情况的床旁超声检查方法。作为一个专用术语，FAST 最早由 Rozychi 等提出，并在 1996 年的一次国际会议中得到广泛认可。FAST 检查包括 1 个心脏声窗（剑突下）和 3 个腹部声窗（右上腹、左上腹、盆腔）。通过观察肝肾间隙、脾肾间隙、直肠膀胱陷凹、肋膈角、心包腔内是否有游离液体，判断腹腔、胸腔、心包腔及盆腔内有无出血。E-FAST 则是在 FAST 的基础上增加了对气胸的检查。肺部超声出现"肺点征"可确诊气胸。其他征象还包括"胸膜滑动征"消失，M 型超声中沙滩征消失，代之以"条码征"等。通过膈上声窗还可对胸腔积液、血胸等进行筛查（图 3-3）。

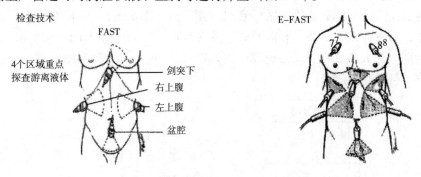

图 3-3　超声 FAST 和 E-FAST 检查

研究证实，FAST 检出腹外伤内出血的特异性为 94%~98%，敏感性为 73%~99%，准确性为 90%~98%。FAST 和 E-FAST 还能快速判断术中非手术部位隐性失血和术后出血。但对腹膜后损伤（如骨盆骨折、肾脏损伤等）的 FAST 检出率较低，使用时应根据其特点和其他检查进行综合判断（图 3-4）。

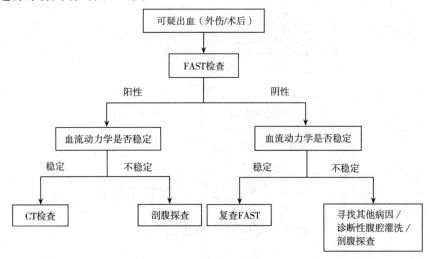

图 3-4　FAST 临床决策流程

二、经胸超声心动图的急诊重点心脏评估

在所有的血流动力学监测手段中，急诊心脏超声是唯一可以从形态与功能两个方面提供循环系统相关信息的工具。急诊重点心脏评估主要指标包括：心包积液情况、相对心室腔大小、整体心脏功能、患者血容量状态。评估血管内血容量状态时，可根据左心室大小、心室功能以及下腔静脉直径与呼吸的变化关系来综合评定。

在心肺复苏及肺栓塞诊断中应用经胸超声心动图（transthoracic echocardiography，TTE）不仅能观察心脏结构，还可评估心脏功能，为诊断及治疗提供信息。TTE 不但能快速判断心搏是否停止，还能诊断心搏骤停的原因，如低血容量、心脏压塞、张力性气胸、大面积心肌梗死等均可通过 TTE 发现。在心肺复苏过程中，通过 TTE 判断心肌是否恢复机械运动，自主循环是否恢复，从而帮助评估复苏效果。

TTE 能快速诊断肺栓塞导致的循环衰竭（图 3-5、图 3-6）。肺栓塞发生后，TTE 表现为右室膨胀，右室活动度下降，右室游离壁协调不能，右室游离壁中段活动异常，室间隔扑动及异常运动，三尖瓣反流（反流速度可达 2.8 ~ 3.8 m/s），右肺动脉增宽，下腔静脉吸气相塌陷消失，肺动脉高压等。

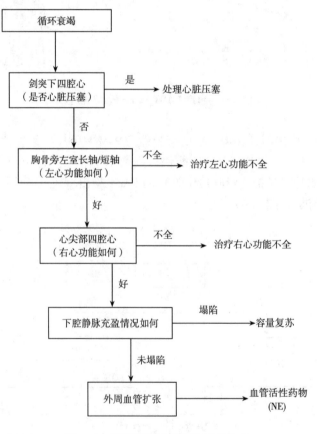

图 3-5　循环衰竭心脏超声评估流程

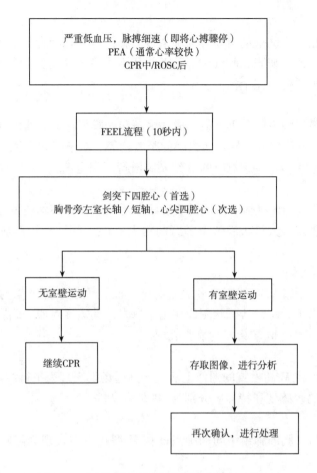

图 3-6 心搏骤停超声评估流程（FEEL 流程）

此外，急诊重点心脏评估也用于引导急诊侵入式手术（如心包穿刺术）或评价起搏器的置放位置。急诊重点心脏评估检查发现疑似的其他病理学诊断（如心脏占位性病变、左心室血栓、瓣膜功能障碍、节段性室壁运动异常、心内膜炎赘生物及主动脉夹层等），建议转诊为综合超声心动图或进行心脏病学咨询。若要对心内压、心脏瓣膜病及心脏舒张功能做进一步的评估，则需要额外培训其他综合超声心动图技术。

三、肺部超声急诊重点评估

相对于肺部超声这种比较成熟的技术，肺实质的超声评估在对胸腔积液检测上仍然是一项新颖的技术。尽管会受到空气影响，但肺部超声非常适合临床上、床边检查中对疾病进行怀疑和评估，已经证实肺部超声对多种急慢性疾病的评估有重大意义，其中包括从心源性肺水肿到急性肺损伤，从气胸到肺炎，从间质性肺疾病到肺梗死和肺挫伤等。

肺部超声基本图像有以下 8 种。

1. 蝙蝠征

蝙蝠征是肺部超声最重要的征象之一。将探头垂直放置于肋间空隙处，得到上下相邻肋骨、肋骨声影、胸膜线的图像。胸膜线对应着肺表面，即蝙蝠征象。

2. 肺滑行征

肺随呼吸运动相对于胸壁的滑动称为肺滑行。肺滑行征在肺野下部区域最明显，这时肺正朝着腹部下降。肺过度膨胀和肺气肿等肺滑行征不明显。气胸、完全性肺不张、胸膜纤维化及呼吸暂停等的肺滑行征完全消失。

3. A 线

A 线是超声波遇到胸膜后多重反射形成的多条和胸膜平行的亮线。在正常的肺超声图像通常可见 2~3 个平行的 A 线，各 A 线之间的距离相等。对于气胸来说，诊断 A 线征的敏感度为 100%，特异度为 60%，它对应的 B 线及肺滑行征完全消失。

4. B 线

B 线是超声波遇到肺内气体后形成的放射状彗尾伪像，并随胸膜滑行而移动。少量的 B 线是正常肺超声的表现，大量布满整个肺野的粗大 B 线，往往提示肺血管外肺水的增多或肺实质的病变。

5. 海岸征（或沙滩征）

在 M 超模式的图像上平行线对应着固定胸壁，而胸膜线下方产生的沙砾状图像对应着肺实质；平行线相当于大海，沙砾状图像相当于海岸，其边界对应着胸膜线，所以称为海岸征，海岸征为正常肺超声 M 超模式的显影表现。

6. 条码征

肺滑行征消失，在 M 超模式的图像上从近场到远场都表现为平行线，称为条码征。"条码征"对气胸诊断的敏感度和特异度分别为 100% 和 78%。

7. 肺点征

在正常肺组织与气胸的肺组织间的肺点征在 M 型超声中表现为随呼吸运动海岸征和条码征交替出现。

8. 含气支气管征

在肺不张及肺泡实变的患者中，肺超声可见到含气支气管征位于实变内，且由平直或多种形状边缘模糊的高回声构成。

肺部超声检查通常采取 12 区扫描法，即扫描每一侧的 6 个胸部区域：区域 1 和区域 2 分别表示上前胸和下前胸，区域 3 和区域 4 分别表示上侧胸和基底侧胸部，区域 5 和区域 6 分别表示背部上胸部和背部下胸部。急诊床旁肺超声流程（BLUE 流程）用于急性呼吸衰竭原因的快速诊断；根据肺超声液体治疗的流程（FALLS 流程）指导急性循环衰竭的处理。

四、腹部超声对腹主动脉瘤的诊断及容量评估

腹主动脉瘤（abdominal aortic aneurysms，AAA）是隐匿但危险性极高的疾病之一。早期的 AAA 通常无症状，随着瘤体的扩张，可出现腹痛或背痛等症状，且破裂的概率大大增加。及早发现并予以外科治疗是挽救患者生命的重要措施。超声是诊断 AAA 的理想工具。腹部大血管超声测量腹主动脉短轴直径，直径 >3 cm，可诊断 AAA。与 CT、磁共振成像等相比，超声诊断 AAA 特异性和敏感性可达到 94% 和 100%，且急诊医生在 5 分钟内即可做出判断，但超声对判断 AAA 是否破裂的诊断价值有限，主要是因为 AAA 破裂出血进入腹膜，普通超声检查（如 FAST）较难发现。

在危重患者治疗过程中需要经常进行容量评估。传统方法为通过中心静脉压或肺动脉楔

压评估容量，指导补液，但研究证实它们与左室舒张末容积无明确相关性，并不能预测补液效果。肺动脉楔压的测量需要放置肺动脉导管，这种高风险的有创操作并不适用于所有患者。通过 TTE 的剑突下声窗测量下腔静脉（inferior vena cava，IVC）直径，观察其呼吸的改变，是一种可靠性高的判断容量的方法。自主呼吸时，若 IVC 直径 < 15 mm，吸气时塌陷大于 50%，则 CVP < 5 mmHg（1 mmHg = 0.133 kPa）；若 IVC 直径 > 20 mm，吸气时无塌陷，则 CVP > 20 mmHg。机械通气时，IVC 在吸气时扩张，呼气时塌陷。如吸气时扩张大于 12%，提示补液可明显改善患者心排血量。通过 TTE 观察左心室舒张末期容积也可直观反映有效循环容量的情况。

五、床旁超声对深静脉血栓（DVT）的快速诊断

DVT 是急诊常见的疾病之一，床旁超声可通过简单的加压试验进行诊断。分别在腹股沟区对股静脉和腘窝处的腘静脉以超声探头对血管加压，当伴行的动脉出现轻度变形时，静脉若能被完全压闭，则可排除下肢 DVT，此为临床常用的改良两点加压试验。临床应用中还可加用彩色多普勒进行辅助 DVT 的诊断。一项研究表明，与诊断 DVT 的金标准静脉造影比较，单纯的超声加压试验诊断 DVT 的敏感性为 87%，特异性为 100%。

六、床旁超声引导下有创操作

有创操作是疾病诊疗过程中的一个重要环节。很多有创操作都是针对深部组织、器官进行，传统方法多为依靠解剖定位的盲探操作，超声可视化技术则使操作部位清晰可见，可大大提高成功率，减少并发症。目前常用的方法有：超声引导下中心及外周静脉穿刺、胸膜腔穿刺、腹腔穿刺、关节腔穿刺、脓肿引流、组织活检、神经阻滞等。

以超声引导下中心静脉穿刺置管术为例，既可使用超声定位，也可在超声引导下实时穿刺。实时穿刺时，超声可清晰显示目标血管（颈内静脉、锁骨下静脉、股静脉等）及其周围结构，同时可显示穿刺针通过周围组织进入血管的全过程，因其安全性和有效性较解剖定位穿刺法大大提高，目前已在临床上得以广泛应用。

（李志刚）

第四章

EICU 重症感染与抗菌药物应用

第一节　急诊重症感染的相关概念

一、院内感染的定义

院内感染，又称医院感染、医院内获得性感染（hospital infection，nosocomial infection 或 hospital acquired infection）是指住院患者在医院内获得的感染，包括在住院期间发生的感染和在医院内获得、出院后发生的感染；但不包括入院前已开始或入院时已存在的感染。医院工作人员在医院内获得的感染也属于院内感染。

1. 下列情况属于院内感染

（1）无明确潜伏期的感染，规定入院 48 小时后发生的感染为院内感染；有明确潜伏期的感染，自入院时起超过平均潜伏期后发生的感染为院内感染。

（2）本次感染直接与上次住院有关。

（3）在原有感染基础上出现其他部位新的感染（脓毒血症迁徙灶除外），或在原有感染已知病原体基础上又分离出新的病原体（排除污染和原来的混合感染）的感染。

（4）新生儿在分娩过程中和产后获得的感染。

（5）由于诊疗措施激活的潜在性感染，如疱疹病毒、结核分枝杆菌等的感染。

（6）医务人员在医院工作期间获得的感染。

2. 下列情况不属于院内感染

（1）皮肤、黏膜开放性伤口只有细菌定植而无炎症表现。

（2）由于创伤或非生物性因子刺激而产生的炎症表现。

（3）新生儿经胎盘获得（出生后 48 小时内发病）的感染，如单纯疱疹、弓形虫病、水痘等。

（4）患者原有的慢性感染在医院内急性发作。

二、细菌感染的监测

抗菌药物的广泛应用，使得致病菌菌谱、分布及耐药性都在不断发生变化和蔓延，已成为全球性的问题。为提高感染性疾病治疗成功率，正确掌握致病菌的细菌学特征、流行病学特征、抗菌药物耐药性等信息十分重要，细菌感染监测的作用举足轻重。

1. 全球细菌感染监测概况

全球对细菌感染性疾病越来越重视，特别关注早期的预防和治疗中选择药物的准确性。1992 年美国医学研究所（IOM）提出潜发性感染性疾病（potential infectious diseases）的概念。潜发性感染，即在人群中 20 年内发病增加或不久的将来预示发病增加的、新的、再度出现或耐药的感染性疾病。动态细菌核心监测（ABCs）是潜发性感染计划项目网络中的一个分支项目，它评估获得侵入性细菌感染对社会造成的负担，特别是表现为败血症和脑膜炎的细菌感染。ABCs 执行人群的监测，搜集隔离菌株，履行在 1 700 万 ~ 3 000 万人群中进行肺炎链球菌、A 族链球菌、B 族链球菌、脑膜炎奈瑟球菌、流感嗜血杆菌导致的侵入性感染的研究，并用分子生物学和微生物学描述这些致病菌的特征。在欧洲和北美还有一些全国范围的取样和单个医院的监测系统监测细菌对抗生素耐药的模式。

2. 目前的监测范围

（1）人群基础的监测：多为大范围的监测，多中心合作和全国范围的抽样调查。人群基础的监测主要描述、报告和分析大范围的发病率情况，影响发病的危险因素等总体宏观信息，能够很好地反映感染和耐药趋势总的情况，甚至能发现一些社会因素对感染及耐药的影响。虽然人群基础的监测能够通过性别、年龄等校正，但不能完全代表目标人群，尤其是未被抽样到的目标人群。由于感染病原菌及其耐药性的地区、时间差异，这种大面积的监测结果，并不能反映个案的情况。

（2）病例基础的监测：多为小范围的监测，一般为单个医院或医疗中心对本医院或本地区患者群的监测。病例的纳入常以临床医生的判断和实验室检查（最多的是病原菌培养阳性）为主，多数是回顾性研究，能很好地反映监测范围内的变化和趋势。由于是以病例为基础，最大的局限性就是依赖临床医生的经验，因此资料的可靠性欠佳。但作为最易执行的监测方法，它依然有优点。首先在小范围地区和单个医院或医疗中心的监测中，这样的监测结果能够特异地反映该区域的情况，更能有方向性地帮助该区域的临床医生改善治疗方案，而且能监测到除治疗外的医源性危险因素的效果。

（3）实验室基础的监测：是感染监测中最重要的手段之一。最基本的实验室监测内容还是病原菌的分离和药敏试验。细菌分型在病原菌流行病学特征描述中的应用也十分广泛，监测细菌致病及耐药的亚型十分重要，区别出致病的和非致病的亚型，耐药的和不耐药的流行病学特征，能更仔细、更准确地掌握致病菌和药敏的情况。病原体分型技术包括表型分型（抗菌药物敏感性试验）、生物分型、特异性分型（血清分型、噬菌体分型、细菌素分型、分子分型）。常规微生物学实验室能开展表型分型及简单的生物分型。分型方法众多，但各有长处与短处，要普遍应用于病原菌的监测还很困难。

微生物病原学及药敏的监测不仅能给抗生素治疗的决定提供重要的信息，而且能够反映监测范围内的病原学及抗生素药敏的变化和趋势，还能提供预警系统来鉴别和发现新耐药病原菌以及为相关的科学研究提供新假说和新方向。

三、侵袭性真菌感染

（一）概述

侵袭性真菌感染（invasive fungal infection，IFI）是指真菌侵入人体组织、血液，并在其中生长繁殖引起组织损害、器官功能障碍、炎症反应的病理改变及病理生理过程。IFI 起病隐匿，临床表现不典型，治疗手段有限，死亡率和致残率高。ICU 内危重患者是 IFI 高危人群。对 IFI 的及早正确诊断和适宜治疗是改善其预后的关键。

（二）诊断

重症患者 IFI 的诊断分 3 个级别：确诊、临床诊断和拟诊。IFI 的诊断一般由危险（宿主）因素、临床特征、微生物学检查、组织病理学 4 部分组成。组织病理学是诊断的金标准。

1. 病理诊断

指获自感染部位的组织病理学或细胞病理学检测到真菌菌丝并伴组织损害，或自正常情况下无菌部位，现为感染部位取得的标本真菌培养阳性，或血培养阳性者（需除外污染）。对于深静脉留置的导管行体外培养，当导管尖端（长度 5 cm）半定量培养菌落计数 >15 CFU/mL，或定量培养菌落计数 >102 CFU/mL，且与外周血培养为同一致病菌，并除外其他部位的感染，可确诊导管相关性真菌血症。

2. 临床诊断

至少符合 1 项危险（宿主）因素，具有可能感染部位的 1 项主要或 2 项次要临床特征，并同时具备至少 1 项微生物学检查的阳性结果。

3. 拟诊

至少符合 1 项危险（宿主）因素，具备 1 项微生物学检查的阳性结果，或者具有可能感染部位的 1 项主要或 2 项次要临床特征。

（三）诊断 IFI 的参照标准

1. 危险（宿主）因素

（1）无免疫功能抑制的患者，经抗生素治疗 72～96 小时仍有发热等感染征象，具有老年（年龄 >65 岁）、营养不良、肝硬化、胰腺炎、糖尿病、慢性阻塞性肺疾病等肺部疾病、肾功能不全、严重烧伤/创伤伴皮肤缺损、肠功能减退/肠麻痹或存在念珠菌多部位定植或某一部位持续定植等患者自身因素，或进行各种侵入性操作、长期应用抗生素或激素、高危腹部外科手术等治疗相关因素之一者为高危患者。

（2）存在免疫功能抑制的患者，当出现体温 >38 ℃或 <36 ℃，满足下述条件之一的为高危人群。

1）存在免疫功能抑制的证据，具备下述情况之一。①中性粒细胞缺乏（ $<0.5 \times 10^9$/L）且持续 10 天以上。②之前 60 天内出现过中性粒细胞缺乏并超过 10 天。③之前 30 天内接受过或正在接受免疫抑制剂治疗或放疗（口服免疫抑制剂 >2 周或静脉化疗 >2 个疗程）。④长期应用糖皮质激素［静脉或口服相当于泼尼松 0.5 mg/（kg·d）以上 >2 周］。

2）高危的实体器官移植受者。①肝脏移植伴有下列危险因素：再次移植，术中大量出血，移植后早期（3 天内）出现真菌定植，较长的手术时间，肾功能不全，移植后继发细菌感染等。②心脏移植伴有下列危险因素：再次手术，巨细胞病毒（CMV）感染，移植后需要透析，病区在 2 个月内曾有其他患者发生 IFI 等。③肾脏移植伴有下列危险因素：年龄 >40 岁、糖尿病、CMV 感染、移植后伴细菌感染、术后出现中性粒细胞减少症等。④肺脏移植伴有下列危险因素：术前曲霉菌支气管定植，合并呼吸道细菌感染，CMV 感染，糖皮质激素治疗等。

3）满足上述无免疫功能抑制的患者中所述的任意 1 条危险因素。

2. 临床特征

（1）主要特征：有相应部位感染特殊影像学改变的证据。

（2）次要特征：满足下述可疑感染部位的相应症状、体征，至少 1 项支持感染的实验室证据（常规或生化检查）。

1）呼吸系统：近期有呼吸道感染症状或体征加重的表现；呼吸道分泌物检查提示有感染或影像学出现新的、非上述典型的肺浸润影。

2）腹腔：具有弥漫性/局灶性腹膜炎的症状或体征，可有/无全身感染表现；腹腔引流管、腹膜透析管或腹腔穿刺液标本生化或常规检查异常。

3）泌尿系统：具有尿频、尿急或尿痛等尿路刺激症状；下腹触痛或肾区叩击痛等体征，可有/无全身感染表现；尿液生化检查及尿淀渣细胞数异常；对于留置尿管超过 7 天的患者，当有上述症状或体征并发现尿液中有絮状团块样物漂浮或沉于尿袋时也应考虑。

4）中枢神经系统：具有中枢神经系统局灶性症状或体征；脑脊液检查示生化或细胞数异常，未见病原体及恶性细胞。

5）血源性：当出现眼底异常、心脏超声提示瓣膜赘生物、皮下结节等表现而血培养阴性时，临床能除外其他的感染部位，也要高度怀疑存在血源性真菌感染。

6）微生物学检查：①血液、胸腹水等无菌体液隐球菌抗原阳性；②血液、胸腹水等无菌体液直接镜检或细胞学检查发现除隐球菌外的其他真菌（镜检隐球菌可确诊）；③未留置尿管情况下，连续 2 份尿样培养呈酵母菌阳性或尿检见念珠菌管型；④直接导尿术获得的尿样培养呈酵母菌阳性；⑤更换导管前后两次获得的 2 份尿样培养呈酵母菌阳性；⑥气道分泌物（包括经口、气管导管、支气管肺泡灌洗、PSB 等手段获取的标本）直接镜检/细胞学检查发现菌丝/孢子或真菌培养阳性；⑦经胸腔、腹腔、盆腔引流管/腹膜透析管等留取的引流液直接镜检/细胞学检查发现菌丝/孢子或真菌培养阳性；⑧经脑室引流管留取的标本直接镜检/细胞学检查发现菌丝/孢子或培养阳性；⑨血液标本半乳甘露聚糖抗原（GM）或 β-1、3-D 葡聚糖（G 试验）检测连续两次阳性。

（四）治疗

提倡分层治疗，包括预防性治疗、经验性治疗、抢先治疗和目标性治疗。

1. 预防性治疗

首先要治疗原发病，并尽可能保护并早日恢复解剖生理屏障；注意灭菌消毒、洗手以及加强环境监控；对免疫功能抑制的重症患者应进行抗真菌药物的预防治疗，如高危的粒细胞缺乏患者，接受免疫抑制剂治疗的高危肿瘤患者，细胞和器官移植的患者等；对 ICU 内无免疫功能抑制的重症患者一般不建议进行抗真菌药物预防治疗。

2. 经验性治疗

针对的是拟诊 IFI 的患者，在未获得病原学结果之前进行经验性治疗，但可能导致显著的过度治疗和医疗消费。需同时积极寻找诊断依据。

3. 抢先治疗

是经验性治疗的一部分或延伸，针对的是临床诊断 IFI 的患者。对有高危因素的患者开展连续监测，包括每周 2 次胸部 X 线摄片、CT 扫描、真菌培养及真菌抗原检测等。如发现阳性结果，立刻开始抗真菌治疗。抢先治疗在保证对 IFI 患者早期治疗的同时，还可减少不合理的经验性治疗所致的抗真菌药物的过度使用。

4. 目标性治疗

针对的是确诊 IFI 的患者。以获得致病菌的药敏结果为依据，采用有针对性的治疗，也可适当根据经验治疗的疗效结合药敏结果来调整用药。

5. 器官功能障碍患者抗真菌药物治疗

常用抗真菌药物几乎都有肝肾毒性和其他不良反应。针对脏器功能不全或衰竭的重症患者，应慎重选择抗真菌药物的种类和调整剂量，以免加重器官损害。肝功能不全患者应用唑类抗真菌药物应密切监测肝功能。转氨酶升高达正常 5 倍以上并出现肝功能不全的临床表现时，应考虑停药，并应密切监测肝功能。

肾功能不全患者应用氟康唑时，肌酐清除率 >50 mL/min，不需调整，<50 mL/min 剂量减半；应用伊曲康唑肌酐清除率 <30 mL/min 时，不推荐静脉给药；伏立康唑肌酐清除率 <50 mL/min 时不推荐静脉给药。卡泊芬净主要在肝脏代谢，肾功能障碍患者无须调整剂量。延迟两性霉素 B 脱氧胆酸盐的输注时间可减少肾毒性。

血液滤过时应用两性霉素 B 含脂制剂不需调整剂量。血液透析和血液滤过时伏立康唑、卡泊芬净不需调整剂量，但氟康唑能够被清除，因此应用氟康唑治疗时，每次透析后应按常规剂量给药一次。血液透析不影响静脉或口服伊曲康唑的半衰期和清除率，但 β 环糊精可以经血液透析清除，故血液透析时伊曲康唑给药剂量不变，只需在血液透析前给药。

重症 IFI 的治疗还包括联合应用抗真菌药物、免疫调节治疗、手术治疗等。

四、抗生素的发展史及分类

（一）抗生素的发展史

抗生素是由细菌、真菌或其他微生物在生活过程中所产生的具有抗病原体或其他活性的一类物质。纵观抗生素的发展史，抗生素的研究、生产大体可分为 3 个发展阶段：天然抗生素发展阶段、半合成抗生素发展阶段和药理活性物质发展阶段。1928 年，英国科学家 Alexander Fleming 偶然发现了青霉素，之后一系列新抗生素如链霉素（1945）、氯霉素（1947）、金霉素（1948）、新霉素（1949）、土霉素（1950）相继被发现，第一代大环内酯类抗生素于 20 世纪 50~70 年代相继问世。随着抗生素的广泛应用，细菌对抗生素的耐药问题也日显严重。通过对抗生素结构修饰改善了天然药物的性能，推动了抗生素进一步发展。1958 年发现了青霉素的活性母核 6-氨基青霉烷酸（6-APA），通过酰化反应合成了一系列新的青霉素。随后对头孢菌素 C 结构进行改造研究，分离出母核 7-氨基头孢霉烷酸（T-ACA），经结构修饰头孢菌素已由第一代发展到第四代，抗菌谱陆续扩展，对 β-内酰胺酶的稳定性也愈益提高。通过对四环素类、氨基糖苷类、大环内酯类、利福平类抗生素等相继进行化学改造，获得了大量具有抗菌谱广、抗菌活性强、稳定、毒性小、易吸收等优点的半合成抗生素。20 世纪 80 年代后又出现了抗生素发展的第 3 个高峰，这一时期发现的新抗生素的特点是酶抑制剂、免疫调节剂、抗肿瘤活性物质、杀虫剂等药理活性物质占相当大的比例。

现今抗生素发展趋势主要是对耐药菌。新开发的碳青霉烯类及头孢菌素类药物主要是对耐甲氧西林金黄色葡萄球菌（MRSA）及耐万古霉素金黄色葡萄球菌（VRSA）有效，其中多尼培南抗菌谱广泛，可治疗复杂感染，托莫培南可对抗 MRSA 和多重耐药铜绿假单胞菌。还有一些新类别的抗菌药物出现，如利奈唑胺对葡萄球菌属、肠球菌属、链球菌属均有效，包括其中的耐药菌。新糖肽类抗生素如达巴凡星主要是能抗万古霉素耐药的葡萄球菌。新型的喹诺酮类药，加强了抗革兰阳性菌活性（包括 MRSA），同时对厌氧菌、支原体等效果确切。达托霉素可治疗复杂感染，2001 年首先获准进入临床应用的泰利霉素为代表的第三代大环内酯类抗生素——酮内酯类抗生素，如赛红霉素（cethromycin，ABT-773）、氟代酮内酯类抗菌药（solithromycin，CEM-101）等，除此外对大环内酯类耐药菌株有效。并正在研发桥酮类抗生素和酰内酯类抗生素等。

抗生素为保障人类健康做出了重大贡献。但随着广泛应用，尤其是滥用，导致出现细菌耐药性逐年增加和一些非致病菌成为条件致病菌等问题，需不断提供新药，以适应防治需要。但是，寻找到优于现有抗生素与抗菌药的新药和开发出对现有抗生素与抗菌药耐药菌有效的新药难度很大，且需要一定的时间。因此，合理使用现有抗生素与抗菌药，杜绝滥用有十分重要的意义。

（二）抗生素的分类

（1）β-内酰胺类。是指分子中含有 β-内酰胺环的抗生素，青霉素和头孢菌素均属此类。还包括β-内酰胺酶抑制剂、氧头孢烯类、碳青霉烯类等。

（2）氨基糖苷类。如链霉素、庆大霉素、卡那霉素、小诺米星、阿司米星等。

（3）四环素类。

（4）氯霉素类。

（5）大环内酯类。

（6）林可霉素类。

（7）其他主要抗细菌的抗生素。如去甲万古霉素、杆菌肽、多黏菌素、磷霉素等，还有卷曲霉素、利福平等抗结核病药物。

（8）抗真菌抗生素。

（9）抗肿瘤抗生素。如丝裂霉素、放线菌素 D、博来霉素、阿霉素等。

五、抗菌药物的药代动力学与药效动力学

抗菌药物是目前临床应用最广泛的一类药物，抗菌药物与其他药物不同之处在于其靶点不是人体的组织器官，而是致病菌。药物—人体—致病菌是确定给药方案的三要素。药代动力学（pharmacokinetics，PK）与药效动力学（pharmacodynamics，PD）是决定三要素相互关系的重要依据。

（一）抗菌药物的 PK/PD 参数

1. 药代动力学参数

药物代谢动力学简称药代动力学，是研究药物在机体内吸收、分布、代谢和排泄过程的速度规律，并以数学公式或图解表示。药代动力学模型描述了一定剂量的药物在体液中浓度的经时变化过程。根据其特点，可将机体模拟为数学模型（房室模型）来描述血药浓度变化的规律，计算出药代动力学的基本参数：生物利用度、峰浓度（C_{max}）、达峰时间、半衰期和血药浓度、时间—曲线下面积（AUC）等。

2. 药效动力学

药效动力学简称药效学，是研究药物对机体产生的作用及作用机制，其内容为药物剂量

对效应的影响，以及药物对疾病的效果，即药物对机体的影响。抗菌药物常用的药效学参数有最低抑菌浓度（minimum inhibitory concentration，MIC）和最低杀菌浓度（minimum bactericidal concentration，MBC）、累积抑菌百分率曲线、杀菌曲线、联合抑菌指数（fractional inhibitory concentration index，FIC）、抗生素后效应（post antibiotic effects，PAE）、首剂效应（first exposure effect）和亚 MIC 效应、防耐药变异浓度（mutant prevention concentration，MPC）等。

（二）抗菌药物 PK/PD 参数的临床应用

1. 抗菌药物 PK/PD 分类

（1）浓度依赖性：该类抗菌药物对致病菌的杀菌作用取决于 C_{max}，而与作用时间关系不密切，浓度越高，抗菌作用越强，因而可以通过提高 C_{max} 来提高临床疗效，但不能超过最低毒性剂量。PK/PD 评价参数主要有 AUC 0～24 h/MIC 和 C_{max}/MIC。属于浓度依赖性的抗菌药物有氨基糖苷类、喹诺酮类、达托霉素、酮内酯、甲硝唑、两性霉素 B。

（2）时间依赖性（短 PAE）：该类抗菌药物的作用与细菌接触时间密切相关，而与 C_{max} 无关。主要评价参数为大于最低抑菌浓度时间占 2 次给药间隔的百分比（T＞MIC）。临床观察 T＞MIC 达给药间隔时间的 50% 以上时可取得较好的杀菌作用。属于短 PAE 时间依赖性抗菌药物有青霉素、头孢菌素类、氨曲南、红霉素、克拉霉素、克林霉素、噁唑烷酮类、氟胞嘧啶等。

（3）时间依赖性（长 PAE）：主要 PK/PD 评价参数是 AUC 0～24 h/MIC。该类药物虽然为时间依赖性药物，但由于 PAE 较长，因此给药间隔可适当延迟，也可通过增加给药剂量来提高 AUC 0～24 h/MIC。属于长 PAE 时间依赖性的抗菌药物有链阳霉素、四环素、万古霉素、替考拉宁、氟康唑、阿奇霉素。

2. PK/PD 参数对给药方案的临床指导意义

（1）氨基糖苷类日剂量单次给药的意义。

1）提高抗菌活性：氨基糖苷类属浓度依赖性抗生素。其 C_{max} 与 MIC 的比值与临床疗效呈正相关。在日剂量不变的情况下，日单次给药可以获得比日多次给药更大的 C_{max}，从而明显提高抗菌活性和临床疗效。

2）降低耐药性发生：日单次给药和长间隔给药可通过减少药物与细菌的接触时间，降低钝化酶的产生。

3）降低肾、耳毒性：氨基糖苷类的耳毒性主要是由于血液中药物谷浓度较高而缓慢渗入内耳淋巴液造成药物蓄积和接触时间延长所致。如果一日多次给药或持续静脉滴注时，尽管血药峰浓度相对较低，但维持时间长，因而有较高比例的药物被肾皮质摄取，造成蓄积中毒。日单次给药可降低耳毒性的发生。

（2）喹诺酮类抗菌药物：喹诺酮类抗菌药物也属于浓度依赖性抗菌药物，具有较长的PAE。研究表明左氧氟沙星对革兰阴性菌的 24 小时 AUC/MIC 比值应在 100 以上，对肺炎链球菌的 24 小时 AUC/MIC 比值应达 25～30。

（3）β-内酰胺类抗生素：β-内酰胺类抗生素为时间依赖性抗菌药物。当药物浓度达到较高水平后，再增加浓度，并不能增加其杀菌作用。β-内酰胺类抗生素对大多数细菌的PAE 较小（碳氢霉烯类除外），因此使用这类抗生素时，T＞MIC 是评定该类药物临床疗效的重要参数。

六、细菌耐药性的类型和基本机制

（一）细菌耐药性概念与类型

对某种抗菌药物敏感的细菌变成对该药物耐受称为细菌耐药性。耐药性根据其发生的原因可分为固有耐药性和获得性耐药。固有耐药性又称天然耐药性，是通过细菌染色体 DNA 突变而致，代代相传，不会改变。获得性耐药往往是由质粒、噬菌体及其他遗传物质携带外来 DNA 片段导致细菌产生的耐药性。目前认为后一种方式是产生耐药菌的主要方式。

（二）细菌产生耐药性的基本机制

1. 产生抗感染药的灭活酶

通过产生灭活酶将药物灭活是微生物产生耐药的最重要机制之一。这些灭活酶可由质粒和染色体基因表达。

（1）β-内酰胺酶：是细菌对 β-内酰胺类抗生素耐药的主要作用机制。该酶是多种不同类型以 β-内酰胺类为底物的降解酶，它水解药物 β-内酰胺环使酰胺键断裂而失去抗菌活性，其水解效率是细菌耐药性的主要决定因子。依其主要水解对象可分为青霉素酶、头孢菌素酶、广谱酶和超广谱酶 4 类。

（2）钝化酶。

1）氯霉素乙酰转移酶或硝基还原酶：细菌对氯霉素耐药的主要机制是当细菌获得了编码产生氯霉素转乙酰基转移酶（CAT）的质粒，编码产生 CAT 灭活氯霉素。

2）氨基糖苷类钝化酶：是细菌对氨基糖苷类抗生素获得性耐药的主要机制，此酶是通过质粒介导由革兰阴性菌或部分阳性菌产生的钝化酶，能使氨基糖苷类抗生素的结构改变而失去抗菌活性。主要有磷酸转移酶、乙酰转移酶和核苷转移酶等，其中磷酸转移酶对抗生素的耐药性最高。

3）红霉素酯酶和其他灭活酶：通过产生红霉素酯酶或通过 2-磷酸转移酶催化的磷酸化反应破坏大环内酯类药物的脂环是导致对红霉素高度耐药的肠杆菌耐药原因。

2. 抗生素作用靶位改变

（1）改变细菌细胞内膜上与抗生素结合部位的靶蛋白，降低与抗生素的亲和力，使抗生素不能与其结合，导致抗菌失败。如肺炎链球菌对青霉素的高度耐药就是通过此机制产生的。

（2）细菌与抗生素接触之后产生一种新的、原来敏感菌没有的靶蛋白，使抗生素不能与新的靶蛋白结合，产生高度耐药。如耐甲氧西林金黄色葡萄球菌（MRSA）较敏感的金黄色葡萄球菌的青霉素结合蛋白组成多一个青霉素结合蛋白-2a（PB-2a）。

（3）靶蛋白数量的增加，即使药物存在时仍有足够量的靶蛋白可以维持细菌的正常功能和形态，使细菌继续生长、繁殖，从而对抗菌药物产生耐药。如肠球菌对 β-内酰胺类的耐药性是既产生 β-内酰胺酶又增加青霉素结合蛋白的量，同时降低青霉素结合蛋白与抗生素的亲和力，形成多重耐药性。

3. 细胞壁改变或降低细菌外膜通透性

（1）革兰阳性菌细胞壁作为抗生素的通透屏障通常并不明显，但是分枝杆菌如结核分枝杆菌的细胞壁含有丰富肽聚糖—糖脂复合体，其中大量的脂肪酸和分枝菌酸与阿拉伯半乳聚糖以共价键连接形成独特的低通透屏障，并与多重药物外排泵协同作用，介导了分枝杆菌的天然耐药性。脂糖肽类的达托霉素通过与细胞膜的作用抗金黄色葡萄球菌或肠球菌，有关耐药机制尚未完全清楚，但细胞壁增厚或其他改变可导致达托霉素耐药性。

（2）对革兰阴性菌而言，外膜的通透性对药物进出菌体至关重要。外膜通透屏障和药物主动外排泵发挥协同作用，介导了细菌的天然耐药性，因为它们可以减低到达药物作用靶位的药物量。这些机制的进一步改变可进而介导获得耐药性。外膜通透性改变可能与通道蛋白改变或缺乏有关。细菌接触抗生素后，可以通过改变通道蛋白的性质和数量来降低细菌的膜通透性，阻止抗菌药进入菌体而产生获得性耐药。

4. 影响主动外排系统

某些细菌的外膜上还有特殊的药物泵出系统，使菌体内的药物浓度不足以发挥抗菌作用而导致耐药。外排系统广泛存在于革兰阳性菌（如金黄色葡萄球菌）、革兰阴性菌（如大肠埃希菌、铜绿假单胞菌、空肠弯曲菌等）、真菌及哺乳类细胞（如癌细胞）中。由于这种主动外排系统的存在及其对抗菌药物有选择性的特点，能对多种抗生素发生作用，是细菌对四环素、大环内酯类等抗生素耐药的主要机制，也是金黄色葡萄球菌对喹诺酮耐药的机制。

细菌耐药的机制非常复杂，某些细菌可具有一种以上的耐药机制，其中细菌对抗菌药物通透性的改变及产生灭活酶是最常见的。

（岳小梅）

第二节　急诊重症感染的治疗与监测

一、急诊重症感染的特点

急诊重症监护室（EICU）患者由于存在来源较为复杂，包括直接自急诊、门诊收治的危重患者，以及从其他医院转入的经治患者，既有社区获得性感染也有院内获得性感染，年龄大、并发症多且基础疾病严重，机体免疫功能低下，救治难度大，住院时间长等，发生细菌感染的概率很高。另外，大多数危重患者均需要经气管插管或气管切开进行机械通气呼吸支持，这些侵入性操作破坏了机体的呼吸道屏障，降低了呼吸系统的防御能力，导致下呼吸道感染增加，菌株来源以下呼吸道最为多见。

EICU 是医院感染的高发科室，其收治的患者基础疾病严重、侵入性诊疗操作多、大量使用抗菌药物、老年患者免疫功能低下等均是造成医院内感染的危险因素，应采取综合性干预对策，以切实降低感染率，提高抢救成功率。有研究表明医院感染前三位为呼吸道（65.63%）感染、泌尿道（28.13%）感染、深静脉（6.25%）感染；医院感染病原菌前三位为金黄色葡萄球菌、铜绿假单胞菌、鲍氏不动杆菌。

二、抗菌药物应用存在的问题和应用的基本原则

1. 抗菌药物的应用原则（包括抗菌效率和耐药问题）

包括：①选用适合的抗生素（最有效、不良反应最少）；②在"规定的时间内"应用足够的剂量以达到最佳的抗菌效果；③最大限度地减缓细菌耐药性的发生。要达到以上所有条件，在临床工作中并不容易，因为很多时候抗菌药物是靠医生的经验用药。

2. 抗菌药物使用中存在的问题

（1）不熟悉抗菌药物的抗菌谱以及同类抗生素作用的差别，不了解医院内常见感染菌和耐药状况，不分轻重缓急将二、三线抗生素作为一线药物使用。

（2）滥用抗感染药物、无指征或无依据地盲目选用对病原体感染无效或疗效不强的药物或根据经验用药。

（3）剂量不足或过大，给药途径和间隔时间不正确，过早停药或不及时停药。

（4）产生耐药二重感染时未能及时更换敏感抗生素，或单一用药能解决的感染盲目采用联合用药，需要联合用药时未能及时给予有效的联合用药。

（5）忽视了原发病的治疗与控制，如局部病灶清除、脓肿的切开引流等。

（6）抗感染时不注意整体治疗、提高机体免疫力和维持内环境稳定、改善患者的营养状况。

（7）无指征和指征不明确的预防用药。

3. 抗菌药物临床应用的基本原则

（1）诊断为细菌性感染者，方有指征应用抗菌药物：根据患者的症状，体征及血、尿常规等实验室检查结果，初步诊断为细菌性感染者以及经病原检查确诊为细菌性感染者，方有指征应用抗菌药物；由真菌、结核分枝杆菌、非结核分枝杆菌、支原体、衣原体、螺旋体、立克次体及部分原虫等病原微生物所致的感染也有指征应用抗菌药物。缺乏细菌及上述病原微生物感染的证据，诊断不能成立，以及病毒性感染者，均无指征应用抗菌药物。

（2）尽早确立感染性疾病的病原诊断：开始用药前先取相应标本分离病原并进行细菌药敏试验。抗菌药物种类的选用原则上应根据病原菌种类及病原菌对抗菌药物敏感试验的结果而定。危重患者在送验标本后，根据患者的发病情况、发病场所、原发病灶、基础疾病等推断最可能的病原菌，并结合当地细菌耐药状况立即给予抗菌药物经验治疗，获知细菌培养及药敏结果后，对疗效不佳的患者调整给药方案。

（3）按照药物的抗菌作用特点及其体内过程特点选择用药：临床医生应根据各种抗菌药物的药效学和药代动力学特点，按临床适应证正确选用抗菌药物。根据病原菌、感染部位、感染严重程度和患者的生理、病理情况制定抗菌药物治疗方案，包括抗菌药物的选择、剂量、给药次数、给药途径、疗程及联合用药等。

（4）抗菌药物的联合应用指征：①病原菌尚未查明的严重感染，包括免疫缺陷者的严重感染；②单一抗菌药物不能有效控制的混合感染；③单一抗菌药物不能有效控制的严重感染；④需长时间治疗，但病原菌易对某些抗菌药物产生耐药性的感染，如结核病、深部真菌感染；⑤降低毒性大的抗菌药物剂量，如两性霉素 B 与氟胞嘧啶联合治疗时，前者的剂量可适当减少，从而减少毒性反应。

联合用药时宜选用具有协同或相加抗菌作用的药物，抗菌谱应尽可能广，如青霉素类、头孢菌素类等，其他 β-内酰胺类与氨基糖苷类联合，两性霉素 B 与氟胞嘧啶联合。联合用药通常采用 2 种药物联合，3 种及 3 种以上药物联合仅适用于个别情况，如结核病的治疗。此外必须注意联合用药后药物不良反应将增多。

（5）疗程：抗菌药物疗程因感染不同而异，一般宜用至体温正常、症状消退后 72 ~ 96 小时。但是，败血症、感染性心内膜炎、化脓性脑膜炎、伤寒、骨髓炎、深部真菌感染、结核病等需较长的疗程方能彻底治愈，并防止复发。

4. 抗菌药物在特殊病理状况患者中的应用原则

（1）肝功能减退患者抗菌药物的应用：由于肝脏具有较大的代偿能力，因此往往在肝功能严重受损时才发生药代动力学的改变。由于药物在肝脏代谢过程复杂，不少药物的体内代谢过程尚未完全阐明，因此准确地判断肝功能减退时抗菌药物在体内过程的影响程度以及代谢物发生毒性反应的可能性是很难的。根据现有资料，肝功能减退时选用抗菌药物时做如下考虑。

1）药物主要由肾脏排泄，肝功能减退者不需调整剂量。氨基糖苷类抗生素属此类。

2）主要由肝脏清除的药物，但并无明显毒性反应发生，仍可正常应用，但需谨慎，必要时减量给药，治疗过程中需严密监测肝功能。红霉素等大环内酯类（不包括酯化物）、林可霉素、克林霉素属此类。

3）应避免使用氯霉素、利福平、红霉素酯化物等药物。

4）药物经肝脏、肾脏两途径清除，但药物本身的毒性不大，青霉素类、头孢菌素类均属此类。严重肝病患者，尤其肝、肾功能同时减退的患者在使用此类药物时需减量应用。

（2）老年患者抗菌药物的应用：由于老年人组织器官呈生理性退行性变和免疫功能减退，导致药物在体内蓄积，血药浓度增高，容易发生药物不良反应。因此对老年患者，尤其是高龄患者接受主要自肾脏排出的抗菌药物时，应按轻度肾功能减退情况减量给药，可用正常治疗量的 1/2 ~ 2/3，同时选用毒性低并具杀菌作用的抗菌药物，青霉素类、头孢菌素类和其他 β-内酰胺类的大多数品种即属此类情况。毒性大的氨基糖苷类、万古霉素、去甲万古霉素等药物应尽可能避免应用，有明确应用指征时，在严密观察下慎用，同时应进行血药浓度监测，据此调整剂量，使给药方案个体化，以达到用药安全、有效的目的。

（3）肾功能减退患者抗菌药物的应用：肾功能减退的感染患者接受抗菌药物治疗时，主要由肝胆系统排泄或由肝代谢，或经肾脏和肝胆系统同时排出的抗菌药物用于肾功能减退者，可以维持原治疗量或剂量略减。主要经肾脏排泄的抗菌药物应根据感染的严重程度、病原菌种类及药敏试验结果等选用无肾毒性或肾毒性低的抗菌药物，尽量避免长时间应用具有潜在肾毒性的药物，尽可能根据血药浓度监测调整药物剂量，达到个体化给药。不能监测血药浓度时也可参考肾功能减退程度（以内生肌酐清除率为准）减量给药。内生肌酐清除率计算公式，内生肌酐清除率（mL/min）＝［（140 －年龄）×标准体重（kg）］／［血肌酐值（mg/dL）×72］；对女性患者应乘以系数 0.85。

根据内生肌酐清除率判断肾功能损害的程度，在这个基础上调整抗菌药物的剂量。①轻度损害：正常剂量的 1/3 ~ 1/2。②中度损害：正常剂量的 1/5 ~ 1/2。③重度损害：正常剂量的 1/10 ~ 1/5。

（4）接受持续肾脏替代治疗（CRRT）患者抗菌药物的应用原则：CRRT 技术大多用于 EICU 急性肾脏损伤和多器官功能不全的患者，而该技术对药物的清除，尤其是抗菌药物的清除一直是 EICU 医生关注的问题。由于危重患者本身器官功能不全所致的药代学的改变，CRRT 不同的治疗模式和不同的设备状态下抗菌药物的浓度变化差异很大，所以仅根据药物的清除率来准确药物剂量是很困难的，仅有一些基本的原则可遵循。

1）首次剂量根据血浆靶目标浓度和药物分布容积来给予，不需要考虑清除量，对于蛋白结合率高和非肾脏排泄的药物也无须调整剂量。

2）参考肾功能损伤程度调整维持量。

3）提倡针对不同抗生素的抗菌效果而增加药物剂量（浓度依赖抗菌剂）或减少药物间隔时间（时间依赖性抗菌剂）。

最终要提出的是血浆药物浓度监测是一个最可靠调整药物剂量的方法，并且应提倡实时监测，尤其是对于抗菌谱窄的药物如万古霉素和氨基糖苷类抗生素。临床医生更喜欢对毒性低的药物超量使用，而对治疗窗窄、毒性高的药物需要根据药物的血药浓度来调整。

三、急诊重症病房耐药菌的特点

近年对我国 EICU 感染病原菌构成的动态变化调查显示，EICU 感染优势菌为肺炎克雷伯菌、大肠埃希菌、铜绿假单胞菌、鲍曼不动杆菌、金黄色葡萄球菌、表皮葡萄球菌、白色念珠菌、光滑念珠菌。

1. 肺炎克雷伯菌和大肠埃希菌

研究显示肺炎克雷伯菌和大肠埃希菌对三、四代头孢菌素及喹诺酮类抗菌药物的耐药率逐年上升，对碳青霉烯类敏感性较高，且鉴于大肠埃希菌和肺炎克雷伯菌的耐药性作用机制主要为细菌产生 ESBLs、质粒介导的 AmpC 等。建议一般感染选用 β-内酰胺酶抑制剂类，严重感染则选择碳青霉烯类，不推荐应用三、四代头孢及喹诺酮类抗菌药物。

2. 铜绿假单胞菌

对铜绿假单胞菌耐药谱调查显示，耐药率 <30% 的药物有亚胺培南、阿米卡星、头孢他啶和哌拉西林/他唑巴坦，可推荐用于治疗铜绿假单胞菌的感染。对 EICU 呼吸机相关性肺炎（VAP）病原菌分析结果表明，铜绿假单胞菌除对亚胺培南、美罗培南、头孢哌酮/舒巴坦较敏感外，对头孢吡肟、喹诺酮类也有一定敏感性。故碳青霉烯类抗生素仍被列为高效广谱抗生素，除嗜麦芽窄食单胞菌对其天然耐药外，对多种严重感染有良好的治疗作用，为此应加强对其合理使用，以免产生新的耐药菌株。

3. 鲍曼不动杆菌

国外研究显示，鲍曼不动杆菌已有逐渐取代铜绿假单胞菌而成为最主要致病菌的趋势。临床上鲍曼/溶血不动杆菌中多重耐药菌株高达近 80%，其对氨基糖苷类和二、三代头孢菌素、氨苄西林等传统抗菌药物耐药率较高，对亚胺培南（1.4%）和头孢哌酮/舒巴坦（14.6%）耐药率较高。替加环素对泛耐药鲍曼不动杆菌也具有很好的体外敏感性。因此，碳青霉烯类及 BL/BLI 复合制剂可作为抗鲍曼不动杆菌的推荐用药。多黏菌素、替加环素可能成为未来治疗广泛耐药鲍曼不动杆菌的有效药物。

4. 革兰阳性菌

耐药球菌的发生率很高，且多为耐甲氧西林金黄色葡萄球菌（MRSA）感染。2010 年中国细菌耐药性监测协助组（CHINET）的数据显示，中国 14 所医院金黄色葡萄球菌中 MRSA 的平均检出率为 51.7%。国内外对阳性球菌的耐药谱研究结论相对一致，其对青霉素类、头孢霉素类、喹诺酮类、大环内酯类、氨基糖苷类抗菌药物耐药性较高，而对万古霉素、替考拉宁、利奈唑胺和达福普汀/奎奴普丁敏感。因此，在 EICU 中对于存在下呼吸道感染 MRSA 危险因素的患者，如高龄（>70 岁）、低蛋白血症、慢性肺病、机械通气、意识障碍、长期住院护理，在经验性选择抗生素时更须兼顾金黄色葡萄球菌感染，应首选万古霉素、替考拉宁、利奈唑胺。

5. 真菌

EICU 患者侵袭性真菌感染（IFI）的发病率不断增加，已经超过革兰阳性球菌成为另一优势菌。EICU 患者 IFI 感染仍以白色念珠菌为主，常用抗真菌药物的敏感性均较好，如制霉菌素、酮康唑、伊曲康唑、氟康唑，故临床选药难度不大，但光滑念珠菌对氟康唑存在耐药性。

EICU 患者病情危重，经过病情评估，及早给予广谱覆盖、强有力的经验性治疗十分重要（"猛击原则"）。一旦获得可靠的病原学诊断，即改用有针对性、相对窄谱的治疗（"降阶梯治疗"）。"猛击原则"在重症肺炎要求覆盖铜绿假单胞菌、不动杆菌、MRSA 和肠杆菌科细菌如肺炎克雷伯菌。根据国内外 EICU 感染革兰阴性杆菌的耐药情况显示，碳青霉烯类抗生素的抗菌效果依然最佳，多数革兰阴性细菌对 BL/BU 复合制剂有较好的敏感性，对三、四代头孢菌素，喹诺酮类尚有一定敏感性。为防止碳青霉烯类抗生素过度使用和耐药，其一般不作为重症感染的一线用药，仅在下列情况为一线选择：①重症感染导致器官功能损害，威胁生命；②急性生理学与慢性健康状况（APACH）评分；③严重产 ESBLs 菌感染，特别是已应用过多种抗生素；④严重免疫抑制患者并发重症感染。对存在感染 MRSA 危险因素患者，首选万古霉素。

因此，在药敏结果出来之前，重症感染患者可据此进行经验性用药。只有及时掌握所在医院 EICU 感染致病菌的流行分布、耐药状况，选用合理经验性治疗方案，早期控制感染，预防感染进一步恶化，才能有望提高患者的治愈率，降低死亡率。

四、三种院内感染的监测与处理

医院感染控制体系的建立始于 20 世纪中期的葡萄球菌感染暴发流行，其中包括 EICU 在内的 ICU 的感染管理近年来值得人们重视。1976 年，美国疾病控制与预防中心（CDC）曾发起一项关于医院感染控制效益的研究，在部分医院，通过感染控制部门开展对临床医疗护理的系统监测和积极干预、感染控制方法的培训，保证一定比例的感控专职人员与患者人数，及时将手术感染发生率反馈给外科医生等，最终使这些医院感染发病率下降了 32%，而在相对未施行以上措施的医院，5 年内医院感染发病率上升了 18%。此研究结果有力地证实了建立医院感染管理制度的必要性和紧迫性。

完善的监测系统是有效管理 EICU 医院感染的重要基础。其有利于潜在流行性医院感染源的早期发现，便于及时干预及对该措施感染预防的有效性评估。监测工作的内容包括连续系统地收集相关信息，汇总后统计分析，并将 EICU 医院感染发生率等信息及时反馈给临床和上报。及时的信息反馈和积极的干预是医院感染管理成功的关键之一，因此需要感控和 EICU 专职人员相互协作、交流信息，以达到控制 EICU 医院感染的目标。

监测工作需要大量查阅病史，在人力、物力资源有限的条件下，通常采用目标性（集中）监测的方法。即由医院感染管理人员和 EICU 专职人员根据某种感染的发病率和（或）死亡率、既往的发生频率、患者中易感人群的比例、干预措施可能达到有效预防的程度，以及该感染在 EICU 可能引发的严重后果，共同决定 EICU 医院感染监测的常规目标。

医生常在疑诊阶段就开始进行抗生素治疗，为了保证监测结果的准确性，感控专职人员必须更加精确地掌握各项医院感染的临床诊断标准，才能正确判断真正的医院感染。1996 年美国 CDC 提出的医院感染诊断标准已广为采用，2004 年在原有基础上做了进一步修订。

传统的监测手段是翻阅病史，回顾微生物学、影像学及尸检结果等，近年来计算机专家系统和医学信息学在医院感染监测中的应用则有望减少病史翻阅的工作量，提高确诊率，并可能发现更多用于干预和预防的信息。

1. 血管导管相关性血流感染

EICU内患者病情复杂而严重，中心静脉导管和肺动脉导管留置的机会大大增加，因而各种并发症的危险性也随之增加，尤其是感染，以导管相关性血流感染最为常见。美国每年此类感染约达80 000例，由此导致住院天数的延长、医疗费用以及广谱抗生素用量的增加。

导管相关性血流感染的发病机制包括：①正常皮肤定植菌群经皮下导管通道迁移入侵；②导管使用过程中微生物污染注射口，随后造成管腔内定植及生物膜形成定植；③输入污染的液体而感染。

常见致病菌依次为凝固酶阴性葡萄球菌、肠球菌、金黄色葡萄球菌、念珠菌等，近年来超广谱β-内酰胺酶（ESBL）的肠杆菌（尤其是肺炎克雷伯菌）感染比例有所上升。其危险因素与导管种类、插管部位、被研究的患者人群以及致病菌毒力有关。与股静脉和颈静脉相比，锁骨下静脉插管的感染性并发症和血栓性静脉炎的发生率较低。此外多项感染控制措施都可有效预防血管导管相关性感染，导管护理前后仔细洗手，保证无菌敷料完整覆盖插管处，插管时尽可能做好消毒防护准备，包括无菌手术衣、手套、外科口罩、帽子和手术布单，插管前用2%的氯己定溶液局部消毒而非10%的碘伏或70%的乙醇消毒等。

血管导管相关性血流感染预防和控制措施可概括如下。

（1）置管时。

1）严格执行无菌技术操作规程。置管时应当遵守最大限度的无菌屏障要求。置管部位应当铺大无菌单（巾）；置管人员应当戴帽子、口罩、无菌手套，穿无菌手术衣。

2）严格按照《医务人员手卫生规范》，认真洗手并戴无菌手套后，尽量避免接触穿刺点皮肤。置管过程中手套污染或破损应当立即更换。

3）置管使用的医疗器械、器具等医疗用品和各种敷料必须达到灭菌水平。

4）选择合适的静脉置管穿刺点，成人中心静脉置管时，应当首选锁骨下静脉，尽量避免使用颈静脉和股静脉。

5）用皮肤消毒剂消毒穿刺部位皮肤，自穿刺点由内向外以同心圆方式消毒，消毒范围直径>15 cm。消毒后皮肤穿刺点应当避免再次接触。皮肤消毒待干后，再进行置管操作。

6）患疖肿、湿疹等皮肤病或患感冒、流感等呼吸道疾病，以及携带或感染多重耐药菌的医务人员，在未治愈前不应当进行置管操作。

（2）置管后。

1）尽量使用无菌透明、透气性好的敷料覆盖穿刺点，对于高热、出汗、穿刺点出血与渗出的患者应当使用无菌纱布覆盖。

2）定期更换置管穿刺点覆盖的敷料。更换间隔时间：无菌纱布为每两天1次，无菌透明敷料为每周1~2次，如纱布或敷料出现潮湿、松动、可见污染时应当立即更换。

3）医务人员接触置管穿刺点或更换敷料时，应当严格执行手卫生规范。

4）保持导管连接端口的清洁，注射药物前，应当用75%乙醇或含碘消毒剂进行消毒，待干后方可注射药物。如有血迹等污染时，应当立即更换。

5）告知置管患者在沐浴或擦身时，应当注意保护导管，不要把导管淋湿或浸入水中。

6）在输血，输入血制品、脂肪乳剂后的 24 小时内或者停止输液后，应当及时更换输液管路。外周静脉及中心静脉置管后，应当用生理盐水或肝素盐水进行常规冲管，预防导管内血栓形成。

7）严格保证输注液体的无菌。

8）紧急状态下的置管，若不能保证有效的无菌原则，应当在 48 小时内尽快拔除导管，更换穿刺部位后重新进行置管，并做相应处理。

9）怀疑患者发生导管相关感染，或者患者出现静脉炎、导管故障时，应当及时拔除导管。必要时应当进行导管尖端的微生物培养。

10）每天对保留导管的必要性进行评估，不需要时应当尽早拔除导管。

11）导管不宜常规更换，特别是不应当为预防感染而定期更换中心静脉导管和动脉导管。

2. 尿路感染

美国国家医院感染监测系统的一项包括 112 个重症监护室的调查结果显示，泌尿道感染占全部医院感染的 31%，是医院感染的最常见类型，导尿管留置则是重症患者泌尿道感染的最主要原因。可无明显临床症状，部分患者在拔管后自愈，仅不到 1% 的患者继发血液感染。其致病菌多样，如大肠埃希菌、肺炎克雷伯菌、奇异变形杆菌、肠球菌、铜绿假单胞菌及念珠菌等。潜在可纠正的危险因素包括使用开放引流装置，长期和（或）不必要的导尿管留置。相应感染控制措施有采用密闭引流装置，及时拔除导尿管，对于脊髓功能损伤伴有膀胱排空障碍者给予间断插管，并且导尿管护理前后洗手和无菌操作等。导尿管相关尿路感染的预防与控制措施可概括如下。

（1）置管前。

1）严格掌握留置导尿管的适应证，避免不必要的留置导尿。

2）仔细检查无菌导尿包，如导尿包过期，外包装破损、潮湿，不应当使用。

3）根据患者年龄、性别、尿道等情况选择合适大小、材质等的导尿管，最大限度降低尿道损伤和尿路感染。

4）对留置导尿管的患者，应当采用密闭式引流装置。

5）告知患者留置导尿管的目的、配合要点和置管后的注意事项。

（2）置管时。

1）医务人员严格按照《医务人员手卫生规范》，认真洗手后，戴无菌手套实施导尿术。

2）严格遵循无菌操作技术原则留置导尿管，动作要轻柔，避免损伤尿道黏膜。

3）正确铺无菌巾，避免污染尿道外口，保持最大的无菌屏障。

4）充分消毒尿道外口，防止污染。使用合适的消毒剂棉球消毒尿道外口及其周围皮肤黏膜，棉球不能重复使用。男性：先洗净包皮及冠状沟，然后自尿道外口、龟头向外旋转擦拭消毒。女性：先按照由上至下、由内向外的原则清洗外阴，然后清洗并消毒尿道外口、阴道前庭、两侧大小阴唇，最后会阴、肛门。

5）导尿管插入深度适宜，插入后，向水囊注入 10～15 mL 无菌水，轻拉尿管以确认尿管固定稳妥，不会脱出。

6）置管过程中，指导患者放松，协调配合，避免污染，如尿管被污染应当重新更换尿管。

（3）置管后。

1）妥善固定尿管，避免打折、弯曲，保证集尿袋高度低于膀胱水平，避免接触地面，防止逆行感染。

2）保持尿液引流装置密闭、通畅和完整，活动或搬运时夹闭引流管，防止尿液逆流。

3）应当使用个人专用的收集容器及时清空集尿袋中尿液。清空集尿袋中尿液时，要遵循无菌操作原则，避免集尿袋的出口触碰到收集容器。

4）留取小量尿标本进行微生物病原学检测时，应当在消毒导尿管后，使用无菌注射器抽取标本送检。留取大量尿标本时（此法不能用于普通细菌和真菌学检查），可以从集尿袋中采集，避免打开导尿管和集尿袋的接口。

5）不应当常规使用含消毒剂或抗菌药物的溶液进行膀胱冲洗或灌注，以预防尿路感染。

6）应当保持尿道外口清洁，大便失禁的患者清洁后还应进行消毒。留置导尿管期间，应当每日清洁或冲洗尿道外口。

7）患者沐浴或擦身时应当注意对导管的保护，不应当把导管浸入水中。

8）长期留置导尿管患者，不宜频繁更换导尿管。若导尿管阻塞或不慎脱出，以及留置导尿装置的无菌性和密闭性被破坏时，应当立即更换导尿管。

9）患者出现尿路感染时，应当及时更换导尿管，并留取尿液进行微生物病原学检测。

10）每天评估留置导尿管的必要性，不需要时尽早拔除导尿管，尽可能缩短留置导尿管时间。

11）对长期留置导尿管的患者，拔除导尿管时，应当训练膀胱功能。

12）医护人员在维护导尿管时，要严格执行手卫生。

3. 呼吸机和鼻胃管相关感染

需要机械通气支持的呼吸衰竭是收住EICU最常见的指征之一，除气管插管外，双相气道正压通气等无创方法更为常用，鼻胃管则常用于EICU患者的胃肠减压和胃肠道营养。这两项操作都要通过呼吸道正常黏膜屏障，因而使患者发生医院获得性鼻窦炎和肺炎的危险性增加。

呼吸机相关肺炎是患者在医院获得性感染中的首要死因，其发生原因多为口咽、胃肠分泌物以及污染的呼吸机冷凝水的吸入。危险因素包括仰卧体位、使用镇静剂、意识障碍和胃液pH下降。呼吸机装置的污染可能成为医院获得性肺炎的暴发感染源，空气湿化喷雾器、多药物混合喷雾器等产生气溶胶的装置则与亲水性细菌致病的医院获得性肺炎暴发流行有关。致病菌因感染发生的早晚而具有不同特征。

有关呼吸机相关肺炎预防的指南提出，医护人员在呼吸机操作时需注意手卫生和戴手套、帽子等无菌防护，使机械通气患者半卧位避免误吸，加强营养支持以减少呼吸道和消化道致病菌定植机会，避免麻醉药或抗胆碱能药物使用导致的胃胀气，对呼吸机回路的密闭状态应经常性检查维护。另一种方法即经一种特殊设计的气管内插管对口咽部分泌物进行反复声门下吸引，从而降低呼吸机相关肺炎的发生率。

鼻饲管等鼻咽部异物使EICU患者易患上呼吸道感染，尤其是鼻窦炎。但患者的医院获得性鼻窦炎通常难以诊断，原因有：其典型症状体征——鼻旁窦区疼痛、压痛及发热等，在插管和使用镇静剂患者中常较隐匿；而鼻旁窦引流液吸引检查常不可行。医院获得性鼻窦炎的相关危险因素有经鼻气管插管、经鼻胃管鼻饲，以及意识障碍。其致病菌多样化，以铜绿假单胞菌和金黄色葡萄球菌最为常见。预防措施包括避免经鼻气管插管，使用经口胃饲管及尽可能减少镇静剂的使用。

呼吸机和鼻胃管相关感染预防和控制措施可概括如下。

（1）严格掌握气管插管或切开的适应证，优先选择无创通气。

（2）如果插管，尽量使用经口的气管插管，气囊压力应保持在 20 cmH$_2$O 以上。

（3）使用 ETT 管，进行声门下吸引。

（4）若无禁忌证，床头抬高 45°。

（5）每日进行口腔护理≥4 次。

（6）吸痰时应严格遵循无菌操作原则，吸痰前后，医务人员应做手卫生。

（7）定期清洁呼吸机设备；及时清除管路中的冷凝水，防止倒流；湿化水应使用无菌水，每天更换。

（8）避免频繁更换呼吸机管路，呼吸机螺纹管和湿化器每周更换 1 次，有明显分泌物污染时及时更换。

（9）当转运患者、改变患者体位或插管位置、气管有分泌物积聚时，应及时吸引气道分泌物。

（10）如无应激性溃疡的高危因素，应避免使用 H$_2$ 受体阻滞剂和质子泵抑制剂；避免长时间留置经鼻胃管；需要长时间进行胃肠营养的患者应考虑经皮胃造瘘或使用空肠营养。

（11）尽量减少镇静治疗。

（12）每天评估呼吸机及气管插管的必要性，尽早脱机或拔管。

（13）对医务人员包括护工，进行有关预防措施及手卫生的教育。

（王小刚）

第五章

危重症的药物治疗

第一节　ICU 内的镇痛和镇静

一、阿片类镇痛药

鸦片的天然化学提取物称为鸦片剂。鸦片剂和其他类似物通过兴奋中枢神经系统不同的阿片受体来发挥其作用，这类药物称阿片类药物。兴奋阿片类受体可产生多种不同作用，包括镇痛、镇静、欣快、瞳孔收缩、呼吸抑制、心动过缓、便秘、恶心、呕吐、尿潴留和瘙痒。麻醉药指的是一大类能够使感觉迟钝和抑制意识（如麻醉）的药物。

在 ICU 中阿片类药物是最常用来缓解疼痛的药物，通常是静脉注射、间断注射或是持续静脉输注。阿片类药物也能产生轻度的镇静作用，不同于苯二氮䓬类药物，它们没有遗忘作用。

（一）给药方案

通常在 ICU 中使用的阿片类药物是吗啡、氢化吗啡酮和芬太尼。每种药物的推荐静脉剂量，见表 5-1。需要强调的是不同个体的患者阿片使用剂量是很宽泛的，根据每个患者的实际反应决定一种阿片类药物的有效剂量，而不是根据推荐用药剂量范围。

表 5-1　常用静脉用阿片类药物

特点	吗啡	氢化吗啡酮	芬太尼
起效时间	5～10 分钟	5～15 分钟	1～2 分钟
静脉分次推注	2～4 mg 每 1～2 小时 1 次	0.2～0.6 mg 每 1～2 小时 1 次	0.35～0.5 μg/kg 每半小时至 1 小时 1 次
维持速度	2～30 mg/h	0.5～3 mg/h	0.7～10 μg/（kg·h）
PCA		1	4
需要追加	0.5～3 mg	0.1～0.5 mg	15～75 μg
间隔时间	10～20 分钟	5～15 分钟	3～10 分钟
脂溶性	x	0.2 x	600 x
增加代谢	是	是	否
组胺释放	是	否	否
肾功能衰竭时调整剂量	减少50%	不需要	不需要

1. 吗啡

阿片类药物最初在肝脏内代谢，代谢产物随尿液排出体外。吗啡有几个活性代谢产物，在肾功能衰竭时能够蓄积。一种代谢产物（吗啡 3-葡萄糖苷酸）能够导致中枢神经系统兴奋伴有肌阵挛和癫痫，而另外一种代谢产物（吗啡-6-葡萄糖苷酸）具有比母体更强大的镇痛作用。为避免这些代谢产物的蓄积，在肾功能衰竭的患者吗啡的维持剂量应减少 50%。芬太尼没有活性代谢产物，在肾功能衰竭的患者不需要调整剂量。

吗啡也能够促进组胺的释放，组胺能够导致全身的血管扩张，而导致血压下降。低血压的发生常见于具有高肾素活性和外周血管阻力增高的患者。吗啡导致的组胺释放不会促进气管痉挛，按照 1.5 mg/kg 的剂量给予哮喘患者，没有不良后果产生。

2. 氢化吗啡酮

氢化吗啡酮是吗啡的衍生物，能够产生更有效的镇痛（根据近期的 Meta 分析）。然而，除了在肾功能衰竭的患者不需要调整剂量外，在危重患者的使用方面，氢化吗啡酮相比于吗啡没有明显的临床优势。

3. 芬太尼

在 ICU 中芬太尼已经替代了吗啡，是目前最常用的阿片类镇痛药。芬太尼相比吗啡的优势包括：更快的起效时间（因为芬太尼的脂溶性是吗啡的 600 倍），更少的低血压发生率（因为芬太尼不会促进组胺释放），而且不会增加代谢。对于血流动力学相对较小的影响也是芬太尼用于危重患者的一个重要原因。

4. 瑞芬太尼

瑞芬太尼是一种超短效的阿片类药物，持续静脉输注给药。用药剂量：1.5 μg/kg 作为负荷剂量，随之以 0.5 ~ 15 μg/（kg·h）持续输注。停止用药 10 分钟内镇痛作用消失。短效作用是药物代谢的反映，例如，瑞芬太尼能够被血浆中非特异性酯酶降解。因为药物代谢不经过肝脏或肾脏，对于肾脏或肝脏功能衰竭的患者不需调整药物剂量。

瑞芬太尼的短效作用，对于需要经常评估脑功能的患者有利（例如创伤性脑损伤）。突然停用阿片类药物能够导致急性撤药反应，而这个反应可以通过与长效阿片类药物联合应用来预防。

5. 哌替啶

哌替啶（度冷丁）是一种不再适于 ICU 内镇痛的阿片类镇痛药，因为它有潜在的神经毒性。哌替啶在肝脏内代谢为去甲哌替啶，这种代谢产物可以被肾脏缓慢排泄出体外（消除半衰期为 15 ~ 40 小时）。去甲哌替啶的蓄积能够导致中枢神经系统兴奋，伴有躁动、肌阵挛、谵妄和癫痫大发作。由于 ICU 内患者多并发肾功能障碍，因此应用哌替啶会有较高的神经毒性代谢产物蓄积风险。

（二）患者—控制镇痛

对于那些虚弱且能对药物有自控能力的患者，患者—控制镇痛是疼痛控制的一个有效手段，或许它比间断性阿片类药物治疗更加有效。患者—控制治疗方式使用一个可以被患者自己操纵的电子泵。当感知到疼痛时，患者可按下一个连通静脉用药的电子泵。为了防止用药过量，每次静脉注射后，泵会强制性地失效一段时间，这个时段称为"封锁间歇"。患者—控制镇痛者阿片类药物的用量，见表 5-1。最小封锁间歇由药物达到峰值所需的时间决定。当给患者—控制镇痛指令时，你必须指定初始负荷剂量（如果有）锁定间歇，重复单次剂量。可单独应用，也可联合低剂量阿片类药物输注。

（三）阿片类药物的不良反应

1. 呼吸抑制

阿片类药物能够产生一种中枢介导、剂量依赖的呼吸频率和潮气量下降，但当阿片类药物给予常规剂量时呼吸抑制和低氧血症是少见的。阿片能够影响觉醒，而且能够降低通气而导致高碳酸血症。对于患有睡眠呼吸暂停综合征或慢性高碳酸血症的患者，应用阿片类药物后特别容易导致呼吸抑制。

2. 对心血管系统的影响

阿片类药物镇痛经常伴随血压和心率的下降，这是降低交感神经活性和增加副交感神经活性的结果。这些影响通常是轻度和可以耐受的，至少在仰卧体位是如此。血压下降的患者考虑并发低血容量或心力衰竭（有一个增高的基础交感张力），或者当阿片类药物联用苯二氮䓬类药物时。阿片类导致的低血压很少威胁到组织灌注，而且血压对静脉输液或小剂量血管活性药物注射有反应。

3. 对肠道动力的影响

众所周知，阿片类药物通过激动胃肠道的阿片受体而能够抑制肠道运动，这是癌症患者受便秘折磨的一个原因。在危重患者，胃肠道运动功能受损能够促进肠道喂养物反流到口咽部，导致吸入性肺炎发生风险增大。阿片导致的肠道低动力能够部分通过肠道给予纳洛酮（8 mg/6h）来改善，并不影响阿片镇痛作用。在一个小样本的研究中，这种方法治疗组有更少的吸入性肺炎的发生病例。

4. 恶心和呕吐

阿片类药物通过兴奋位于低位脑干的化学受体触发区，能够导致呕吐发生。所有阿片类药物在导致呕吐方面作用相仿，但有时可以通过更换阿片类药物来解决呕吐的问题。

二、非阿片类镇痛药

这里所列出的静脉用非阿片类镇痛药物是很少的一部分，仅包括了 3 种药物：酮咯酸、布洛芬和对乙酰氨基酚。这些药物主要用于术后早期的镇痛。能够单独用于轻度疼痛，但用于中度到重度疼痛通常需与阿片类镇痛药联用。联用镇痛药物的目的是减少阿片类药物用量（阿片类药物的集约效应），因此可减少阿片相关性不良反应。

（一）酮咯酸

酮咯酸是非甾体抗炎药（NSAID），于 1990 年上市，它是第一种用于术后镇痛的注射用镇痛药，而且不会产生呼吸抑制。酮咯酸被证明具有阿片集约效应，能够减少 15% ~ 50% 阿片类镇痛药物的剂量。

1. 给药方案

酮咯酸能够通过静脉或者肌内注射给药。对于成年人中度到重度的疼痛，推荐的给药方案是每 6 小时静脉注射或肌内注射 30 mg，最多用 5 天。对于老年患者（年龄 ≥65 岁）和体重 <50 kg 的患者，推荐剂量减半。肌内注射酮咯酸能够导致血肿，因此首选静脉注射。

2. 不良反应

酮咯酸和其他非甾体抗炎药物通过抑制前列腺素生成来发挥有益的作用，但这也有产生不良反应的风险，特别是胃黏膜损伤、上消化道出血和肾脏功能受损。这些不良反应与过大的剂量及长时间的应用有关，当酮咯酸按照推荐剂量给药而且治疗时间限制在 5 天内，则很少发生这些不良反应。

（二）布洛芬

布洛芬与酮咯酸相似，因为：①是一种可以静脉使用的 NSAID；②有阿片类药物集约效应；③用作短期镇痛是安全的。布洛芬静脉使用剂量是每 6 小时给药 400~800 mg，每日最大剂量 3.2 g。与酮咯酸不同，布洛芬的治疗时限没有推荐的时间限制。静脉使用布洛芬的临床试验采用治疗周期 24~48 小时，在这个用药时间内很少有严重并发症。

（三）对乙酰氨基酚

对乙酰氨基酚在 2010 年批准静脉应用，适应证是不能经口或经直肠给药的术后患者，给予短期镇痛和退热。静脉使用对乙酰氨基酚的推荐剂量是每 6 小时 1 g，每日最大允许剂量 4 g（防止其肝脏毒性）。对于术后患者，这种剂量、用法证实有阿片类集约效应。

缺点：对乙酰氨基酚没有抗炎作用，对于危重患者这是主要的不足。而且，尽管为避免其肝脏毒性建议每日最大剂量为 4 g，但对于危重患者其中毒剂量仍没有评估。因为这些原因，对危重患者来说，静脉应用对乙酰氨基酚不是阿片类药物集约效应的理想选择。

三、苯二氮䓬类药物

苯二氮䓬类药物是目前 ICU 镇静中最常用的药物，但因为药物蓄积和过度镇静的问题，相较其他镇静药物，它们正逐渐失去原有地位。

（一）药物特点

在 ICU 中两种苯二氮䓬类药物用于镇静：咪达唑仑和劳拉西泮。由于长期应用会过度镇静，地西泮不再使用，这两种药物均静脉给药。

1. 咪达唑仑

因为其高脂溶性，咪达唑仑是一种快速起效的药物。静脉注射咪达唑仑后 1~2 分钟内镇静作用明显起效，这使咪达唑仑成为经常用来快速镇静的苯二氮䓬类药物（例如用于严重躁动或对抗的患者）。由于咪达唑仑可以很快被组织摄取并快速从血液中清除，导致其作用持续时间较短。因为半衰期短（1~2 小时），咪达唑仑在注射负荷剂量后应持续静脉泵入。然而，由于短暂的药效是药物快速被组织摄取导致的，而不是清除到体外，持续的静脉注射会导致药物不断在组织蓄积。为避免药物蓄积导致的过度镇静，咪达唑仑注射时间应限制在 48 小时内。

2. 劳拉西泮

劳拉西泮（洛拉酮）相比咪达唑仑而言，是一种长效药物，单次静脉用药后作用持续时间 6 小时。劳拉西泮可以间断静脉推注或持续静脉输注。静脉注射用的劳拉西泮含有丙二醇，是一种增加药物血浆溶解度的溶媒。这种溶媒有不良反应。

苯二氮䓬类药物在肝脏内代谢。咪达唑仑通过细胞色素 P450 酶系统代谢，其他能够干扰这个酶系统的药物（如地尔硫䓬、红霉素）能够抑制咪达唑仑的代谢并增强其镇静作用。咪达唑仑有一个活性代谢产物，1-羟基咪达唑仑，它是经肾脏清除，因此肾功能的改变也能影响咪达唑仑的镇静作用。劳拉西泮通过葡萄糖醛酸化代谢，没有有活性的代谢产物。

（二）优点

苯二氮䓬类镇静的优点如下。

（1）苯二氮䓬类药物有剂量依赖性的遗忘效应，这不同于镇静作用。遗忘作用超过镇静时间（顺行性遗忘），在转出 ICU 的患者中有令人吃惊比例（超过 40%）的人不能回忆起入住 ICU 期间发生的事。如前所述，这种遗忘作用是有益的，因为它消除了应激经历的记忆。

（2）苯二氮䓬类药物有抗惊厥作用，这对危重患者很有利。

（3）苯二氮䓬类药物是治疗撤药综合征镇静药物的选择，包括酒精、阿片类和苯二氮䓬类药物停药。

（三）缺点

苯二氮䓬类药物镇静的主要缺点是长时间镇静导致药物蓄积和苯二氮䓬类药物有明显的促进谵妄发生的倾向。

1. 长时间镇静

对 ICU 患者维持镇静经常是一个长期的过程，特别是对呼吸机依赖的患者，咪达唑仑和劳拉西泮均会因为长时间使用而导致组织蓄积。这会导致更深的镇静水平，而且当药物撤出后延长苏醒所需的时间，导致患者撤机时间延迟，延长 ICU 入住时间。延长镇静更常见于咪达唑仑，因为它具有更大的脂溶性，以及它的活性代谢产物的蓄积。在一个关于 ICU 患者镇静的研究中，咪达唑仑镇静患者清醒所需的时间是 1 815 分钟（30.2 小时），而劳拉西泮为 261 分钟（4.4 小时）。

下面是一些解决苯二氮䓬类药物延长镇静的方法。

（1）每天间断停止苯二氮䓬类药物的输注（持续到患者清醒）来减少药物蓄积，已经证明可以缩短呼吸机使用时间，并减少 ICU 入住时间。这是公认的控制苯二氮䓬类药物过度镇静的方法。

（2）苯二氮䓬类药物微量输注来维持轻度镇静水平，应用镇静量表（SAS 或 RASS）进行常规监测，已经在最近的 ICU 镇静指南中提出。这是比间断输注更合理的解决方法，应该作为一种标志的方法。

（3）对这个问题的最终解决方法是避免应用苯二氮䓬类药物来镇静，这是目前的趋势。

2. 谵妄

目前流行的观念是 ICU 患者常发生谵妄，至少部分原因是 ICU 患者经常使用苯二氮䓬类药物来镇静。苯二氮䓬类药物通过与 γ-氨基丁酸（GABA）受体结合来发挥作用，这也参与谵妄的发生，而且与 GABA 受体无关的镇静药物很少导致谵妄。如果有合适的替代药物出现，苯二氮䓬类药物导致谵妄的作用将会严重动摇它们的主导地位。

3. 丙二醇的毒性

劳拉西泮的静脉制剂含有丙二醇，它能增加药物在血浆中的溶解度。丙二醇在肝脏内转化为乳酸，过多地摄入能够导致中毒综合征，特点是代谢性酸中毒（乳酸），谵妄（伴有幻觉），低血压和（在严重病例）多器官功能衰竭。接受高剂量静脉用劳拉西泮超过 2 天的患者中，19%~66% 被报告出现这种中毒综合征。

丙二醇每日最大安全摄入量是 25 mg/kg，或对于体重 70 kg 的成人 17.5 g/d。以 2 mg/h

的速度输注劳拉西泮，每天的丙二醇摄入量为 830 mg×24＝19.9（g），对于体重 70 kg 的成年人超过安全上限。持续 24 小时或更长时间静脉输注劳拉西泮，明显增加了丙二醇中毒的风险。

诊断：在长时间（＞24 小时）静脉输注劳拉西泮期间发生难以解释的代谢性酸中毒，应该检测血清乳酸水平，增高的乳酸水平应该高度怀疑丙二醇中毒。血浆丙二醇水平能够检测，但结果不能立即获取。一个升高的渗透压间隙也有助于诊断，因为丙二醇能够提高渗透压间隙。

4. 撤药综合征

长时间静脉输注苯二氮草类药物的患者，突然停用能够产生撤药综合征，以躁动、定向力障碍、幻觉和惊厥为特征。然而，这种情况不会屡见不鲜。

四、其他镇静药物

由于对苯二氮草类药物镇静后清醒延迟的关注，导致两种能够快速唤醒的镇静药很快被大家熟知，丙泊酚和右旋美托咪啶。

（一）丙泊酚

丙泊酚（得普利麻）是一种有效的镇静药物，通过与 GABA 受体结合发挥作用（与苯二氮草类药物类似，但作用于不同的受体）。它用于全身麻醉的诱导期，因为停止注射后唤醒迅速而在 ICU 中普遍使用。

1. 作用和用法

丙泊酚有镇静和遗忘作用，但没有镇痛作用。单次静脉注射丙泊酚能在 1～2 分钟内产生镇静作用，药物作用持续 5～8 分钟。因为是短效药物，需要持续注入。即使长时间注射后，在停止用药 10～15 分钟内可以唤醒。对于血流动力学稳定的患者可以给予负荷剂量。

丙泊酚最初用于短期镇静，特别是需要快速苏醒时（例如简短操作期间），但它也可用于呼吸机支持患者的长时间镇静，目的是避免脱机延迟。丙泊酚对于神经外科和脑外伤的患者是有益的，因为它能够降低颅内压，并且能快速唤醒来频繁地进行脑功能评估。

2. 制剂和剂量

丙泊酚高度亲脂，悬浮于 10% 的脂肪乳剂中，能够增强在血浆中的溶解度。这种脂肪乳剂与肠外营养配方中的 10% 脂肪乳是几乎一样的，其能量密度是 1 kcal/mL，应该计算在每日的能量摄取中。丙泊酚的剂量是基于理想体重而不是实际体重，当肾功能衰竭或中度肝脏功能不全时不需调整剂量。对于血流动力学不稳定的患者不建议负荷剂量（因为有低血压的风险）。

3. 不良反应

众所周知的是丙泊酚能够导致呼吸抑制和低血压。因为呼吸抑制的危险，丙泊酚输注仅推荐用于呼吸机支持的患者。低血压归咎于全身血管扩张，在低血容量和心力衰竭等情况下明显，这时血压的维持依靠全身血管收缩。对丙泊酚的过敏反应是不常见的，但可能会很严重，无害的酚类代谢物可使尿液偶尔呈绿色。

在丙泊酚制剂中的脂肪乳剂可能会导致高三酰甘油血症。发生率不清楚，但丙泊酚输注是 ICU 患者发生高三酰甘油血症的独立危险因素。丙泊酚输注期间常规建议监测三酰甘油水平，但与不良预后没有相关性，因此监测三酰甘油水平的价值是令人质疑的。

丙泊酚输注综合征是一种很少发生、知之甚少的情况，以突然发生的慢心率心力衰竭、乳酸酸中毒、横纹肌溶解和急性肾功能衰竭为特征。这种综合征总是发生在长时间、高剂量输注丙泊酚期间 [>4~6 μg/ (kg·h)，超过24~48小时]。死亡率是30%。推荐避免丙泊酚输注速度超过5 μg/ (kg·h)、时间长于48小时，能够减少这种情况发生的风险。

（二）右旋美托咪啶

右旋美托咪啶是一种 α_2 受体激动药，具有镇静、遗忘和轻度镇痛作用，并且不抑制呼吸。右旋美托咪啶最明显的特征是它产生的镇静模式。

1. 合作的镇静

右旋美托咪啶的镇静效果是独特的，因为即使深度镇静，随时可以唤醒。患者在不停止药物注射的情况下能够被唤醒，唤醒后患者能够交流和听从指令。当不需要觉醒时，患者会恢复到前面的镇静状态。这被称为合作的镇静，与短暂地从睡眠中醒来类似。实际上这种类型镇静的脑电图改变与自然睡眠的脑电图相似。

右旋美托咪啶的合作的镇静，与GABA能药物（苯二氮䓬类药物和丙泊酚）产生的镇静有很大不同，后者只能在药物停止使用和镇静作用消失时唤醒。实际上，苯二氮䓬类药物镇静时的每日唤醒，其目的也是达到右旋美托咪啶所产生的镇静类型，即可唤醒和合作。右旋美托咪啶应该更适用呼吸机依赖的患者，因为从呼吸机支持过渡到自主呼吸期间可以继续镇静。

2. 谵妄

临床研究表明用右旋美托咪啶代替咪达唑仑镇静后，患者的谵妄发生率更低，基于这些研究成果，右旋美托咪啶较苯二氮䓬类药物更推荐用于并发ICU获得性谵妄患者的镇静。

3. 不良反应

右旋美托咪啶产生剂量依赖性的心率、血压和循环去甲肾上腺素水平（交感性作用）下降。有心力衰竭和心脏传导缺陷的患者对右旋美托咪啶的交感作用特别敏感。致命性心动过缓已经有报道，特别是以高的输注速度 [>0.7 μg/ (kg·min)] 同时给予负荷剂量时。有心脏传导缺陷的患者应禁用，并发心力衰竭或血流动力学不稳定的患者不应给予负荷剂量的药物。

（三）氟哌啶醇

氟哌啶醇是第一代抗精神病药物，有很长的治疗躁动和谵妄的历史。

1. 作用和用法

氟哌啶醇通过阻断中枢神经系统的多巴胺受体来产生镇静和抗精神病作用。静脉推注氟哌啶醇后，10~20分钟内出现镇静，作用时间持续3~4小时。没有呼吸抑制，在没有低血容量的情况下低血压鲜见。

用法：因为氟哌啶醇起效时间较长，可同时给予咪达唑仑来达到更快的镇静效果。给予一次氟哌啶醇后不同患者的血药浓度差异较大。如果用药10分钟后未出现镇静作用，给药剂量应加倍。如果10~20分钟后有部分镇静作用，第二剂给药同时给予劳拉西泮1 mg（首选咪达唑仑，因为有更长的作用时间）。如果给予第二剂的氟哌啶醇后没有反应，应迅速改用其他药物。

2. 不良反应

氟哌啶醇的不良反应包括：锥体外系反应、神经阻滞药恶性综合征和室性心动过速。

（1）锥体外系反应（例如僵直、痉挛性运动）：是口服氟哌啶醇治疗时的剂量相关不良反应，但当静脉给药时这些反应很少发生（原因不明）。

（2）神经阻滞药恶性综合征：是一种对精神类药物的特异反应，包括高热、严重肌肉僵直和横纹肌溶解。这种情况在静脉用药时有报道，但很少见。

（3）室性心动过速：应用氟哌啶醇最公认的危险是延长心电图上的 QT 间期，这能够触发多形性室速。接受静脉用氟哌啶醇的患者中超过 3.5% 报道有这种心律失常，这是避免氟哌啶醇用于 QT 间期延长患者的原因。

（林　可）

第二节　抗菌药物治疗

一、氨基糖苷类

氨基糖苷类抗生素是一组来源于链霉菌属培养液的抗生素（因此第一个氨基糖苷类抗生素命名为链霉素）。在美国有 3 种可静脉使用的氨基糖苷类药物：庆大霉素、妥布霉素和阿米卡星。

（一）药物活性和临床应用

氨基糖苷类是杀菌药，属于对革兰阴性需氧杆菌活性最有效的抗生素，包括铜绿假单胞菌。阿米卡星是抗菌活性最大的氨基糖苷类药物，也许是因为它在临床应用时间较短的缘故（微生物来不及产生耐药）。因为有肾毒性的风险，氨基糖苷类通常用于铜绿假单胞菌导致的感染。然而，有证据表明，在革兰阴性菌脓毒血症相关的中性粒细胞减少症或脓毒性休克病例中，如果氨基糖苷类联合另外一种抗革兰阴性杆菌活性的抗生素（例如，碳青霉烯类，头孢吡肟或哌拉西林/他唑巴坦），这种经验性抗生素治疗会更加有效。

（二）剂量用法

氨基糖苷类药物每天给药 1 次，需要根据体重和肾功能调整。

1. 根据体重调整用药剂量

氨基糖苷类药物剂量基于理想体重计算。对于肥胖的患者，给药剂量应根据调整的体重（ABW），即等于理想体重加 45% 的总体重与理想体重的差。

2. 根据肾功能调整用药剂量

氨基糖苷类药物通过肾脏滤过功能清除，当肾脏清除功能受损时应该调整给药剂量。给药剂量随肌酐清除率的下降而逐渐减少，当肌酐清除率低于 40 mL/min 时给药间隔增加到 48 小时。血液透析 6 小时能够清除 40%~50% 蓄积的氨基糖苷类药物，因此每次透析结束后应追加全量的 50%。

3. 监测

应监测血清氨基糖苷类药物浓度，来决定其剂量对于每个患者是否合适。庆大霉素和妥布霉素的目标峰值为 4~8 mg/L，阿米卡星的目标峰值为 15~20 mg/L。

庆大霉素和妥布霉素的目标谷值（下一剂用药之前获取）为 1～2 mg/L，阿米卡星为 5～10 mg/L。

（三）不良反应

肾毒性是氨基糖苷类抗生素的主要不良反应。

1. 肾毒性

氨基糖苷类抗生素有所谓的必然的肾毒性，因为如何治疗是持续的，最终会导致所有患者肾脏损害。肾脏损害的部位是近端肾小管，每种氨基糖苷类抗生素的肾损伤风险相似。最早的肾损伤表现包括晶状体管型、蛋白尿和丧失尿浓缩功能。在药物治疗的第 1 周会出现尿的改变，治疗开始 5～7 天后血清肌酐开始升高。肾脏损伤可能进展到急性肾功能衰竭，通常为可逆性的。低血容量和基础性肾脏疾病能够加重肾毒性的影响。

2. 其他不良反应

其他不良反应包括耳毒性和神经肌肉阻滞，都是很少发生的问题。耳毒性能够导致不可逆听力丧失和前庭损害，但这些变化通常是无症状的。氨基糖苷类抗生素能够阻滞乙酰胆碱从副交感神经末段的释放，但在治疗剂量下从来没有明显临床表现。对于重症肌无力和非去极化肌松药，氨基糖苷类药物有很小的加重其神经肌肉阻滞的风险，避免在这些情况下使用氨基糖苷类药物是明智的。

（四）评价

氨基糖苷类抗生素曾经是感染性疾病的首选，因为它们是第一个能够治疗严重革兰阴性菌感染的抗生素。然而，因为它们的肾毒性，随着可以治疗严重革兰阴性菌感染的毒性更小的药物出现，氨基糖苷类抗生素仅用来治疗并发中性粒细胞减少或脓毒症休克的铜绿假单胞菌感染患者。

二、抗真菌药物

抗真菌治疗在重症监护室主要针对念珠菌属，这也是下文阐述的重点。

（一）两性霉素 B

两性霉素 B 是天然产生的抗生素，对人体大多数致病性真菌有抗菌活性。它是目前最有效的抗真菌药物之一，但也有毒性反应，例如，输注相关的炎症反应和肾毒性。因此，当患者对低毒性抗真菌药不能耐受或治疗效果欠佳时，两性霉素 B 通常作为一种备选药物。

1. 剂量用法

两性霉素 B 仅作为静脉用药使用，含有一种媒介（脱氧胆酸钠）来增强血浆溶解度。每天给药 1 次，剂量是 0.5～1 mg/kg。这个剂量最初输注应超过 4 小时，但如果能够耐受，则能够在 1 小时内给药完毕。持续每日输注直到达到一个特定的累积剂量。总剂量根据真菌感染的类型和严重程度来决定：可能小至 500 mg（对于导管相关性念珠菌血症）或大至 4 g（对于致命性的侵袭性曲霉菌病）。

2. 输注相关的炎症反应

输注两性霉素 B 在大约 70% 的病例会伴随发热、寒冷、恶心、呕吐和寒战。这些反应多数在最初输注时明显，随着反复注射而程度逐渐减轻。下列措施用于减轻这些反应的程度。

（1）注射前30分钟，给予对乙酰氨基酚（10～15 mg/kg 口服）和苯海拉明（25 mg 口服或静脉注射）。如果出现了寒战，提前给予哌替啶（25 mg 静脉注射）。

（2）如果提前治疗没有达到完全缓解，增加氢化可的松到两性霉素 B 溶液里（0.1 mg/mL）。

中心静脉导管被用于两性霉素 B 输注，能够减少输注相关性静脉炎的风险，静脉炎在周围静脉输注两性霉素 B 时很常见。

3. 肾毒性

两性霉素 B 能够与肾脏上皮细胞的胆固醇结合，导致肾脏损害，临床表现为肾小管酸中毒（远端型），伴有肾脏排泄钾离子和镁离子增加。据报道30%～40%的每日注射两性霉素 B 的患者会发现氮质血症，偶尔能进展成需要血液透析治疗的急性肾功能衰竭。两性霉素 B 的肾损害通常与持续输注有关，如果停止应用后情况会改善。低血容量加重肾脏损伤，维持血管内容量对于减少损害非常重要。一个持续增高的肌酐水平大于 3.0 mg/d，提示应该停止输注两性霉素 B 数日。

电解质异常：在两性霉素 B 治疗期间，低钾血症和低镁血症很常见，低钾血症很难去纠正，除非镁离子缺乏得到纠正。两性霉素 B 治疗期间推荐给予口服镁剂（每天 300～600 mg 镁），除非患者并发进展性氮质血症。

4. 酯化制剂

两性霉素 B 的特有酯化制剂已经生产，能够增强两性霉素 B 与真菌细胞膜的结合，减少与哺乳动物细胞结合（因此减少肾损伤风险）。有两种酯化制剂，两性霉素脂质体和两性霉素 B 酯化复合物，推荐的剂量是每天 3～5 mg/kg。两者均减少肾毒性反应，但两性霉素脂质体减少更大。两者均很昂贵。

（二）三唑类抗真菌药物

三唑类抗真菌药物是人工合成的抗真菌药物，毒性小，是两性霉素 B 治疗某些特定真菌感染的替代药物。这类药物有 3 种：氟康唑、伊曲康唑和伏立康唑，但氟康唑是用于念珠菌感染的药物。

1. 临床应用

氟康唑用于白色念珠菌、热带念珠菌和近平滑念珠菌的感染，但不能治疗光滑念珠菌或克柔念珠菌感染。

2. 剂量用法

氟康唑可以口服或静脉给药。一般用量为每日 400 mg，每日给药 1 次。每天 800 mg 的剂量推荐用于临床情况不稳定的患者。经过 4～5 天治疗后达到药物稳态，如果将初始剂量加倍，达到稳态所需的时间可以缩短。对于肾脏损伤的患者必须调整剂量：如果肌酐清除率 < 50 mL/min，剂量应减少50%。

3. 药物相互作用

三唑类药物抑制肝脏的细胞色素 P450 酶系统，能够增加几种药物的活性。对于氟康唑，有明显相互作用的药物包括苯妥英钠、西沙必利和他汀类药物（洛伐他汀、阿托伐他汀）。

4. 药物毒性

氟康唑缺少严重毒性反应。据报道有无症状的肝酶升高，对 HIV 患者应用氟康唑治疗期间，有很少的报道示严重甚至致命的肝脏坏死。

（三）棘白菌素类

棘白菌素类是抗真菌药物，抗念珠菌菌谱较氟康唑宽（除了近平滑念珠菌）。这类药物包括卡泊芬净、米卡芬净和阿尼芬净。这些药物作为氟康唑治疗侵袭性念珠菌病的替代药物，包括白色念珠菌和热带念珠菌，也是光滑念珠菌和克柔念珠菌感染的首选药物。它们也是不稳定或免疫抑制患者的侵袭性念珠菌病的首选预防治疗药物。

1. 卡泊芬净

卡泊芬净是这类药物中的主打药物，治疗侵袭性念珠菌病的地位与两性霉素相当。这种药物为静脉给药，通常首剂 70 mg，然后每日给药 50 mg。像所有的棘白菌素类药物，对于肾功能不全的患者不需调整药物剂量。

2. 其他药物

阿尼芬净（第一天静脉给予 200 mg，然后每天 100 mg）和米卡芬净（每天 100 mg 静脉注射）的作用与卡泊芬净相同，但对于这些药物的使用缺乏临床经验。

3. 毒性

棘白菌素类相对而言没有毒性。可能有短暂的肝酶升高，偶尔也有与这种药物相关的肝脏功能不全的报道。

三、碳青霉烯类抗生素

碳青霉烯类抗生素是目前能够获得的所有抗生素中抗菌谱最广的。在临床上使用的有 4 种：亚胺培南、美罗培南、多利培南和厄他培南。

下面仅是关于亚胺培南和美罗培南的阐述，即目前最常用的碳青霉烯类药物。多利培南与美罗培南区别不大，而厄他培南对铜绿假单胞菌无效，这使它成为治疗危重患者中最令人不满意的碳青霉烯药物。

（一）抗菌谱

亚胺培南和美罗培南对大多数细菌病原体抗菌活性，除了耐甲氧西林金黄色葡萄球菌（MRSA）和耐万古霉素的肠球菌。亚胺培南是抗需氧革兰阴性杆菌活性最强的药物之一，对铜绿假单胞菌也有抗菌活性（尽管比较小）。这些药物也能够覆盖肺炎球菌，甲氧西林敏感的葡萄球菌，凝固酶阴性葡萄球菌和厌氧菌，包括脆弱拟杆菌和粪肠球菌。另外，对碳青霉烯类抗生素的获得性耐药，比用于重症治疗的其他抗生素低得多。

（二）临床应用

因为它们的广谱抗菌活性，亚胺培南和美罗培南非常适合于覆盖怀疑革兰阴性菌感染（例如腹腔感染）或混合性需氧菌和厌氧菌感染（例如盆腔感染）的经验性治疗。亚胺培南对于并发发热的中性粒细胞缺乏症患者的单药经验覆盖也是有效的。美罗培南能够穿透血脑屏障，也能用于怀疑革兰阴性菌脑膜炎的经验性抗菌治疗。

（三）剂量用法

碳青霉烯类仅能静脉给药。亚胺培南与近端肾小管管腔表面的酶相互作用，因此尿中不可能达到较高水平。为解决这个问题，亚胺培南的商品制剂包含一种酶抑制药，西司他丁。这种亚胺培南—西司他丁的复合制剂称为 Primaxin。亚胺培南—西司他丁的常规剂量是每 6 小时 500 mg 静脉注射。在怀疑铜绿假单胞菌感染的病例，剂量加倍至每 6 小时 1 g。在肾功能衰竭的患者，剂量应减少50%～75%。

美罗培南不需要加用西司他丁，通常的剂量是每8小时1 g静脉注射，对于严重感染病例可以增加到每8小时给药2 g。并发肾功能衰竭的患者推荐减少50%的剂量。

（四）不良反应

亚胺培南相关的主要风险是癫痫大发作，据报道1%～3%接受这种药物治疗的患者会出现这种不良反应。大部分发作癫痫病例有癫痫病史，或颅内占位，或并发肾功能不全没有调整亚胺培南剂量。

美罗培南导致癫痫的风险比较小。但是，美罗培南可以降低血清中丙戊酸的水平，这可以增加使用这种抗惊厥药物的患者发生癫痫的风险。

交叉过敏：对于青霉素有过敏反应的患者偶尔也会对碳青霉烯药物过敏。这种交叉过敏的发生率不清，但这种过敏反应通常包括皮疹或荨麻疹，大多数不危及生命。

（五）评价

理想的抗生素能够有效治疗所有病原菌并且没有不良反应。美罗培南较其他目前使用的抗生素更加接近这个标准，亚胺培南次之。这些药物是我近几年最乐于选用的药物，因为几乎覆盖所有细菌，简化了经验性覆盖细菌的选择。美罗培南联合万古霉素（针对MRSA）能够给予ICU内大部分患者充分经验性治疗（除非在ICU内有耐万古霉素的肠球菌）。如有可能的侵袭性念珠菌感染时，经验性加用氟康唑，这应该足够了。亚胺培南的癫痫风险被过度宣传，如果对肾功能不全的患者调整用药剂量，这不应是个问题。

四、头孢菌素类抗生素

第一个头孢菌素药物（先锋霉素）问世于1964年，后续出现了多种其他头孢菌素类药物。目前超过20个头孢菌素类抗菌药物在临床使用。

（一）分代

第一代的头孢菌素主要针对需氧革兰阳性球菌，但对表皮葡萄球菌或耐甲氧西林的金黄色葡萄球菌没有抗菌活性。常用的静脉制剂是头孢唑啉。

第二代的头孢菌素加强了对革兰阴性需氧菌和厌氧性肠道杆菌的抗菌活性。常用的静脉制剂是头孢西丁和头孢孟多。

第三代头孢菌素对革兰阴性需氧杆菌，包括铜绿假单胞菌和流感嗜血杆菌，有更强的抗菌活性，但对革兰阳性需氧球菌的抗菌活性要弱于第一代药物。常用的静脉制剂是头孢曲松（罗氏芬）和头孢他啶。头孢曲松最常用于严重社区获得性肺炎，主要因为它对耐青霉素的肺炎球菌和流感嗜血杆菌有抗菌活性。头孢他啶是抗铜绿假单胞菌的常用药物，但逐渐被下一代中的药物（头孢吡肟）所替代。

第四代头孢菌素保持了对革兰阴性菌的抗菌活性，但增加了对部分革兰阳性菌的覆盖。这一代中唯一的药物是头孢吡肟，具有头孢他啶的（例如覆盖铜绿假单胞菌）的革兰阴性菌的抗菌谱，同时对革兰阳性球菌（如链球菌和甲氧西林敏感的葡萄球菌）也有活性。

第五代头孢菌素是头孢洛林，抗菌活性与第四代药物类似，但对MRSA也有抗菌活性。

（二）剂量用法

常用静脉用头孢菌素的剂量，见表5-2，包括肾功能衰竭时剂量的调整。注意肾功能衰竭的剂量调整主要是延长了用药间隔时间，而不是降低每次给药剂量。这样做的目的是保持浓度依赖的杀菌效果。也应注意头孢曲松在肾功能衰竭时不需调整剂量。

表 5-2 常用头孢菌素类抗生素的静脉用药剂量

药物	严重感染	肾功能衰竭
头孢唑啉	1 g 每 6 小时	1 g 每 24 小时
头孢曲松	2 g 每 12 小时	2 g 每 12 小时
头孢他啶	2 g 每 8 小时	2 g 每 48 小时
头孢吡肟	2 g 每 8 小时	2 g 每 24 小时

（三）不良反应

头孢菌素的不良反应是少见和非特异性的（如恶心、皮疹和腹泻）。与青霉素交叉过敏有 5%～15% 的发生率，头孢菌素应避免用于既往对青霉素有严重过敏反应的患者。

（四）评价

在 ICU 仍有继续使用价值的头孢菌素是头孢曲松（对严重社区获得性肺炎的经验性治疗）和头孢吡肟（对革兰阴性肠道病原菌的经验性覆盖）。

五、喹诺酮类药物

喹诺酮类时代随着诺氟沙星的上市开始于 20 世纪 80 年代中期。此后，数种喹诺酮类出现，但目前只留下 3 种：环丙沙星、左氧氟沙星和莫西沙星。

（一）抗菌谱的改变

喹诺酮类药物对甲氧西林敏感的葡萄球菌有抗菌活性（左氧氟沙星和莫西沙星），对链球菌（包括耐青霉素的肺炎球菌）和非典型病原体如肺炎支原体和流感嗜血杆菌有抗菌活性。当开始上市时，喹诺酮类有很强的抗革兰阴性需氧杆菌的活性，包括铜绿假单胞菌，但快速出现的耐药性，减少了抗革兰阴性菌的活性。

对革兰阴性菌的耐药严重限制了喹诺酮类在 ICU 的使用。左氧氟沙星和莫西沙星主要用于社区获得性肺炎，慢性阻塞性肺疾病加重期和没有并发症的尿路感染。

（二）剂量用法

表 5-3 列出喹诺酮静脉用药剂量用法。新的喹诺酮制剂有比环丙沙星更长的半衰期，仅需每日用药 1 次。对于肾功能衰竭需要调整剂量，莫西沙星除外，因为它在肝脏代谢。

表 5-3 喹诺酮静脉用药剂量方法

药物	严重感染	肾功能衰竭
环丙沙星	400 mg 每 8 小时	400 mg 每 18 小时
左氧氟沙星	500 mg 每 24 小时	250 mg 每 48 小时
莫西沙星	400 mg 每 24 小时	400 mg 每 24 小时

（三）药物相互作用

环丙沙星与在肝脏代谢的茶碱和华法林相互干扰，能够增强这两种药物的作用。环丙沙星能导致茶碱血药浓度增加25%，联合使用会导致有症状的茶碱中毒。当环丙沙星与茶碱或华法林联合使用时，尽管没有调整剂量的必要，仍应认真监测血浆茶碱浓度和凝血酶原时间。

（四）毒性

喹诺酮类药物相对安全。开始使用喹诺酮治疗数天后，1%~2%的患者会出现神经毒性反应（精神错乱、幻觉、癫痫）。除了莫西沙星外所有的喹诺酮都有报道发生 QT 间期延长和多源性室性心动过速（尖端扭转性室速），但很少发生。

（五）评价

革兰阴性菌对喹诺酮类的耐药导致喹诺酮类从 ICU 的处方集中清除出来。左氧氟沙星是对社区获得性肺炎的常用抗生素，但也用于 COPD 的加重期，但这些情况多在 ICU 外处理。

六、青霉素类药物

青霉素由亚历山大·弗莱明于 1929 年发现，称为苄基青霉素，或青霉素，对需氧链球菌（肺炎链球菌、化脓链球菌）和口腔厌氧菌群有抗菌活性。近年来随着耐青霉素的肺炎球菌出现，以及广谱抗生素可以治疗厌氧菌感染，青霉素也从 ICU 处方集中剔除了。

（一）广谱青霉素类

青霉素类中有广谱制剂，能够覆盖需氧革兰阴性杆菌，包括氨基青霉素（氨苄西林和阿莫西林），羟基青霉素（羟苄西林和替卡西林），酰脲基青霉素（阿洛西林、美洛西林和哌拉西林）。这些都有抗革兰阴性菌活性，但后两组有抗铜绿假单胞菌活性。这些药物也被称为抗铜绿假单胞菌青霉素。在这些药物中最知名的是哌拉西林，它在一种特定的组合制剂内使用。

哌拉西林—他唑巴坦：当治疗严重革兰阴性菌感染时，哌拉西林与他唑巴坦联合使用，他唑巴坦是一种 β-内酰胺酶抑制药，当与哌拉西林联合有协同作用。商业产品由哌拉西林与他唑巴坦按 8：1 的比例组成。推荐使用方法是每 4~6 小时静脉给药 3.375 g（3 g 哌拉西林和 0.375 g 他唑巴坦）。在肾功能不全时，剂量减为每 8 小时 2.25 g。

（二）评价

哌拉西林—他唑巴坦是 ICU 中经验性治疗怀疑革兰阴性菌感染时受欢迎的药物。

七、万古霉素 & 替代药物

万古霉素是 ICU 抗生素治疗的基石，已经用了很多年。

（一）抗菌谱

万古霉素对所有革兰阳性球菌有抗菌活性，包括所有金黄色葡萄球菌菌株（凝固酶阳性，凝固酶阴性，甲氧西林敏感，甲氧西林耐药），以及需氧和厌氧的链球菌（包括肺炎球菌和肠球菌）。作为耐青霉素的肺炎球菌的药物选择，也是一种对难辨梭状芽孢杆菌的活性最强药物。肠球菌可能对万古霉素耐药。万古霉素耐药的肠球菌（VRE）的发生率从 2% 到 60% 不等，根据不同的菌种而异。

（二）临床应用

万古霉素是治疗甲氧西林耐药的金黄色葡萄球菌（MRSA）和表皮葡萄球菌感染的药物选择。然而，在 ICU 中使用的万古霉素多达 2/3 不是针对明确的病原体，而是用于怀疑感染患者的经验性抗生素覆盖治疗。万古霉素用于经验性抗生素治疗的普遍现象，反映了在 ICU 相关的感染中 MRSA 和表皮葡萄球菌的重要地位。

（三）剂量用法

万古霉素的剂量根据体重和肾脏功能进行选择。

根据体重选择剂量：万古霉素标准推荐剂量（对于肾功能正常的患者每 12 小时 1 g 静脉注射）经常导致低于治疗要求的血药浓度。因此推荐万古霉素根据体重选择剂量。对大多数患者负荷剂量是 15 ~ 20 mg/kg，对危重患者更大的剂量 25 ~ 30 mg/kg。计算时使用实际体重，除非实际体重超过理想体重上限的 20%。

给予负荷剂量后，接下来的剂量由肾功能和目标血药浓度决定。根据体重、肾功能和目标血药浓度计算万古霉素用量。多数医院的药剂科有计算图表，能够决定每个人的合适药物剂量。治疗开始后，药物浓度用来调整剂量用法。

血药浓度：当用于严重感染时推荐监测万古霉素血药浓度。经过 4 次静脉用药后通常达到稳态血药浓度。保持血药谷浓度 >10 mg/L 能够防止发生耐药。对于严重感染，推荐血药谷浓度 15 ~ 20 mg/L。

（四）不良反应

万古霉素快速给药能够导致血管扩张，皮肤潮红和低血压（红人综合征），是肥大细胞释放组胺的结果。释放的触发原因不明，但减慢输注速度（少于 10 mg/min）可以纠正这个问题。

万古霉素导致的肾脏毒性的最初报道考虑可能是制剂内存在杂质，或其他肾毒性药物导致的，因为近来报道不能明确万古霉素单药治疗与肾毒性的关系。有证据表明接受万古霉素治疗的患者中 20% 产生免疫介导的血小板减少症，而据报道在接受药物治疗超过 7 天的患者中 2% ~ 12% 出现万古霉素介导的中性粒细胞减少。

（五）评价

万古霉素在 ICU 一直有稳定的表现，但对于耐万古霉素的肠球菌感染和不能耐受万古霉素（如因为不良反应）的患者，需要替代药物来治疗。也需要万古霉素替换，来减少目前万古霉素的使用和减慢细菌耐药的速度。

（六）替代药物

1. 利奈唑胺

利奈唑胺是人工合成的抗生素，与万古霉素有相同的抗菌谱（包括 MRSA），但对于耐万古霉素的肠球菌（VRE）也有效。静脉剂量是 600 mg，每日 2 次。利奈唑胺比万古霉素能更好地渗透到肺中，最初的研究表明利奈唑胺治疗 MRSA 肺炎能够提高预后，但没有在已有的研究回顾中得到证实。

利奈唑胺能够作为万古霉素的替代药物，尽管耐药已经开始出现。与利奈唑胺有关的毒性包括血小板减少（长期使用），部分可逆的视神经病和血清素综合征。

2. 达托霉素

达托霉素是天然产生的抗生素，对包括 MRSA 和 VRE 的革兰阳性菌有活性。推荐的剂量是每天给药 1 次，每次 4~6 mg/kg 静脉注射。对于肌酐清除率小于 30 mL/min 的患者，推荐减少用药剂量。

达托霉素能用于治疗软组织感染或 MRSA 和 VRE 导致的菌血症。然而，不能用于治疗肺炎，因为它被肺上皮表面活性物质灭活。达托霉素的主要毒性是骨骼肌肌痛，在用达托霉素治疗期间推荐监测血清肌酸激酶水平。

3. 奎奴普丁—达福普丁

奎奴普丁—达福普丁是结合的天然产生抗生素，是第一个用于治疗 VRE 感染的上市药物。推荐的剂量是每 8 小时 7.5 mg/kg 静脉注射。这种药物的使用原则是治疗 VRE 导致的感染，因为严重的不良反应而减少了使用，包括肌痛和关节痛。

八、结语

使用抗生素的第一个法则是尽量不用它们，第二个法则是尽量少用、尽量短期用。如果需要经验性抗生素覆盖治疗，等待培养结果期间，联合万古霉素和美罗培南能够提供对大多数感染的足够覆盖。如果担心侵袭性念珠菌病，加用氟康唑或卡泊芬净。可以根据培养结果选择合适的抗生素治疗，如果培养没有结果则停止抗生素治疗（除非怀疑为侵袭性念珠菌病，则继续抗真菌治疗直到明确病因）。记住发热和白细胞增多是系统性炎症反应的表现，不是感染，在 ICU 里有系统炎症反应的患者只有 25%~50% 证实为感染。

（谭　斌）

第三节　血流动力学药物

对血压和血流动力学的药物支持是治疗危重患者的一项基本技能。本节阐述 ICU 中循环支持的基本药物，仅包含需要持续静脉输注的药物。本节的最后部分包含了对危重患者循环支持药物缺点的评述。

一、儿茶酚胺类药物

儿茶酚胺类药物通过激动肾上腺能受体来增快血流和升高血压。不同类型的肾上腺能受体总结，见表 5-4，儿茶酚胺类药物对肾上腺能受体的作用总结，见表 5-5。尽管肾上腺能受体激动和生理反应不同，但在提高临床预后方面，并没有证据证明某种儿茶酚胺较其他儿茶酚胺更强。

表 5-4　肾上腺素能受体和相应作用

α 受体	β₁ 受体	β₂ 受体
血管收缩	心跳加速	血管舒张
虹膜扩张	增加心肌收缩力	支气管扩张
立毛反射	脂肪分解	增加糖分解
		尿道扩张

表 5-5　儿茶酚胺类药物对肾上腺能受体的作用

儿茶酚胺	受体类型		
	α	β_1	β_2
多巴酚丁胺	−	+ +	+
多巴胺（中等剂量）	−	+ + +	+ + +
多巴胺（大剂量）	+ +	+ + +	+ + +
肾上腺素	+ + +	+ + + +	+ + +
去甲肾上腺素	+ + +	+	−
去氧肾上腺素	+ + +	−	−

（一）多巴酚丁胺

多巴酚丁胺是一种人工合成的儿茶酚胺类药物，因为有正性肌力作用和扩血管作用，归类到变力扩血管药物。

1. 作用机制

多巴酚丁胺主要是 β_1 受体激动药，但也有轻度的 β_2 受体激动作用。β_1 受体激动会产生心率增快和心搏出量增加，β_1 受体激动会产生周围血管扩张。多巴酚丁胺导致的心搏出量增加，因为心搏出量的增加伴随全身血管阻力下降，血压通常是没有变化或轻度升高。但是危重患者对于多巴酚丁胺的反应个体差异极大。多巴酚丁胺导致的心脏兴奋常伴有心脏做功增加和心肌耗氧量增多。这些作用会导致心力衰竭的恶化，因为在心肌衰竭时心脏做功和心肌能量需求已经很高了。

2. 临床应用

多巴酚丁胺已用于增加因收缩功能障碍导致失代偿心力衰竭患者的心排量。但是多巴酚丁胺对于心脏耗能的不利作用，导致在失代偿心力衰竭患者中优先选用其他变力扩血管药物。治疗脓毒症休克相关的心肌抑制的正性肌力药物中，多巴酚丁胺仍是首选，但它通常必须与能升高血压的缩血管药物（如去甲肾上腺素）联合应用。

3. 剂量用法

多巴酚丁胺起始给药速度是 $3 \sim 5\ \mu g/$（$kg \cdot min$）（不需负荷剂量），必要时以 $3 \sim 5\ \mu g/$（$kg \cdot min$）逐渐递增，直到获得需要的效果（肺动脉导管经常用于指导多巴酚丁胺的用药剂量）。一般的剂量范围是 $5 \sim 20\ \mu g/$（$kg \cdot min$），但高达 $200\ \mu g/$（$kg \cdot min$）的剂量也曾被人安全使用过。治疗应根据血流动力学终点决定，而不是根据事先选好的用药量。

4. 不良反应

多巴酚丁胺可轻度增加大多数患者的心率（每分钟 $5 \sim 15$ 次），但偶尔也会导致明显心动过速（心率增快大于每分钟 30 次），这导致有冠心病的患者病情恶化。像所有的正性肌力药物一样，多巴酚丁胺对于肥厚性心肌病的患者是禁忌的。

（二）多巴胺

多巴胺是一种内源性儿茶酚胺类药物，作为去甲肾上腺素的前体物质。当作为外源性药物使用时，多巴胺产生多种剂量依赖的作用，如下所述。

1. 作用机制

以低剂量 [≤3 μg/（kg·min）] 输注，多巴胺选择性激动位于肾脏和内脏循环的多巴胺特异性受体，这会增加这些区域的血流。低剂量的多巴胺也会直接作用于肾小管上皮细胞，导致尿钠的分泌增加（尿钠排泄），和独立于肾血流变化之外的尿量增加。对患有急性肾功能衰竭的患者，低剂量多巴胺对于肾脏的作用影响很小或缺乏。

以中等剂量的速度输注 [3~10 μg（kg·min）]，多巴胺兴奋位于心脏和周围循环的 β 受体，产生心肌收缩力和心率的增加，伴有外周血管舒张。由多巴胺导致的心排量增加，注意在等同输注速度时多巴胺较多巴酚丁胺有更大的作用。

以高剂量输注 [大于 10 μg/（kg·min）]，多巴胺剂量依赖性激动体循环和肺循环的 α 受体，导致进展性的肺循环和体循环血管收缩。这种血管收缩作用能增加心室后负荷，也能减少低剂量多巴胺产生的心搏量增加。

2. 临床应用

多巴胺能用于治疗心源性休克和脓毒性休克的患者，尽管其他治疗措施更合适（例如机械辅助装置更适于心源性休克，而去甲肾上腺素更适于脓毒性休克）。低剂量的多巴胺不推荐用于急性肾功能衰竭的治疗。

3. 剂量用法

多巴胺通常的起始输注速度是 3~5 μg/（kg·min）（不需给予负荷量），以 3~5 μg/（kg·min）逐渐递增输注速度，直到获得要求的效果。通常的剂量范围是 3~10 μg/（kg·min）用于增加心排量，10~20 μg/（kg·min）用于增加血压。输注多巴胺应选择大的静脉或中心静脉，因为药物从外周血管向外渗透可导致广泛的组织坏死。

4. 不良反应

据报道，25% 接受多巴胺输注的患者会发生窦性心动过速和心房纤颤。其他多巴胺的不良反应包括眼内压升高、内脏低灌注和胃排空延迟，而胃排空延迟能够诱发吸入性肺炎。

血管加压剂的外渗：多巴胺外渗导致的组织坏死风险，其他所有血管加压药物（血管收缩剂）输注也存在同样问题，消除这种危险的方法是推荐所有血管加压药物需经大的静脉或中心静脉输注。如果多巴胺或其他血管加压药物从外周静脉溢出到周围组织，通过注射酚妥拉明（一种 α 受体阻滞药）到相应区域可减少发生缺血性组织坏死的可能。推荐的注射液是 5~10 mg 酚妥拉明溶于 15 mL 等渗盐溶液中。

（三）肾上腺素

肾上腺素是一种内源性儿茶酚胺，生理应激下由肾上腺髓质释放。它是作用最强的天然 β 受体激动药。

1. 作用机制

肾上腺素激动 α 肾上腺能受体和 β 肾上腺能受体（β_1 和 β_2 亚型），产生剂量依赖性心率增快、心搏出量增多和血压升高。肾上腺素较多巴胺有更强的 β_1 受体激动作用，与等同剂量的多巴胺相比能产生更高的心搏出量和心率。α 受体激动产生非特异性的外周血管收缩，对皮下、肾脏和内脏循环作用最显著。肾上腺素也有代谢影响作用，包括脂肪代谢，增加糖酵解和增加乳酸产生（来源于 β 受体激动），可以通过 α 受体介导的抑制胰岛素分泌导致高血糖。

2. 临床应用

肾上腺素在心搏骤停复苏时发挥重要作用，也是过敏性休克时血流动力支持的药物选择。肾上腺素也用于冠脉搭桥术后早期的血流动力学支持。

尽管肾上腺素在脓毒性休克治疗方面与其他儿茶酚胺类药物一样有效，但不良反应限制了其在脓毒性休克的使用。

3. 剂量用法

肾上腺素输注不需先给予负荷量。初始的给药速度通常为 $1 \sim 2$ μg/min ［或 0.02 μg/（kg·min）］，然后以 $1 \sim 2$ μg/min 逐渐递增以达到要求的效果。通常能够增加心排量或纠正低血压的剂量范围是 $5 \sim 15$ μg/min。

4. 不良反应

肾上腺素产生较其他儿茶酚胺类药物更危险的心脏兴奋作用（这能导致患有冠状动脉疾病的患者病情恶化）。其他不良反应包括高血糖，增加代谢率和内脏低灌注（这能破坏肠道的黏膜屏障）。肾上腺素输注伴随血浆乳酸水平的升高，但这不是不良反应，因为它反映糖酵解速度增快（不是组织低氧），而且乳酸也能作为一个替代能源使用。

（四）去甲肾上腺素

去甲肾上腺素是一种内源性儿茶酚胺，其正常的作用是一种兴奋性神经递质。当作为外源性的药物使用，去甲肾上腺素的功能是血管加压药物。

1. 作用机制

去甲肾上腺素的主要作用是 α 受体介导的外周血管收缩。然而，在脓毒性休克患者，对去甲肾上腺素的肾上腺能反应是不同的。例如，去甲肾上腺素输注通常伴随肾脏血流的减少，但在脓毒性休克患者，通过去甲肾上腺素的输注可使肾脏血流增多。相似的改变也发生在内脏血流（如正常时减少，但在脓毒性休克时相反）。

2. 临床应用

去甲肾上腺素是脓毒性休克患者循环支持的首选儿茶酚胺类药物。这并不是基于能够提高预后，因为无论是否使用儿茶酚胺来进行循环支持，脓毒性休克的死亡率是相似的。因为较多巴胺或肾上腺素有更少的不良反应，治疗脓毒性休克时首选去甲肾上腺素。

3. 剂量用法

去甲肾上腺素输注通常以 $8 \sim 10$ μg/min 的速度开始，逐渐向上或向下调节以维持平均动脉压至少 65 mmHg。治疗脓毒性休克的有效剂量在不同患者变异较大，但通常低于 40 μg/min。对去甲肾上腺素无反应的低血压，通常加用多巴胺或血管升压素，但没有证据表明这能提高预后。

4. 不良反应

去甲肾上腺素的不良反应包括药物外渗导致的局部组织坏死，当需要大剂量输注时广泛全身血管收缩导致器官功能障碍。然而，无论何时，如需要应用大剂量血管收缩药物纠正低血压，最终很难区别是药物不良反应还是循环休克的不良作用导致了器官功能障碍。

（五）去氧肾上腺素

去氧肾上腺素是强有力的血管收缩药，但很少在 ICU 使用。

1. 作用机制

去氧肾上腺素是一种 α 受体激动药，可以产生广泛血管收缩。血管收缩可能继发包括心动过缓，心搏量下降（通常在心功能障碍患者）和肾脏和肠道低灌注等情况。

2. 临床应用

去氧肾上腺素的主要应用是逆转脊髓麻醉时导致的严重低血压。然而，α 受体激动不是总适于这种情况，因为它们能加重发生在脊休克时的心搏量下降。去氧肾上腺素不推荐用于脓毒性休克时的循环支持，尽管一项关于脓毒性休克早期处理期间比较去氧肾上腺素和去甲肾上腺素效果的临床研究表明，两者在血流动力学影响或临床预后方面没有区别。

3. 剂量用法

去氧肾上腺素能间断静脉推注给药。最初的静脉剂量是 0.2 mg，可以以 0.1 mg 每次递增重复给药，直到最大剂量 0.5 mg，去氧肾上腺素能以 0.1～0.2 mg/min 的初始剂量持续输注，血压平稳后逐渐减慢输注速度。

4. 不良反应

去氧肾上腺素的主要不良反应是心动过缓、心排量下降和肾脏低灌注。这些作用在低血压患者更易出现。

二、附加使用的血管加压药物

以下药物能在特定情况下与儿茶酚胺类药物一起，增加到血管加压治疗中。

（一）血管升压素

抗利尿激素（ADH）是一种渗透压调节激素，因为能够产生血管收缩，也称为血管升压素。

1. 作用机制

血压升压素的血管收缩作用是位于血管平滑肌的特异的血管加压（V_1）受体介导的。血管收缩在皮肤、骨骼肌和内脏循环最显著。外源性血管升压素不能升高健康志愿者的血压，但对于因外周血管舒张导致低血压的患者，它可以显著提升血压。这种类型的低血压发生在脓毒性休克、过敏性休克，自主神经功能不全，以及脊髓或全身麻醉相关的低血压。

血管升压素的其他作用包括使远端肾小管增强水的重吸收（V_2 受体介导）和通过垂体前叶腺体（V_3 受体介导）促进释放 ACTH。在使用推荐剂量时不会出现以上作用。

2. 临床应用

血管升压素可用于以下临床情况。

（1）心搏骤停的复苏，血管升压素以单次静脉注射剂量（40 U）给药，来替代第一或第二剂的肾上腺素。

（2）在应用去甲肾上腺素或多巴胺进行血流动力学支持下，仍然存在顽固性或难治性的脓毒性休克病例，可以使用血管升压素来提升血压和减少儿茶酚胺类药物的用量（儿茶酚胺节约效应）。不幸的是这种方法没有改善生存率。

（3）食管或胃静脉曲张出血的病例，血管升压素的输注能用于增加内脏血管收缩和降低出血速度。

3. 剂量用法

外源性的血管升压素的血浆半衰期是 5～20 分钟，因此血管升压素必须持续输注才能长久起效。在脓毒性休克，推荐的输注速度是 0.01 ~ 0.04 U/h，0.03 U/h 是最常用的。

4. 不良反应

以 <0.04 U/h 的速度输注很少发生不良反应。以更高的速度输注导致有害的作用，包括过度血管收缩（例如肾脏和肝脏功能损害），伴随过度的水重吸收和低钠血症。

（二）特利加压素

特利加压素是一种血管升压素的类似物，较血管升压素有两个优势：第一，它是选择性 V_1 受体激动药，不会产生与兴奋其他血管紧张素受体相关的不良反应；第二，特利加压素较血管升压素有更长的作用时间，单次给予 1 ~ 2 mg 能够升高血压 5 小时。长的作用时间允许特利加压素间断静脉注射给药。特利加压素是强有力的内脏血管收缩药，可在治疗静脉曲张出血方面证明其价值。然而，特利加压素也有增加内脏缺血的危险，用药 5 小时后缺血作用才能消除。像血管升压素一样，对脓毒性休克患者加用特利加压素并不增加生存获益。

三、硝酸酯类扩血管药物

通过一氧化氮介导松弛血管平滑肌产生扩血管作用的药物，称为硝酸酯类扩血管药物。有两种药物通过这种方式发挥作用：硝酸甘油和硝普钠。

（一）硝酸甘油

硝酸甘油是一种有机硝酸盐，产生剂量依赖的扩张动脉和静脉作用。

1. 血管扩张作用

硝酸甘油（三硝酸甘油酯）结合到内皮细胞表面并释放无机亚硝酸盐（NO_2），在内皮细胞内转化为一氧化氮。一氧化氮移出内皮细胞进入邻近平滑肌细胞，通过促进环鸟腺苷（cGMP）的生成使肌肉松弛。

以较低的硝酸甘油输注速度（< 50 μg/min）可有明显静脉舒张作用，较高输注速度还会产生动脉血管扩张。这两种作用对于心力衰竭患者均有益。例如，静脉扩张减少心脏充盈压力（这会减少水肿发生），动脉血管扩张减轻心室后负荷（这会增加心脏排出量）。

2. 抗血小板作用

亚硝酸盐抑制血小板聚集，相信一氧化氮也会介导这种作用。因为血小板聚集在急性冠脉综合征的病理过程中发挥重要作用，硝酸甘油的抗血小板作用被认为是抗心绞痛作用的机制，这也解释了为什么硝酸甘油能缓解缺血性胸痛，而其他扩血管药物不能。

3. 临床应用

硝酸甘油输注用于缓解不稳定型心绞痛患者的胸痛，也能增加失代偿心力衰竭患者的心排出量。

4. 剂量用法

硝酸甘油能与如聚氯乙烯（PVC）等的软塑料结合，这种材料是用于静脉输注的塑料袋或管道的常见成分。在标准静脉输注系统有多达 80% 的药物能够被 PVC 吸附而丢失。硝酸甘油不会吸附到玻璃或像聚乙烯（PET）的硬塑料，因此可以通过应用玻璃瓶和 PET 管道来避免因吸附而丢失药物。药物生产者也经常提供特定的输注设备来避免硝酸甘油经吸附而丢失。

当硝酸甘油的吸附问题解决后，最初的输注速度一般是 5 ~ 10 μg/min，之后每 5 分钟增加 5~10 μg/min 直到获得要求的效果。在大多数病例有效剂量是 5~100 μg/min，很少需要超过 200 μg/min，除非已经出现亚硝酸盐耐受。

5. 不良反应

在低血容量和因为右室梗死导致的急性右心功能衰竭的患者，硝酸甘油导致的血管扩张能够加重低血压。针对上述两种情况中的任意一种，在硝酸甘油输注之前需要增加液体负荷。硝酸甘油导致的脑血流增快能增加颅内压，而肺血流增快能够增加肺内分流和降低渗出性肺疾病（如肺炎或 ARDS）患者的动脉血氧含量。

（1）高铁血红蛋白血症：硝酸甘油代谢产生无机亚硝酸盐，无机亚硝酸盐能够氧化血红蛋白的铁离子部分而产生高铁血红蛋白。然而，临床症状明显的高铁血红蛋白血症不是硝酸甘油输注的常见并发症，仅发生在输注速度很高时。

（2）溶质毒性：硝酸甘油不能溶解到水性溶液中，而需要非极性溶质如酒精和丙二醇来维持药物的溶解状态。长时间的输注能够导致这些溶质蓄积。作为硝酸甘油输注的结果，酒精中毒和丙二醇中毒都曾经报道过。丙二醇中毒可能比想象的更常见，因为这种溶质占硝酸甘油制剂的 30%~50%。

（3）硝酸盐耐受性：对硝酸甘油血管扩张作用和抗血小板作用的耐受性是一种经常描述的现象，能够在仅持续输注 24~48 小时后出现。潜在的机制可能是氧化应激导致的内皮功能障碍。最有效的预防或逆转硝酸盐耐受性的措施是每天有至少 6 小时的用药间歇。

（二）硝普钠

硝普钠是一种快速作用的血管扩张药物，适用于治疗高血压急症。氰化物中毒的风险限制了这种药物的广泛应用。

1. 作用机制

硝普钠的扩血管作用，类似硝酸甘油，是由一氧化氮介导的。硝普钠分子含有亚硝基群（NO），当硝普钠进入血流后会作为一氧化氮释放出来。

类似硝酸甘油，硝普钠可以扩张动脉和静脉，但作为静脉扩张剂其强度低于硝酸甘油，是更强的动脉血管扩张药。硝普钠对于正常心功能者的心排量有多种影响，但它可以持续提高失代偿心力衰竭患者的心排量。

2. 临床应用

硝普钠主要应用于治疗高血压急症，能够迅速达到降低血压的目的，以及治疗急性失代偿性心力衰竭。

3. 剂量用法

硝普钠起始输注速度是 0.2 μg/（kg·min），然后每 5 分钟上调直到获得需要的效果。控制高血压通常需要的输注速度是 2~5 μg/（kg·min），如果可能的话，输注速度应保持在 3 μg/（kg·min）以下，这样能限制氰化物中毒的风险。在肾功能衰竭患者，输注速度应保持在 1 μg/（kg·min）以下，限制硫氰酸盐的蓄积。

4. 不良反应

（1）氰化物中毒：硝普钠输注明显增加氰化物中毒的风险。事实上，氰化物蓄积在硝普钠输注治疗期间非常普遍。氰化物来源于硝普钠分子，它是铁氰化物复合体，即 5 个氰化物分子结合到一个氧化铁上。当硝普钠分解释放出一氧化氮和发挥其扩血管作用时，氰化物也释放到血流中。两个化学反应帮助从血液中清除氰化物：一个是氰化物与高铁血红蛋白的氧化铁部分结合，另外的反应是一个供体分子（硫代硫酸盐）通过转硫作用与氰化物形成硫氰酸复合物，硫氰酸复合物会被肾脏清除。后者（转硫作用）是人体清除氰化物的主要机制。

健康的成年人有充足的高铁血红蛋白来结合 18 mg 硝普钠释放的氰化物，充足的硫代硫酸盐结合 50 mg 硝普钠释放的氰化物。这意味健康成年人能够去除 68 mg 硝普钠的毒性。在一个 80 kg 的成年人以 2 μg/（kg·min）（治疗剂量）输注硝普钠，68 mg 硝普钠的去毒目标可在开始输注后 500 分钟（8.3 小时）完成。其后，从硝普钠释放的氰化物会与细胞色素氧化酶内的氧化铁结合，阻断线粒体内氧的利用。

氰化物清除能力因硫代硫酸盐损耗而下降，这常见于吸烟者和术后患者。为消除硫代硫酸盐损耗的风险，行硝普钠输注的患者应常规加用硫代硫酸盐。每 50 mg 硝普钠应加用大约 500 mg 硫代硫酸盐。

临床表现：氰化物蓄积的一个早期信号是硝普钠快速抗药反应，例如，维持合适的血压需要不断增加硝普钠的剂量。除非到氰化物中毒的后期阶段，氧利用受损的征象（例如增高的中心静脉血氧含量和增高的血浆乳酸水平）很少出现。结果是，即便硝普钠输注期间没有出现乳酸中毒，也不能排除氰化物蓄积的可能。

出现氰化物中毒的证据后应立即停止硝普钠的使用。全血氰化物水平能用来确定氰化物中毒的诊断，但结果不能立即得到，临床怀疑是开始排毒治疗的促进因素。

（2）硫氰酸盐中毒：氰化物清除的最重要机制是形成硫氰酸盐，硫氰酸盐经尿液缓慢排泄。当肾功能受损，硫氰酸盐能够蓄积并产生与氰化物中毒有区别的毒性综合征。硫氰酸盐中毒的临床特征包括焦虑、意识模糊、瞳孔收缩、耳鸣、幻觉和癫痫大发作。硫氰酸盐也能通过阻断甲状腺摄取碘导致甲状腺功能减退症。

硫氰酸盐中毒的诊断通过血清硫氰酸盐水平确立。正常水平低于 10 mg/L，临床毒性通常伴随高于血清硫氰酸盐 100 mg/L。硫氰酸盐中毒可通过血液透析或腹膜透析治疗。

（张玉洁）

第六章

呼吸系统急危重症

第一节　呼吸衰竭

呼吸衰竭（简称呼衰，respiratory failure，RF）是指外呼吸功能严重障碍，以致不能进行有效的气体交换，导致缺氧，伴或不伴二氧化碳潴留而引起一系列的生理功能和代谢障碍的临床综合征。其标准为海平面静息状态呼吸空气的情况下动脉血氧分压（PaO_2）< 60 mmHg，伴或不伴有动脉血二氧化碳分压（$PaCO_2$）> 50 mmHg。

呼吸衰竭必定有动脉血氧分压的降低。根据动脉血二氧化碳分压（$PaCO_2$）是否升高，可将其分为低氧血症型（Ⅰ型）呼吸衰竭和伴有低氧血症的高碳酸血症型（Ⅱ型）呼吸衰竭。根据主要发病机制不同，可分为通气性和换气性呼吸功能衰竭。根据病因的不同，可分为肺衰竭和泵衰竭。根据原发病变部位不同，可分为中枢性呼吸衰竭和外周性呼吸衰竭。根据发病的缓急，可分为慢性呼吸衰竭和急性呼吸衰竭。

一、病因

肺气体交换涉及 2 个环节，首先为肺通气（依赖"通气泵"作用），其次为肺换气（肺泡和血液之间的气体交换过程）。根据气体交换的 2 个环节，可将常见的呼吸衰竭的病因分为通气功能衰竭和换气功能衰竭。

1. 肺通气功能衰竭

通气功能致决于呼吸泵功能和呼吸负荷。呼吸泵功能主要决定于胸廓、呼吸肌以及调节呼吸肌收缩和舒张的神经系统的功能，是影响 CO_2 排出的主要因素，其主要功能是保持一定的跨肺压梯度。引起通气功能衰竭的常见病因如下。

（1）呼吸肌疲劳或衰竭：气体阻力增加和肺顺应性降低导致呼吸肌过负荷。

（2）胸廓和胸膜病变：如严重气胸，大量胸腔积液，连枷胸，脊柱侧后凸，血胸，上腹部和胸部术后。

（3）神经肌接头病变：如重症肌无力，药物阻滞作用。

（4）运动神经病变：如脊髓损伤，脊髓灰质炎，吉兰—巴雷综合征，肌萎缩侧索硬化。

（5）中枢神经系统抑制或功能紊乱：如脑血管意外，病毒性脑炎，细菌性脑膜炎，药物中毒，脑水肿，颅脑损伤，中枢性通气功能不足综合征等。

2. 肺换气功能衰竭

换气功能衰竭是各种原因引起的肺泡气体交换不足的病理状态，主要表现为动脉血氧合不足，而无明显的二氧化碳潴留。引起肺衰竭的主要病因如下。

（1）呼吸道气流受限：喉头水肿、喉痉挛、异物、肿瘤、外伤、感染等上呼吸道梗阻，以及支气管哮喘严重发作，慢性支气管炎、阻塞性肺气肿和肺心病等广泛和严重的下呼吸道阻力增加。

（2）肺实质性疾病：严重肺部感染、毛细支气管炎、间质性肺炎、肺水肿、肺栓塞和各种原因引起的肺实质损伤及急性呼吸窘迫综合征等。

二、发病机制

呼吸衰竭包括肺通气功能障碍和（或）肺换气功能障碍，肺换气功能障碍又可以分为通气/血流（V/Q）比值失调和弥散功能障碍。

1. 肺通气功能障碍

呼吸系统排出 CO_2 的能力主要取决于肺泡通气量。肺泡通气量主要受到呼吸频率、潮气量和无效腔的影响。当潮气量或呼吸频率明显降低，或无效腔明显增加时，则肺泡通气量明显降低，引起呼吸系统 CO_2 排出明显减少，导致 CO_2 潴留。肺泡通气功能障碍的常见原因为阻塞性通气功能障碍和限制性通气功能障碍，主要见于下列情况：肺实质或气道的严重疾病（如 COPD），影响呼吸中枢的疾病，抑制中枢神经系统的麻醉药或镇静药物过量，损伤呼吸肌功能的神经肌肉疾病，胸廓损伤。

2. 肺通气/血流（V/Q）比例失调

肺内气体交换有赖于单位时间内肺泡通气量和肺泡血流灌注量之间一定的比例。正常情况下 V/Q 值为 0.8，当病变引起局部肺通气发生变化而血流未相应变化，或局部血流变化而通气未相应变化时，即发生 V/Q 比例失调。凡累及气道、肺泡、肺间质的肺部疾病均可导致不同程度的肺部气体分布不均和 V/Q 比例失调，从而引起 PaO_2 下降。病理状态下，V/Q 比例失调常见的原因如下。

（1）部分肺泡通气不足：慢性阻塞性肺疾病，哮喘，肺水肿，肺纤维化等往往引起肺泡通气严重不均匀，病变部分通气明显减少，而血流未相应减少，使得 V/Q 比例显著降低，使得流经这部分肺泡的静脉血未能充分动脉化便进入动脉血内，成为功能性分流。

（2）部分肺泡血流不足：肺动脉栓塞，弥散性血管内凝血，肺血管痉挛等都可以使肺部分血流减少或中断，V/Q 比例可显著高于正常或无穷大，肺泡通气不能被充分利用，成为无效腔样通气。

（3）真性分流：正常情况下，一部分静脉血经支气管静脉和极少的肺动、静脉交通支直接流入肺静脉，即为解剖分流，这部分血液完全未经气体交换过程，属于真性分流。

3. 肺弥散功能障碍

是肺换气功能障碍的一种形式，指的是肺泡膜面积减少或肺泡膜异常增厚和弥散时间缩短而引起的气体交换障碍。气体弥散率取决于肺泡膜两侧的气体分压差，肺泡膜面积与厚度及气体的弥散常数，气体弥散量取决于血液与肺泡接触的时间。弥散功能障碍的常见原因如下。

（1）肺泡膜面积的减少：正常成年人肺泡总面积约为 80 m^2，面积减少50%以上才会发生换气功能障碍。常见于肺实变，肺不张和肺叶切除等。

（2）肺泡膜厚度增加：健康人血液通过肺部毛细血管约需要 0.75 秒，而肺泡膜两侧的氧气仅需 0.25 秒即达到平衡。肺泡膜病变时，虽然弥散速度减慢，但通常不会发生血气异常。在体力负荷增加等使心排血量增加和肺血流加快时，血液和肺泡接触时间过于缩短才会导致低氧血症。

三、临床表现

对于一个呼吸衰竭的患者来讲，其显示的临床表现往往是缺氧和二氧化碳潴留共同作用的结果。

1. 呼吸功能紊乱

呼吸困难和呼吸频率增快往往是临床上最早出现的重要症状。表现为呼吸费力，伴有呼吸频率加快，呼吸表浅，鼻翼扇动，辅助肌参与呼吸活动，特别是 COPD 患者存在气道阻塞、呼吸泵衰竭的因素，呼吸困难更为明显。有时也可出现呼吸节律紊乱，表现为叹息样呼吸等，主要见于呼吸中枢受抑制时。呼吸衰竭并不一定有呼吸困难，严重时也可以出现呼吸抑制。

2. 发绀

是一项可靠的低氧血症的体征，但不够敏感。实际上当 PaO_2 50 mmHg，血氧饱和度 80% 时，即可出现发绀。舌色发绀较口唇、甲床显得更早，更明显。发绀主要取决于缺氧的程度，也受血红蛋白量、皮肤色素及心功能状态的影响。

3. 神经精神症状

轻度缺氧可有注意力不集中，定向障碍；严重缺氧特别是伴有二氧化碳潴留时，可出现头痛、兴奋、抑制、嗜睡、抽搐、意识丧失甚至昏迷等。慢性胸肺疾病引起的呼吸衰竭急性加剧，低氧血症和二氧化碳潴留发生迅速，因此可出现明显的神经精神症状，此时可为肺性脑病。

4. 心血管功能障碍

严重的二氧化碳潴留和缺氧可引起心悸、球结膜充血水肿、心律失常、肺动脉高压、右侧心力衰竭、低血压等。

5. 消化系统症状

包括溃疡病症状，上消化道出血，肝功能异常。上述变化与二氧化碳潴留、严重低氧有关。

6. 肾并发症

可出现肾功能不全，但多为功能性肾功能不全，严重二氧化碳潴留、缺氧晚期可出现肾功能衰竭。

7. 酸碱失衡和电解质紊乱

呼吸衰竭时常因缺氧和（或）二氧化碳潴留，以及临床上应用糖皮质激素、利尿药和食欲缺乏等因素存在，可并发酸碱失衡和电解质紊乱。常见的异常动脉血气和酸碱失衡类型包括：严重缺氧伴有呼吸性酸中毒，严重缺氧伴有呼吸性酸中毒并代谢性酸中毒，严重缺氧伴有呼吸性酸中毒并代谢性酸中毒，缺氧伴有呼吸性碱中毒，缺氧伴有呼吸性碱中毒并代谢性碱中毒，缺氧伴有三重酸碱失衡。

四、治疗

呼吸衰竭的治疗原则是治疗病因，去除诱因，保持呼吸道通畅，纠正缺氧，解除二氧化碳潴留，治疗与防止缺氧和二氧化碳潴留所引起的各种症状。

1. 通畅气道、增加通气量

在有效抗生素治疗基础上常采用支气管扩张药治疗和雾化吸入治疗，必要时可采用气管插管或切开以及机械通气和治疗。

（1）支气管扩张药：正确使用支气管扩张药对慢性呼吸衰竭患者通畅气道，改善缺氧是非常有益的。常用有吸入、口服用药，最好选用吸入方式给药，如沙丁胺醇、特布他林等；茶碱类的药物口服或静脉用药。

（2）雾化吸入治疗：呼吸道的湿化和雾化疗法采用湿化或雾化装置将药物（溶液或粉末）分散成微小的雾粒和雾滴，使其悬浮在气体中，并进入呼吸道及肺内，达到洁净气道、湿化气道，局部治疗及全身治疗的目标，起到较好的解痉、祛痰、通畅气道作用。常用湿化及雾化的药物有，祛痰药盐酸氨溴索；支气管扩张药，如 β_2 受体激动药沙丁胺醇、特布他林和抗胆碱类药物；糖皮质激素等。

（3）机械通气：机械通气是借助于人工装置的机械力量产生或增加患者的呼吸动力和呼吸功能，是治疗急性呼吸衰竭和慢性呼吸衰竭急性加重最有效的手段。

机械通气的目的主要包括：改善肺气体交换功能，纠正严重的低氧血症，缓解急性呼吸性酸中毒，以避免即时的生命危险，获得治疗肺、气道疾病以及原发病的机会；缓解呼吸窘迫症状，减少呼吸做功和氧耗量，改善呼吸肌疲劳；预防和逆转肺含气不全或不张，并根据压力—容量的关系改善肺顺应性，预防更进一步的肺损害；避免因呼吸衰竭而致的严重并发症。关于机械通气治疗的应用指征，目前仍没有广泛认可的指南，主要取决于临床医师的判断，医师根据患者的呼吸衰竭的程度、对重要器官的影响、预后的判断、参考一些呼吸动力学指标等决定是否进行机械通气。

机械通气时建立适当途径的人工气道是非常重要的，根据患者的具体情况选择合适的人工气道是合理应用机械通气的主要环节。人工气道的选择尽可能采用无损伤性的方法。可供选择的方法有：口、鼻面罩，经口或鼻导管插管，气管切开。

机械通气包括无创通气（NPPV）和有创通气。NPPV 是通过面罩或鼻罩与患者连接而进行的人工通气方式，在临床上应用较广泛的是采用正压方式的无创通气，应用 NPPV 可减轻呼吸肌负荷、改善呼吸形式、增加氧合，以及促进二氧化碳的排出等。目前的应用经验表明，NIV 应用于Ⅱ型呼吸衰竭时较为有效，特别是 COPD 者，可以减少或避免气管插管的有创机械通气，避免相关并发症（如呼吸机相关性肺炎、呼吸机相关性肺损害等）的发生，缩短住院时间、减少病死率。故目前认为，对于 COPD 患者它不应作为备选措施，一旦条件符合应尽快应用。但对于Ⅰ型呼吸衰竭者，NPPV 的应用则存在较大争议。目前的临床观察发现 NIV 对心源性肺水肿所致呼吸衰竭的疗效较为肯定，也是治疗睡眠呼吸障碍的理想手段，对手术后出现的呼吸衰竭也有一定帮助。但其他病因（如 ARDS）所引起者则疗效不佳，对预后的帮助不大。应用 NPPV 时，患者的耐受性对疗效有很大的影响，耐受较差者对病情没有帮助，有时反而会加重病情，因为影响分泌物排出，增加反流误吸的发生率等。

有创机械通气是纠正严重低氧血症或二氧化碳潴留的最有效措施。但是，机械通气仅应用于纠正严重呼吸衰竭，而对于原发病或其加重因素，一般无明显治疗效果，故在机械通气的同时，应加强原发病等治疗。应用机械通气治疗严重的呼吸衰竭，通气模式和参数的设置应根据患者的基础疾病种类、病情，以及患者的个体情况而定，总的来说应达到以下目标：达到充分的气体交换，维持合适的动脉血氧和二氧化碳水平；尽量减少机械通气对肺及其他脏器生理的影响，特别是循环系统；呼吸机与患者的呼吸努力尽量协调、一致，即保持良好的同步性。若人与机不同步，或呼吸机参数设定不能满足患者的通气需求，会导致人机对抗、患者呼吸做功增加。

当呼吸衰竭的原发病得到有效治疗，病情改善和呼吸功能恢复时，应尽早撤离呼吸机，这是公认的原则。撤机的决定和时机应根据患者呼吸功能和其他因素的综合评估而定，但须满足一定的前提条件，包括肺部感染得到有效控制、气道分泌物较少、患者有较强的气道保护能力等，这可增加撤机的成功率和避免再次插管。

2. 抗感染治疗

反复的支气管—肺部感染是引起慢性呼吸衰竭的重要因素，又是呼吸衰竭加重的关键所在。积极防治感染是成功治疗呼吸衰竭的关键。有条件者应尽快留取痰培养及进行药物敏感试验，明确致病菌和选用敏感有效的抗生素，必须明确痰培养的结果并不完全代表肺部感染病原菌，需结合病史、临床综合分析判断。

3. 氧气治疗

氧气治疗是应用氧气纠正缺氧的一种治疗方法，简称氧疗。理论上只要 PaO_2 低于正常就可给予氧疗，但实际应用中允许临床医师根据患者情况灵活掌握。临床上最常用、简便的方法是应用鼻导管吸氧，氧流量 $1 \sim 3$ L/min，有条件者也可用面罩吸氧。对慢性呼吸衰竭应采取控制性氧疗，其吸氧浓度通常为 $25\% \sim 33\%$。对于 I 型呼吸衰竭的患者吸氧浓度可适当提高，尽快使其 $PaO_2 > 60$ mmHg。对于 II 型呼吸衰竭的患者，宜从低浓度开始，逐渐增大吸氧浓度，其最终目标是 $PaO_2 > 60$ mmHg，而对升高的 $PaCO_2$ 没有明显加重趋势。

4. 呼吸中枢兴奋药的应用

缺氧伴有二氧化碳潴留的患者若出现精神症状及肺性脑病时，如无机械通气条件，可以使用呼吸中枢兴奋药。不仅可以达到兴奋呼吸中枢的目的，而且可以清醒意识，利于祛痰作用。使用呼吸中枢兴奋药时，剂量不宜偏大，使用过程中应注意保持呼吸道通畅，必要时增加吸氧浓度。

（唐冠佳）

第二节　急性肺损伤与急性呼吸窘迫综合征

急性呼吸窘迫综合征（ARDS）是在严重感染、休克、创伤及烧伤等非心源性疾病过程中，肺毛细血管内皮细胞和肺泡上皮细胞损伤造成弥漫性肺间质及肺泡水肿，导致的急性低氧性呼吸功能不全或衰竭。以肺容积减少、肺顺应性降低、严重的通气/血流比例失调为病理生理特征，临床上表现为进行性低氧血症和呼吸窘迫，肺部影像学上表现为非均一性的渗出性病变。以往认为，ARDS 是肺部遭受直接损伤的结果，目前认为各种原因导致的机体失控的炎症反应才是 ARDS 的根本原因，ARDS 并不是孤立的疾病，而是多脏器功能障碍综合征在肺部的表现。

一、流行病学

ARDS 是常见的临床危重症。根据 1994 年欧美联席会议提出的 ALI/ARDS 诊断标准，ALI 的发病率为 18/10 万，ARDS 为每年（13 ~ 23）/10 万。2021 年的一项研究表明，美国 ALI 和 ARDS 的发病率分别为 86/10 万和 64/10 万，且随着年龄的增长发病率逐渐升高。而在 ICU 中，10% ~ 15% 的患者符合 ARDS 的标准，机械通气的患者其比例甚至超过 20%。

不同研究中，ARDS 的病因构成、疾病状态和治疗条件不同可能是导致其病死率不同的主要原因。

二、病因及发病机制

1. 病因

多种因素可以诱发 ARDS，其中感染是导致 ARDS 的最常见原因。有研究显示，ARDS 患者中，约有 40% 与感染或全身性感染相关，30% 与误吸相关，也有部分与肠道屏障功能障碍导致的肠源性感染相关。根据肺损伤的机制，可以将 ARDS 的病因分为直接性损伤和间接性损伤。

（1）直接性损伤。

1）误吸：吸入胃内容物、毒气、烟雾，溺水等。

2）弥漫性肺部感染：细菌，病毒，真菌及卡氏肺囊虫感染等。

3）肺钝挫伤。

4）肺部手术：肺移植术后，肺部分切除术后。

5）肺栓塞：血栓栓塞，脂肪栓塞，羊水栓塞等。

6）放射性肺损伤。

（2）间接性损伤。

1）休克：低血容量性、感染性、心源性、过敏性休克。

2）严重的非胸部创伤：头部伤，骨折，烧伤等。

3）急诊复苏导致高灌注状态。

4）代谢紊乱：急性重症胰腺炎，糖尿病酮症酸中毒，尿毒症等。

5）血液学紊乱：弥散性血管内凝血，体外循环，血液透析，大量输血。

6）药物：海洛因，噻嗪类，水杨酸类，巴比妥类药物等。

7）神经源性因素：脑干或下丘脑损伤，颅内压升高等。

8）妇产科疾病：妊娠高血压综合征，子宫肌瘤，死胎。

2. 发病机制

目前认为，ARDS 发病的基础是各种原因引起的肺泡—毛细血管损伤，是感染、创伤导致机体炎症反应失控的结果。外源性损伤或毒素对炎性细胞的激活是 ARDS 的启动因素，炎性细胞在内皮细胞表面黏附及诱导内皮细胞损伤是导致 ARDS 的根本原因。大量研究显示，细菌、内毒素或损伤刺激后，机体异常释放大量炎性介质；给动物注射炎性介质可以复制 ARDS 模型，注射炎性介质单克隆抗体可以防止动物发生 ARDS。感染或创伤导致 ARDS 等器官功能损害的过程表现为两种极端：一种是大量炎性介质瀑布样释放，而内源性抗炎介质又不足以抵消其作用，结果导致全身炎性反应综合征（SIRS）；另一种是内源性抗炎介质释放过多，结果导致代偿性抗炎反应综合征（CARS）。CARS 是 SIRS 作为炎症反应对立统一的两个方面，一旦失衡将导致内环境失衡，引起 ARDS 等器官功能损害。就本质而言，ARDS 是 SIRS 和 CARS 失衡的结果，在 ARDS 的防治过程中，积极控制原发病，遏制其诱导的全身失控性炎症反应，是预防和治疗 ARDS 的必要措施。

近年来对炎性反应在 ARDS 中的作用进行了大量的研究，炎性细胞，如多形核白细胞（PMN）、单核—巨噬细胞的聚集和活化、炎性介质，如肿瘤坏死因子、白介素、血小板活化因子、花生四烯酸代谢产物等物质的合成与释放均为促进 ALI 和 ARDS 发生发展的主要因素。另外，国内外学者近年来又从信号传导、细胞凋亡、肺泡水肿液的清除和基因易感性等方面对 ARDS 的发生机制进行了探讨，取得了一定的成就。

三、病理及病理生理

1. 病理改变

各种原因引起的 ARDS 病理改变基本相同，需要经过 3 个阶段。第 1 个阶段是渗出期，其主要表现为弥漫的肺泡损伤。7~10 天后，进入增殖期，主要表现为肺水肿减轻，肺泡膜因 II 型上皮细胞增生，间质中性粒细胞和成纤维母细胞浸润而增厚，毛细血管数目减少，并出现胶原的早期沉积。有些患者会进展到纤维化期，主要表现为正常肺部结构的破坏，弥漫的膝部纤维化形成。

2. 病理生理改变

正常的肺组织能够调节肺内液体的运动，这种调节机制被打破后，会造成肺间质及肺泡中大量液体渗出，从而引起气体交换减少，顺应性下降及肺动脉压升高。正常肺功能的实现需要维持肺泡的干燥，而这与适当的毛细血管灌注密切相关。正常情况下，肺的毛细血管内皮具有选择通透性：液体在静水压和胶体渗透压的控制下穿过细胞膜，而蛋白在血管内维持一定的胶体渗透压。而 ARDS 造成了弥漫的肺泡损伤，使得肿瘤坏死因子、白介素（IL）-1、IL-6、IL-8 等炎性因子大量释放，中心粒细胞活化并释放细胞毒性介质，破坏了毛细血管内皮及肺泡内皮，蛋白大量渗出，胶体渗透压梯度被破坏，导致液体大量渗入间质，使得肺泡腔中被大量血性的富含蛋白的水肿液及坏死的细胞碎片填充。同时，功能性的表面活性物质减少，导致肺泡表面张力增加，引起肺泡塌陷。

肺损伤会引起诸多并发症，其中包括气体交换减少、肺顺应性下降及肺动脉压力的升高。另外，气道阻力（Raw）的增加也是 ARDS 的特征，尽管其临床重要性尚不明确。

（1）气体交换减少：ARDS 患者气体交换的减少主要是由于通气血流的不匹配引起的；生理性的分流造成低氧血症，而生理性无效腔的增加使得 CO_2 清除减少。尽管高碳酸血症并不常见，但仍通常需要较高的分钟通气量来维持正常的动脉二氧化碳分压。

（2）肺顺应性下降：肺顺应性下降是 ARDS 的主要特点之一。它主要是由通气少或完全不通气的肺引起的，而与剩余的有功能的肺单位的压力容积特征无关。甚至是小潮气量都会超过肺的吸气能力从而引起气道压的显著升高。

（3）肺动脉高压：在需要机械通气的 ARDS 患者中，超过 25% 的患者会出现肺动脉高压。其原因包括低氧引起的血管痉挛，正压通气引起的血管受压，间质破坏，气道塌陷，高碳酸血症及肺动脉血管收缩药物的使用。肺动脉高压对 ARDS 患者的临床作用尚不确定，但严重的肺动脉高压会引起病死率的升高。

四、临床表现

1. 症状、体征与并发症

（1）症状：ARDS 的典型症状为在起病 6~72 小时迅速出现的呼吸困难，并进行性加重。典型的症状为呼吸困难，发绀（例如低氧血症），呼吸窘迫的症状通常非常明显，会出现呼吸频率增快，心动过速等症状。缺氧症状以鼻导管或面罩吸氧的常规方法无法缓解。此外在疾病的后期多伴有肺部感染，表现为发热、畏寒、咳嗽和咳痰等症状。

（2）体征：疾病初期除呼吸频率加快以外，可无明显的呼吸系统体征，随着病情的进展，出现唇和指甲发绀，有的患者两肺可闻及干湿啰音或哮鸣音，后期可出现肺实变体征，如呼吸音较低或水泡音等。

（3）并发症：ARDS 患者出现并发症的风险很高。有些并发症与机械通气相关，如压力性肺损伤、医源性肺炎，还有与疾病本身相关，如谵妄、深静脉血栓、消化道出血等。

2. 辅助检查

（1）实验室检查：常规实验室检查无特异性，重要的特征表现为顽固低氧血症。动脉血氧分压降低，吸入气氧浓度 >50%（$FiO_2 > 0.5$）时，PaO_2 仍低于 8.0 kPa（60 mmHg），$PA-aO_2$ 显著增加，当 $FiO_2 = 1.0$ 时，PaO_2 低于 46.7 kPa（350 mmHg），计算 QS/QT 常超过 30%，或 $PaO_2/PA-aO_2 \leqslant 0.2$。$PaCO_2$ 可正常或降低，至疾病晚期方增高。pH 可升高、正常或降低，这取决于低血压和代谢性酸中毒是否出现。

（2）影像学检查：胸部 X 线早期可无明显变化或只表现纹理增粗，常迅速出现双侧弥漫性浸润性阴影，且受治疗尤其通气治疗干预影响很大。CT 可以更准确地反映病变肺区的大小，从而较准确地判定气体交换和肺顺应性病变的程度。

（3）肺力学监测：是反映肺机械特征改变的重要手段，可通过床边呼吸功能监测仪监测。主要改变包括顺应性降低和气道阻力增加等。

五、诊断

长期以来，临床上一直广泛采用欧美联席会议提出的 ARDS 诊断标准。具体包括：①急性起病；②$PaO_2/FiO_2 \leqslant 200$ mmHg（不管 PEEP 水平）；③正位 X 线胸片显示双肺均有斑片状阴影；④肺动脉嵌顿压 ≤18 mmHg 或无左心房压力增高的临床证据。如 $PaO_2/FiO_2 \leqslant 300$ mmHg 且满足上述其他标准则诊断为急性肺损伤。

2012 年提出的 ARDS 的柏林标准已经取代了以往的 ARDS 诊断标准，其主要的改变是取消了"急性肺损伤"的概念，并且取消了肺动脉嵌顿压的标准，同时加入了最小的呼吸机设定条件。

ARDS 的柏林定义需满足以下标准。

（1）呼吸症状必须在已知的临床损害 1 周内出现，或者患者在 1 周内出现新的症状。

（2）X 线或 CT 扫描示双肺致密影，并且胸腔积液、肺叶/肺塌陷或结节不能完全解释。

（3）患者的呼吸衰竭无法用心力衰竭或体液超负荷完全解释。如果不存在危险因素，则需要进行客观评估（例如超声心动图）以排除静水压相关的肺水肿。

（4）必须存在中到重度的氧合下降，定义为动脉氧合指数（PaO_2/FiO_2）。低氧的程度决定了 ARDS 的严重程度。①轻度 ARDS，$PaO_2/FiO_2 = (201~300)$ mmHg，且呼气末正压

（PEEP）或持续气道正压（CPAP）≤ 5 cmH$_2$O；②中度 ARDS，PaO$_2$/FiO$_2$ =（101~200）mmHg，且 PEEP≥ 5 cmH$_2$O；③重度，PaO$_2$/FiO$_2 \leq 100$ mmHg，且 PEEP> 5 cmH$_2$O。

六、鉴别诊断

1. 心源性肺水肿

心源性肺水肿常见于高血压性心脏病、冠状动脉硬化性心脏病、心肌病等引起的急性左心室衰竭以及二尖瓣狭窄所致的左心房衰竭，它们都有心脏病或明显的其他脏器疾病史和相应的临床表现，如结合胸部 X 线表现胸部浸润影在中央及血管根部增宽，心电图检查以及相应脏器功能损害化验检查等，诊断一般不难。心导管肺毛细血管楔压（Paw）在左侧心力衰竭时上升（Paw> 2.4 kPa），对诊断更有意义。

2. 急性肺栓塞

多见于手术后或长期卧床患者，血栓来自下肢深静脉或盆腔静脉。本病起病突然，有呼吸困难、胸痛、咯血、发绀、PaO$_2$ 下降等表现。但长期卧床，手术，肿瘤病史以及深静脉血栓病史等有提示作用；心电图异常（典型者 S$_I$Q$_{III}$T$_{III}$ 改变），放射性核素肺通气、灌注扫描等改变对诊断肺栓塞有较大意义。

3. 重症肺炎

肺部严重感染，包括细菌性肺炎、病毒性肺炎、粟粒性肺结核等可引起 ARDS。然而也有一些重度肺炎患者（特别如军团菌肺炎）具有呼吸困难、低氧血症等类似 ARDS 临床表现，但并未发生 ARDS。这类疾病大多肺实质有大片浸润性炎症阴影，感染症状（发热、白细胞增高、核左移）明显，应用敏感抗菌药物可获治愈。

4. 特发性肺间质纤维化

有 II 型呼吸衰竭表现，尤其在并发肺部感染加重时，可能与 ARDS 相混淆。本病胸部听诊有 Velcro 啰音，胸部 X 线检查呈网状、结节状阴影或伴有蜂窝状改变，病程发展较 ARDS 相对缓慢，膝功能为限制性通气障碍等可做鉴别。

七、治疗

ARDS 是 MODS 的一个重要组成部分，对于 ARDS 的治疗是防治 MODS 的一部分。其原则为纠正缺氧，提高氧输送，维持组织灌注，防止组织进一步损伤，同时尽可能避免医源性并发症，主要包括液体负荷过高、氧中毒、容积伤和院内感染。在治疗上，可以分为病因治疗和支持治疗，后者可以分为一般的支持治疗和呼吸支持治疗。另外，国内外学者对一些药物在 ARDS 治疗中的作用也进行了大量的研究。

1. 病因治疗

原发病是影响 ARDS 预后和转归的关键，及时去除或控制致病因素是 ARDS 治疗最关键的环节。全身性感染、创伤、休克、烧伤、急性重症胰腺炎等是导致 ARDS 的常见病因。严重感染患者有 25%~50% 发生 ARDS，而且在感染、创伤等导致的多器官功能障碍（MODS）中，肺往往是最早发生衰竭的器官。目前认为，感染、创伤等原发疾病导致的全身炎症反应是导致 ARDS 的根本病因，也最终影响 ALI/ARDS 的预后和转归。控制原发病（骨折固定，烧伤组织移植），积极控制感染（包括有效清创，感染灶充分引流，抗生素合理选用），早期纠正休克，改善微循环，遏制其诱导的全身失控性炎症反应，是预防和治疗

ALL/ARDS 的必要措施。

2. 一般的支持治疗

只有少量 ARDS 的患者仅死于呼吸衰竭。更常见的是，这些患者死于原发病或者继发的并发症，如感染或多器官功能衰竭。因此，ARDS 的患者需要细致的支持治疗，包括合理使用镇静药和肌松药，血流动力学管理，营养支持，血糖控制，院内获得性肺炎的快速评估及治疗以及深静脉血栓（DVT）和消化道出血的预防。

（1）镇静：对于 ARDS 的患者而言，镇静与镇痛可以提高患者对机械通气的耐受程度并减少氧耗。因为 ARDS 的患者往往需要数天或者更长时间的镇静，因此，可以选择一些长效的相对便宜的药物，如劳拉西泮。因为苯二氮䓬类药物并没有镇痛作用，因此需要加用阿片类药物（如芬太尼或吗啡）来治疗疼痛。阿片类同时也有协同作用，可以减少苯二氮䓬类药物的用量。给药途径首选间断的静脉注射，对于需要反复给药的患者可以使用持续泵入的方式。另外，必要时可以使用氟哌啶醇以及丙泊酚等药物。

镇静深度可以应用 Richmond Agitation-Sedation Scale（RASS）镇静评估量表来评价，对于不同的患者选择不同的镇静目标，以达到有效镇静的同时，减少过度镇静的风险。另外，采用每日唤醒策略，间断给药而不持续给药以及严格按照镇静、镇痛流程等方法都能够减少过度镇静，从而减少呼吸机使用时间和院内获得性肺炎的发生率。

（2）使用肌松药：尽管大家已经广泛认识到，在 ARDS 患者中使用肌松药有着明确的优点（改善氧合）和缺点（肌无力时间延长），但这两种效应对于患者预后的影响仍不明确。最近的一项多中心随机对照研究显示，在气体交换严重受累（$PaO_2/FiO_2 \leqslant 120$ mmHg）的 ARDS 患者短期使用（48 小时内）肌松药物可能是安全有益的。但是要将其作为早期重症 ARDS 患者的常规治疗，仍需要进一步证据的支持。

（3）血流动力学监测：对 ARDS 患者需要在监测下进行血流动力学管理已经得到共识。但研究表明，使用 PAC（肺动脉导管）进行血流动力学监测，并不优于中心静脉导管（CVC），反而导管相关的并发症明显增加，因此，不应该常规使用 PAC 对 ARDS 患者进行监测。

（4）营养支持：ARDS 患者处于严重的分解状态，需要进行营养支持。在胃肠道可用的情况下首选肠内营养，可以降低血管内感染、消化道出血的发生率，保护肠道黏膜屏障，从而减少肠道菌群移位的风险。需要注意的是，应该避免过度营养，因为其不但不能使患者获益反而会产生过量的二氧化碳。另外，患者进行胃肠营养时，保持半卧位以减少呼吸机相关肺炎的发生率，这一点也非常重要。

（5）院内获得性肺炎（VAP）：ARDS 患者的病程中常会伴发院内获得性肺炎（例如呼吸机相关性肺炎），它会增加 ARDS 患者的病死率，并且不恰当的治疗不仅对患者会带来后果，同时还会诱导耐药菌的出现。选择一种有效的可以覆盖可能的病原微生物的抗生素对于肺炎的治疗至关重要，而这需要结合各个医院的药敏谱来决定。因为 ARDS 患者通常处于营养不良和免疫抑制状态，再加上正常的气道屏障被气管插管所破坏，而肺水肿又是细菌生长的良好的培养基，预防院内获得性肺炎的发生非常困难。

如何降低 VAP 的发生率，目前已经提出一系列的治疗策略。机械通气的患者，尤其是对于进行胃肠营养的患者保持床头抬高已经证实可以显著降低 VAP 的发生率。另外，避免不必要的抗生素使用，注意口腔护理，及时拔管以减少机械通气的时间，避免过度镇静，避免呼吸机管路的更换等措施也非常重要。而选择性地消化道去污，持续声门下吸引，密闭吸痰装置等措施是否能够降低 VAP 的发生率，目前尚不确切。

（6）DVT 的预防：ARDS 患者 DVT 和肺动脉栓塞的发生率尚不明确，但其风险相当的高。这些患者通常存在深静脉血栓的多个危险因素，包括长时间卧床，外伤，凝血途径的激活及原发病，如肥胖、恶性肿瘤。因此，需要警惕患者出现 PE 的风险，及时予以预防。

（7）液体管理：高通透性肺水肿是 ARDS 的病理生理特征，肺水肿的程度与 ARDS 的预后呈正相关，由于肺毛细血管通透性增加和肺毛细血管静水压增加加重肺水肿形成。适当利尿和限制液体输入，尤其应限制晶体液入量，保持较低前负荷，PAWP < 1.6 kPa，降低肺毛细血管静水压以减轻肺间质水肿。因此，通过积极的液体管理，改善 ALI/ARDS 患者的肺水肿具有重要的临床意义。研究显示液体负平衡与感染性休克患者病死率的降低显著相关，且对于创伤导致的 ALI/ARDS 患者，液体正平衡使患者病死率明显增加。但是利尿减轻肺水肿的过程可能会导致心排血量下降，器官灌注不足。因此，ALI/ARDS 患者的液体管理必须考虑到两者的平衡，必须在保证脏器灌注的前提下进行。

最近 ARDSnet 完成的不同 ARDS 液体管理策略的研究显示，尽管限制性液体管理与非限制性液体管理组病死率无明显差异，但与非限制性液体管理相比，限制性液体管理（利尿和限制补液）组患者第 1 周的液体平衡为负平衡（ - 136 mL vs + 3 992 mL），氧合指数明显改善，ICU 住院时间明显缩短。特别值得注意的是，限制性液体管理组的休克和低血压发生率并无增加。可见，在维持循环稳定、保证器官灌注的前提下，限制性的液体管理策略对 ALI/ARDS 患者是有利的。而且如果在对容量判断有困难时，推荐漂浮导管等加强有创血流动力学监测。

ARDS 患者输注晶体液还是胶体液进行液体复苏一直存在争议。最近的大规模 RCT 研究显示，应用人血白蛋白进行液体复苏，在改善生存率、机械通气时间及 ICU 住院时间等方面与生理盐水无明显差异。但值得注意的是，胶体渗透压是决定毛细血管渗出和肺水肿严重程度的重要因素。争议核心在于对管外肺水的影响。研究证实，低蛋白血症是严重感染患者发生 ARDS 的独立危险因素，而且低蛋白血症可导致 ARDS 病情进一步恶化，并使机械通气时间延长，病死率明显增加。因此，对低蛋白血症的 ARDS 患者有必要输入人血白蛋白或人工胶体，提高胶体渗透压。最近 2 个多中心 RCT 研究显示，对于存在低蛋白血症（血浆总蛋白 < 50 ~ 60 g/L）的 ALI/ARDS 患者，与单纯应用呋塞米相比，尽管白蛋白联合呋塞米治疗未能明显降低病死率，但可明显改善氧合，增加液体负平衡，并缩短休克时间。因此，对于存在低蛋白血症的 ARDS 患者，在补充人血白蛋白等胶体溶液的同时联合应用呋塞米（速尿），有助于实现液体负平衡，并改善氧合。人工胶体对 ARDS 是否也有类似的治疗效应，需进一步研究证实。

3. 呼吸支持治疗

（1）氧疗：ARDS 应及时进行氧疗，改善气体交换功能，保证氧输送，防止细胞缺氧。患者治疗的基本目的是改善低氧血症，使动脉氧分压（PaO_2）达到 60 ~ 80 mmHg；但吸入氧浓度尽可能 < 60%，如吸入更高浓度氧尽可能 < 24 小时，一旦氧合改善就应尽快调整吸入氧浓度。根据低氧血症改善的程度和治疗反应调整氧疗方式，首先使用鼻导管，当需要较高的吸氧浓度时，可采用可调节吸氧浓度的文丘里面罩或带储氧袋的非重吸式氧气面罩。ARDS 患者往往低氧血症严重，大多数患者一旦诊断明确，常规的氧疗常难以奏效，机械通

气仍然是最主要的呼吸支持手段。

（2）无创机械通气（NIV）：可以避免气管插管和气管切开引起的并发症，近年来得到了广泛的推广应用，但 NIV 在 ARDS 急性低氧性呼吸衰竭中的应用却存在很多争议。迄今为止，尚无足够的资料显示 NIV 可以作为 ALI/ARDS 导致的急性低氧性呼吸衰竭的常规治疗方法。

当 ARDS 患者神志清楚、血流动力学稳定，并能够得到严密监测和随时可行气管插管时，可以尝试 NIV 治疗。如 NIV 治疗 1~2 小时后，低氧血症和全身情况得到改善，可继续应用 NIV。若低氧血症不能改善或全身情况恶化，提示 NIV 治疗失败，应及时改为有创通气。Evransky 等建议，在治疗全身性感染引起的 ALI/ARDS 时，如果预计患者的病情能够在 48~72 小时缓解，可以考虑应用 NIV。

应用 NIV 可使部分并发免疫抑制的 ALI/ARDS 患者避免有创机械通气。从而避免呼吸机相关肺炎（VAP）的发生，并可能改善预后。免疫功能低下的患者发生 ALI/ARDS，早期可首先试用 NIV。

一般认为，ALI/ARDS 患者在以下情况时不适宜应用 NIV：神志不清；血流动力学不稳定；气道分泌物明显增加而且气道自洁能力不足；因脸部畸形、创伤或手术等不能佩戴鼻面罩；上消化道出血、剧烈呕吐、肠梗阻和近期食管及上腹部手术；危及生命的低氧血症。应用 NIV 治疗 ALI/ARDS 时应严密监测患者的生命体征及治疗反应。如 NIV 治疗 1~2 小时后，低氧血症和全身情况得到改善，可继续应用 NIV；若低氧血症不能改善或全身情况恶化，提示 NIV 治疗失败，应及时改为有创通气。

（3）有创机械通气。

1）机械通气的时机选择：ARDS 患者经高浓度吸氧仍不能改善低氧血症时，应气管插管进行有创机械通气。ARDS 患者呼吸功明显增加，表现为严重的呼吸困难，早期气管插管机械通气可降低呼吸功，改善呼吸困难。虽然目前缺乏 RCT 研究评估早期气管插管对 ARDS 的治疗意义，但一般认为，气管插管和有创机械通气能更有效地改善低氧血症，降低呼吸功，缓解呼吸窘迫，并能够更有效地改善全身缺氧，防止肺外器官功能损害。

2）肺保护性通气：由于 ARDS 发生后大量肺泡塌陷，肺容积明显减少，常规或大潮气量通气易导致肺泡过度膨胀和气道平台压过高，加重肺及肺外器官的损伤。小潮气量通气是 ARDS 病理生理结果的要求。目前有数项多中心 RCT 研究比较了常规潮气量与小潮气量通气对 ARDS 病死率的影响。其中 Amato 和 ARDSnet 的研究显示，与常规潮气量通气组比较，小潮气量通气组 ARDS 患者病死率显著降低。应尽早采用潮气量设置为 6 mL/kg 通气。有研究提示压力控制通气模式比容量控制模式更少产生气压伤，更易达到人机同步，可选择的模式有压力控制反比通气、压力释放通气、双相气道正压通气。

气道平台压能够客观反映肺泡内压，其过度升高可导致呼吸机相关肺损伤。在 Amato 总结了上述多中心 RCT 研究中，小潮气量组的气道平台压均 <30 cmH$_2$O，其结论为小潮气量降低病死率的两项研究中，对照组气道平台压 >30 cmH$_2$O，而不降低病死率的三项研究中，对照组的气道平台压均 <30 cmH$_2$O。Brochard、Brower 和 Stewart 3 个研究提示按气道平台压分组 [<23、（23~27）、（27~33）、>33 cmH$_2$O]，随气道平台压升高，病死率显著升高（$P = 0.002$）。而以气道平台压进行调整，不同潮气量通气组 [（5~6）、（7~8）、（9~10）、（11~12）mL/kg] 病死率无显著差异（$P = 0.18$），并随气道平台压升高，病死率显著增加

（$P < 0.001$）。说明在实施肺保护性通气策略时，限制气道平台压比限制潮气量更为重要。推荐维持气道平台压 < （25～30）cmH_2O。

由于 ARIDS 肺容积明显减少，为限制气道平台压，有时不得不将潮气量降低，允许动脉血二氧化碳分压（$PaCO_2$）高于正常，$PaCO_2$ < 10.7～13.3 kPa，即所谓的允许性高碳酸血症。允许性高碳酸血症是肺保护性通气策略的结果，并非 ARDS 的治疗目标。一般急性二氧化碳升高导致酸血症可产生一系列病理生理学改变，包括脑及外周血管扩张、心率加快、血压升高和心排血量增加等。但研究证实，实施肺保护性通气策略时一定程度的高碳酸血症是安全的。当然，颅内压增高是应用允许性高碳酸血症的禁忌证。此外并发代谢性酸中毒患者其酸中毒严重影响血液 pH，警惕其对心血管严重抑制作用。代谢性酸中毒血症往往限制了允许性高碳酸血症的应用，目前尚无明确的二氧化碳分压上限值，一般主张保持 pH > 7.20 接近 7.30，否则可考虑静脉输注碳酸氢钠。

3）肺复张：充分复张 ARDS 塌陷肺泡是纠正低氧血症和保证 PEEP 效应的重要手段。为限制气道平台压而被迫采取的小潮气量通气往往不利于 ARDS 塌陷肺泡的膨胀，而 PEEP 维持复张的效应依赖于吸气期肺泡的膨胀程度。而且肺复张有利于减少肺泡反复开放与萎陷所致的损害。目前临床常用的肺复张手法包括控制性肺膨胀、PEEP 递增法及压力控制法（PCV 法）。其中实施控制性肺膨胀采用恒压通气方式，推荐吸气压为 30～45 mmHg，持续时间为 30～40 秒。临床研究证实肺复张手法能有效地促进塌陷肺泡复张，改善氧合，降低肺内分流。尽管一项 RCT 研究显示，与常规潮气量通气比较，采用肺复张手法合并小潮气量通气，可明显改善 ARDS 患者的预后。但一般而言复张效果较短暂，合理的 PEEP 也显得很重要，而且对预后影响仍有争议。

肺复张手法的效应受多种因素影响。实施肺复张手法的压力和时间设定对肺复张的效应有明显影响，不同肺复张手法效应也不尽相同。另外，ARDS 病因也影响肺复张手法的效果，一般认为，肺外源性的 ARDS 对肺复张手法的反应优于肺内源性的 ARDS。ARDS 病程也影响肺复张手法的效应，早期 ARDS 肺复张效果较好。值得注意的是，肺复张手法可能减少心排血量，影响患者的循环状态，还可引起气胸，实施过程中应密切监测。

4）PEEP 的选择：ARDS 广泛肺泡塌陷不但可导致顽固的低氧血症，而且部分可复张的肺泡周期性塌陷开放而产生剪切力，会导致或加重呼吸机相关的损伤。充分复张塌陷肺泡后应用适当水平 PEEP 防止呼气末肺泡塌陷，改善低氧血症，并避免剪切力，防治呼吸机相关肺损伤。因此应采用能防止肺泡塌陷的最低 PEEP。

ARDS 最佳 PEEP 的选择目前仍存在争议。一般使用 PEEP 为 5～15 cmH_2O，合理选择目标是尽可能避免肺泡萎陷的趋势下将 PEEP 对机体不利影响降到最低。具体可以在维持吸入压不变的情况下，逐渐增加 PEEP，观察潮气量以及循环的变化。Barbas 通过 Meta 分析比较不同 PEEP 对 ARDS 患者生存率的影响，结果表明 PEEP > 12 cmH_2O，尤其是 > 16 cmH_2O 时明显改善生存率。其建议可参照肺静态压力—容积（P-V）曲线低位转折点压力来选择 PEEP。Amoto 及 Villar 的研究显示，在小潮气量通气的同时，以静态 P-V 曲线低位转折点压力 +2 cmH_2O 作为 PEEP，结果与常规通气相比 ARDS 患者的病死率明显降低。若有条件，应根据静态 P-V 曲线低位转折点压力 +2 cmH_2O 来确定 PEEP。

5）自主呼吸：自主呼吸过程中膈肌主动收缩可增加 ARDS 患者肺重力依赖区的通气，改善通气血流比例失调，改善氧合。尽可能保有自主呼吸是有创呼吸中比较重要的趋势。一项前瞻对照研究显示，与控制通气相比，保留自主呼吸的患者镇静药使用量、机械通气时间和 ICU 住院时间均明显减少。因此，在循环功能稳定、人机协调性较好的情况下，ARDS 患者机械通气时有必要保留自主呼吸，有助于降低气道峰压，促使肺泡复张，气道廓清并尽可能减少通气支持手段对循环和消化道的影响。

6）俯卧位通气：俯卧位通气通过降低胸腔内压力梯度、促进分泌物引流和促进肺内液体移动，明显改善氧合。如无明显禁忌，可考虑采用俯卧位通气。Gattinoni 等采用每天 7 小时俯卧位通气，连续 7 天，结果表明俯卧位通气明显改善 ARDS 患者氧合，但对病死率无明显影响。然而，若依据 PaO_2/FiO_2 对患者进行分层分析结果显示，$PaO_2/FiO_2 < 88$ mmHg 的患者俯卧位通气后病死率明显降低。此外，依据简化急性生理评分（SAPS II）进行分层分析显示，SAPS II 高于 49 分的患者采用俯卧位通气后病死率显著降低，明显优于仰卧位。最近，另外一项每天 20 小时俯卧位通气的 RCT 研究显示，俯卧位通气有降低严重低氧血症患者病死率的趋势，防止低位肺水肿、肺不张、肺部感染。可见，对于常规机械通气治疗无效的重度 ARDS 患者，可考虑采用俯卧位通气。具体实施可采用翻身床或人工垫枕于额、双肩、下腹和膝部。

严重的低血压休克、室性心律失常、颜面部创伤及未处理的不稳定性骨折为俯卧位通气的相对禁忌证。当然，体位改变过程中可能发生如气管插管及中心静脉导管以外脱落等并发症，需要予以预防，但严重并发症并不常见。

7）高频振荡通气：高频振荡通气（HFOV）是指通过往复运动的活塞泵、扬声器隔膜或旋转球的方式产生正弦波，使气管内气体产生高频往返运动，将气体主动送入和吸出气道。ARDS 的患者实施 HFOV 的过程中，应用一定水平的驱动压，可保持肺泡持续处于膨胀状态，避免常规通气模式呼气时的肺泡塌陷，避免了肺泡反复塌陷复张导致的肺损伤，同时也避免了由于部分肺泡塌陷所致的肺内分流，有助于改善 ARDS 患者氧合。目前，HFOV 尚不能作为 ARDS 的常规通气模式，对于积极的肺复张手法实施后仍难以改善其低氧血症的 ARDS 患者，可考虑应用 HFOV。

（4）液体通气：部分液体通气是在常规机械通气的基础上经气管插管向肺内注入相当于功能残气量的全氟碳化合物，以降低肺泡表面张力，促进肺重力依赖区塌陷肺泡复张。目前认为可能是一种必要的补充策略。部分液体通气 72 小时后，ARDS 患者肺顺应性可以得到改善，并且改善气体交换，对循环无明显影响。但患者预后均无明显改善，病死率仍高达 50% 左右。部分液体通气能促进下垂部位或背部的肺泡复张，改善患者气体交换，增加肺顺应性，可作为严重 ARDS 患者常规机械通气无效时的一种选择。

（5）体外膜氧合技术（ECMO）：建立体外循环后在肺外进行气体交换可减轻肺负担、有利于肺功能恢复。非对照临床研究提示，严重的 ARDS 患者应用 ECMO 后存活率为 46% ~66%。但 RCT 研究显示，ECMO 并不改善 ARDS 患者预后。随着 ECMO 技术的改进，需要进一步的大规模研究结果来证实 ECMO 在 ARDS 治疗中的地位。

（6）"六步法"机械通气策略：缺乏统一、规范的治疗策略是重症 ARDS 治疗是临床医师面临的重大难题。如小潮气量设定，最佳持续气道正压（PEEP）选择，肺复张频率、时机、压力都十分困惑临床医师。另外高频通气，俯卧位，体外膜氧合等抢救性治疗措施的适应证、应用时机等不明确可能是重症 ARDS 患者预后差的原因之一。2010 年珍妮特（Janet）和马特海（Matthay）等从现有资料、指南推荐和临床实施经验等角度总结归纳了重症 ARDS

治疗的具体步骤和实施方法，共以下 6 个步骤（简称"六步法"）。

步骤 1：小潮气量肺保护性通气（6 mL/kg，如果气道平台压仍高于 30 cmH_2O，则潮气量可逐渐降低至 4 mL/kg），测量气道平台压力。如果 < 30 cmH_2O，进入步骤 2a。如果 > 30 cmH_2O，刚进入步骤 2b。

步骤 2a：实施肺复张和（或）单独使用高 PEEP。

步骤 2b：实施俯卧位通气或高频振荡通气。

步骤 3：评价氧合改善效果，静态顺应性和无效腔通气。如果改善明显则继续上述治疗。如果改善不明显，则进入步骤 4。

步骤 4：吸入一氧化氮。如果数小时内氧合及顺应性改善不明显，则进入步骤 5。

步骤 5：小剂量糖皮质激素（须权衡利弊）。

步骤 6：考虑实施体外膜氧合。入选患者通气高压机械通气时间 < 7 天。

"六步法"使得重症医生在及时、准确判断 ARDS 患者病情严重程度的基础上，规范、有序地实施小潮气量通气、肺复张等治疗措施。重症 ARDS "六步法"将提高 ARDS 规范化治疗的可行性和依从性，有望降低患者病死率。

4. 药物治疗

目前对于 ARDS 的绝大多数治疗均为支持性的，目的在于改善气体交换，并预防治疗过程中的并发症。而一些药物在 ARDS 治疗中的作用近年来也进行了大量的研究，并取得了一定的成果。然而，由于疗效并不确切或者是否能够改善患者预后尚不明确，这些治疗方案均尚没有列入 ARDS 的常规治疗中，需要进一步研究的证实。

（1）肺泡表面活性物质：ARDS 患者存在肺泡表面活性物质减少或功能丧失，易引起肺泡塌陷。肺泡表面活性物质能降低肺泡表面张力，减轻肺炎症反应，阻止氧自由基对细胞膜的氧化损伤。因此，补充肺泡表面活性物质可能成为 ARDS 的治疗手段。然而在早产儿发生的 ARDS 中替代治疗相当有效的前提下在成年人效果却不明显。早期的 RCT 研究显示，应用表面活性物质后，ARDS 患者的血流动力学指标、动脉氧合、机械通气时间、ICU 住院时间和 30 天生存率并无明显改善。最近一项针对心脏手术后发生 ARDS 补充肺泡表面活性物质的临床研究显示，与既往病例比较，治疗组氧合明显改善，而且病死率下降。目前肺泡表面活性物质的应用仍存在许多尚未解决的问题，如最佳用药剂量、具体给药时间、给药间隔和药物来源等。因此，尽管早期补充肺表面活性物质有助于改善氧合，但还不能将其作为 ARDS 的常规治疗手段。有必要进一步研究，明确其对 ARDS 预后的影响。

（2）抗氧化药：观察发现，在 ARDS 的发生和发展过程中，活性氧自由基的产生及抗氧化屏障的部分破坏起着非常大的作用，因此，理论上抗氧化治疗应该能够改善 ARDS 患者的预后。有研究表明，通过肠道给 ARDS 患者补充 EPA、γ-亚油酸和抗氧化药，可以明显缩短机械通气时间，改善生存率。但是，更近期的研究显示，与安慰剂组相比，额外补充鱼油等抗氧化药没有发现任何临床结果的改善。因此，通过补充鱼油进行抗氧化治疗依然需要进一步研究的证实，尚未纳入 ARDS 的常规治疗中。另外，其他的一些抗氧化药，如利索茶碱、N-乙酰半胱氨酸也被证实对患者的临床终点没有任何的改善。

（3）吸入性的血管扩张药：吸入性的血管扩张药（例如一氧化氮、前列环素、前列腺素 E_1）可以选择性地舒张通气良好肺区域的血管，显著降低肺动脉压，减少肺内分流，改善通气/血流比例失调，从而改善氧合。

1）NO：临床上 NO 吸入可以使得约 60% 的 ARDS 患者氧合改善，同时肺动脉压、肺内分流明显下降，但是对平均动脉压和心排血量无明显改变。氧合改善效果一般仅限于开始 NO 吸入治疗的 24~48 小时。但两个随机对照研究证实 NO 吸入并不能改善 ARDS 的病死率。目前，吸入 NO 并不是 ARDS 的常规治疗手段，在一般治疗无效的严重低氧血症患者中可应用，可能会减少医源性肺损伤，为治疗赢得宝贵的时间。

2）前列腺素 E_1（PGE_1）：不仅是血管活性药物，还具有免疫调节作用，可抑制巨噬细胞和中性粒细胞的活性，发挥抗炎作用，抑制血小板聚集，降低肺和体循环阻力，提高心排血量。但是 PGE_1 没有组织特异性，静脉注射 PGE_1 会引起全身血管舒张，导致低血压。静脉注射 PGE_1 用于治疗 ALI/ARDS，有研究报道吸入型 PGE_1 可以改善氧合，但这需要进一步 RCT 研究证实。因此，只有在 ALI/ARDS 患者低氧血症难以纠正时，吸入 PGE_1 才作为可以考虑的治疗手段。

（4）抗感染药物治疗：全身和局部的炎症反应是 ARDS 发生和发展的重要机制，研究显示血浆和肺泡灌洗液中的炎症因子浓度升高与 ARDS 病死率成正相关。调控炎症反应不但是 ARDS 治疗的重要手段，而且也可能是控制 ARDS、降低病死率的关键。

1）糖皮质激素：对机体炎症反应有强烈的抑制作用，有减轻肺泡上皮细胞和毛细血管内皮细胞损伤，降低血管通透性，减少渗出的作用。长期以来，大量的研究试图应用糖皮质激素控制炎症反应，预防和治疗 ARDS。但争议极大。

早期的 3 项多中心 RCT 研究观察了大剂量糖皮质激素对 ARDS 的预防和早期治疗作用，结果糖皮质激素既不能预防 ARDS 的发生，对早期 ARDS 也没有治疗作用。但对于过敏原因导致的 ARDS 患者，早期应用糖皮质激素经验性治疗可能有效。此外感染性休克并发 ARDS 的患者，如并发肾上腺皮质功能不全，可考虑应用替代剂量的糖皮质激素。

持续的过度炎症反应和肺纤维化是导致 ARDS 晚期病情恶化和治疗困难的重要原因。糖皮质激素能抑制 ARDS 晚期持续存在的炎症反应，并能防止过度的胶原沉积，阻止肺纤维化的进展，从而有可能对"晚期"ARDS 有保护作用。然而，最近 ARDSnet 的研究观察了糖皮质激素对晚期 ARDS（患病 7~24 天）的治疗效应，结果显示糖皮质激素治疗［甲泼尼龙 2 mg/（kg·d），分 4 次静脉滴注，14 天后减量］并不降低病死率，但可明显改善低氧血症和肺顺应性，缩短患者的休克持续时间和机械通气时间。对于"晚期"ARDS 患者常规应用糖皮质激素治疗也有一定争议。

2）他汀类药物：在动物模型中发现，他汀类药物能够降低促炎性细胞因子的浓度，减少间质的炎性浸润，从而改善生存率。然而，在随后的随机对照研究中，辛伐他汀组较对照组并没有显示出氧合和气道峰压的明显改善，对病死率也没有影响。其对于 ARDS 患者的治疗作用需要进一步的证据。

3）大环内酯类药物：具有抗菌与抗炎双重效果，并且动物模型显示，这些药物对 ARDS 可能有一定的疗效。使用 LARMA（Lisofylline and Respiratory Management of Acute Lung Injury）随机对照研究中的数据进行的观察性研究表明，使用大环内酯类药物的患者 180 天的生存率较不使用大环内酯药物的患者有显著的下降。但这需要随机对照研究的进一步证实。

需要注意的是，有一些曾经认为对 ARDS 患者治疗有益的药物，已经被证实是无效的其至是有害的，其中包括 β 受体激动药、N－乙酰半胱氨酸、丙半胱氨酸、利索茶碱、静脉用

前列腺素 E_1、中性粒细胞弹性酶抑制药、酮康唑以及布洛芬。

八、预后

有文献统计 ARDS 的病死率由 20 世纪 80 年代的 50%～60%到 21 世纪初的 30%～40%。既往治疗焦点集中于改善患者氧合，有趣的是经过治疗尽管很多患者低氧血症有明显的改善，但预后并未有大幅度的改善，而唯一的发现是治疗最初对治疗反应良好的患者（氧合在 24 小时明显改善）预后相对较好。此外，近年认识到影响病死率的首要原因是易感因素，大都主张分为直接肺损伤和间接肺损伤两大类。

1. 直接肺损伤因素

常见为肺炎、胃内容物吸入，少见为肺挫伤、脂肪栓塞、淹溺肺栓子切除或肺移植后的再灌流性肺水肿等。

2. 间接肺损伤因素

常见为脓毒血症、严重创伤伴休克及大量输血液，少见为心肺转流、急性胰腺炎、输注血液制剂等。由脓毒血症所致的 ARDS 病死率高达 70%～90%，多数 ARDS 患者死于脓毒血症或多器官功能衰竭，并非死于呼吸衰竭。肺外脏器功能的衰竭程度在很大程度上影响 ARDS 的预后。

（吕信鹏）

第三节　重症肺炎

根据美国国家医院获得性感染监测系统（NNIS）的资料，下呼吸道感染已经超过泌尿系感染，成为最常见的医院获得性感染。根据感染环境不同，肺炎分为社区获得性肺炎（CAP）和医院获得性肺炎（HAP）。CAP 是指在医院外罹患的感染性肺实质炎症，包括感染了具有明确潜伏期的病原体而在入院后潜伏期内发病的肺炎。HAP 是指入院时不存在，也不处在潜伏期，入院 48 小时后发生的肺实质炎症。美国胸科学会（ATS）公布的医院获得性肺炎治疗指南重新界定了 HAP 指代范围，定义 HAP 共包括 HAP、呼吸机相关性肺炎（VAP）和医疗卫生保健机构相关性肺炎（HCAP）3 个部分。其中，呼吸机相关性肺炎（VAP）是指开始机械通气 48 小时后出现的肺实质炎症。医疗卫生保健机构相关性肺炎（HCAP）包括具有以下特点的肺炎患者：本次感染前 90 天内因急性病住院治疗且住院时间超过 2 天者；住在养老院和康复视构中者；本次感染前 30 天内接受过静脉抗生素治疗、化疗或伤口护理者；到医院或透析门诊定期接受血液透析者。

迄今为止，由于各临床专业存在不同的认识和理解，重症肺炎还没有明确的诊断标准。从重症医学专业范畴出发，重症肺炎是由致病微生物在肺组织内生长繁殖引发感染，导致患者因呼吸功能受累或衰竭而需要进入重症医学科病房监护、治疗的肺实质炎症。重症肺炎的提出，区别于普通肺炎的概念，强调患者病情的严重性和积极治疗的迫切性。参考肺炎的分类，重症肺炎也分为重症社区获得性肺炎（SCAP）和重症医院获得性肺炎（SHAP），受病情严重所限，VAP 在后者中占有相当大的比例。

一、流行病学

1. 重症社区获得性肺炎（SCAP）的流行病学

CAP 在美国每年发病 300 万~560 万例，需住院治疗者 60 万~110 万例，在主要致死病因排名中列第 8 位，已成为发达国家最常见的致死性感染性疾病。有文献报道，我国每年 CAP 的患病人数约为 250 万，年均因肺炎死亡者约 12.5 万人，若按人口比例与美国比较，这一统计数字很可能被明显低估。

据统计，近年来，进入 ICU 治疗的 CAP 患者（SCAP）数量持续上升，占住院肺炎患者的 12.7%~22%，病死率为 22%~50%。SCAP 日益升高的发病率和病死率已经引起临床医学工作者的高度重视。

2. 重症医院获得性肺炎（SHAP）的流行病学

在美国，HAP 的发病率为（5~10）/1 000 住院患者，接受气管插管或机械通气患者的发病率为非机械通气者的 6~10 倍，达到 10%~20%，占所有 ICU 内医院获得性感染的 25%。欧洲进行的 ICU 医院获得性感染调查（EPIC）发现，总计 10 038 名患者中，2 064 名（20.6%）有 ICU 获得性感染，其中 967 名（46.9%）为肺炎，HAP 的患病率为 9.6%。

HAP 的总病死率很高（24%~71%），占住院死亡患者的 15%，是因院内感染导致死亡的首位原因，其中 1/3~1/2 的病例因肺炎直接导致死亡。根据发病时间，HAP 可分为两类，入院后 4 天以内发生的肺炎称为早发型，5 天或以上发生的肺炎称为迟发型，两种类型 HAP 在病原菌分布、治疗和预后上均有明显的差异。尤其是迟发型 HAP，由于耐药菌感染机会的增加，导致治疗难度显著上升，病死率高达 33%~50%。有关重症医院获得性肺炎的流行病学目前还没有具体的资料，有报道并发耐药菌感染的病死率高达 70% 以上。

二、病因与发病机制

下呼吸道感染的发生应具备下列条件之一：患者的防御功能发生障碍，有足够数量的致病菌达到患者的下呼吸道并破坏患者的自身防御机制，或者出现致病力极强的致病菌。

1. 并发基础病

是发生 SCAP 和 SHAP 的共同风险因素，几乎 50% 的 SCAP 患者并发慢性阻塞性肺疾病（COPD），是最主要的易感因素。此外，还有慢性心脏疾病、糖尿病、酗酒等。相较于 SCAP，SHAP 发生的易感因素还包括感染控制相关因素和治疗干预引起的宿主防御能力变化，住院患者先前的治疗措施可以削弱宿主对病原菌的防御能力，从而增加 SHAP 的患病风险，如镇静药可引起中枢神经系统功能抑制而增加误吸危险，长时间应用免疫抑制药或皮质激素可抑制患者免疫功能等。

2. SCAP 的发病机制

目前仍未完全清楚，多数学者认为，通常情况下，局部肺组织炎症反应产生的炎症介质释放入血后同时诱发内源性炎症介质和抗炎介质的释放增强，有利于机体在控制感染的同时维持内环境稳定。因此，大多数肺炎患者的炎症反应仅限于局部，不会影响到未感染部位或其他器官；而少数肺炎患者由于易感因素作用机体抗炎机制存在代偿缺陷，在内源性炎症介质和抗炎介质诱导释放过程中出现全身炎症反应综合征（systemic inflammatory response syndrome，SIRS）/代偿性抗炎症反应综合征（compensatory anti-inflammatory response syndrome，

CARS）的严重失衡，从而引起严重全身性感染和组织、器官的继发性损害，最终发展为重症肺炎甚至多器官功能不全综合征（multi-organ dysfunction system，MODS）。

3. SHAP 的主要发病机制

包括口咽部微生物的误吸、远处感染灶的血行播散和肠道细菌转移定植等（图 6-1）。

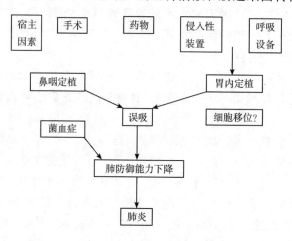

图 6-1　SHAP 的发病机制

三、病原学

1. SCAP 的病原学

（1）SCAP 的致病菌与普通 CAP 类似，但发生率稍有不同，最常见的仍然是肺炎链球菌，约占 SCAP 的 1/3，其中包括耐药肺炎链球菌（drug resistant S. pneumonia，DRSP）；接下来是军团菌属和革兰阴性肠杆菌等。铜绿假单胞菌也是引起 SCAP 的病原菌之一，但它的发病常伴有某些因素，例如长期应用广谱抗生素、支气管扩张症、严重营养不良、HIV、免疫抑制状态等。

（2）非典型病原体也是 SCAP 的较常见病原体，包括军团菌属、肺炎衣原体、肺炎支原体以及某些呼吸道病毒等，常与细菌引起混合感染，发生率为 5%～40%。病毒引起免疫功能正常的成年人 SCAP 不常见，但既往曾发生过较大规模的 SARS（严重急性呼吸道综合征）病毒感染，严重者呈 SCAP、急性呼吸窘迫综合征（ARDS）表现。对于存在免疫功能抑制的患者（HIV、器官移植、肿瘤化疗），病毒感染较为常见，并易继发细菌（肺炎球菌、金黄色葡萄球菌、革兰阴性肠杆菌等）感染。

（3）近年来真菌感染的发生率逐渐升高，成为引起 SCAP 的病原体之一，在器官移植、HIV 等免疫抑制患者中尤为常见。在引起 SCAP 的真菌中，最常见的仍然是念珠菌属，但所占比例有所下降，其中非白色念珠菌所占比例逐渐增高，如光滑念珠菌、热带念珠菌、近平滑念珠菌、克柔念珠菌等。白色念珠菌占 50% 左右。曲霉菌属的感染率近年来也不断升高，特别是器官移植患者，而且病死率极高。其他真菌，如新型隐球菌、球孢子菌等的感染也时有发生。

有 40%～60% SCAP 患者的致病病原体无法确定，但文献报道其预后与可确定病原体患者没有明显差异。

2. SHAP 的病原学

（1）多数 HAP 为细菌感染所引起，混合性感染也较为常见。常见的致病菌为铜绿假单胞菌、肺炎克雷伯杆菌、不动杆菌等革兰阴性杆菌及金黄色葡萄球菌等革兰阳性球菌，其中多为耐甲氧西林金黄色葡萄球菌（MRSA）；厌氧菌较为少见，免疫功能正常者真菌或病毒引起的 HAP 较少见。早发型 HAP 与晚发型的病原菌有明显不同，早发型与 CAP 者类似，如肺炎球菌、流感杆菌、肺炎支原体、肺炎衣原体等；晚发型以肠杆菌科细菌多见，如铜绿假单胞菌、不动杆菌、大肠埃希菌及 MRSA 等。若先前没有抗生素应用史，多重耐药的铜绿假单胞菌及其他耐药菌少见；但若先前应用抗生素者，多重耐药（multidrug‑resistant，MDR）铜绿假单胞菌、不动杆菌、肺炎克雷伯杆菌及 MRSA 的发生率明显升高。SHAP 的病原菌以高度耐药或多重耐药菌多见，致使抗感染治疗难度增加，预后较差。

（2）美国 NNIS 分析了 ICU 医院获得性感染的 400 000 株致病菌，约 65% 的肺炎致病菌为革兰阴性杆菌，其中铜绿假单胞菌占 18%、肠杆菌属 10%、肺炎克雷伯杆菌 7%、不动杆菌属 7% 等，革兰阴性杆菌致病菌的分布在这 10 多年中较为稳定，只有不动杆菌从 4% 上升至 7%。近年来 MRSA 的发生率显著增加，诱发因素包括先前广谱抗生素应用、皮质激素、机械通气、COPD 等。随着近年来广谱抗生素的广泛应用，真菌的发生率也有所增加，其中真菌感染所致的 HAP 病死率上升尤为明显。

四、临床表现

1. SCAP 的临床表现

（1）全身表现：肺炎患者大多出现发热，一般为急性发热，热型可为稽留热或弛张热，伴或不伴畏寒、寒战；部分身体衰弱患者可仅表现为低热或不发热。其他的表现有全身不适感、头痛、肌肉酸痛、食欲缺乏、恶心、呕吐等，病情严重者可出现神志障碍或精神异常。

（2）呼吸系统表现：肺炎所致的典型临床表现以咳嗽、咳痰为主要症状，常咳黄脓痰或白黏痰，部分患者咳铁锈色痰或血痰；胸痛也是肺炎的常见表现之一，一般在深吸气或剧烈咳嗽时出现；病情严重时可有气促、呼吸困难表现，伴有唇、甲发绀等缺氧体征。SCAP 者出于双肺出现弥漫性损害，导致进行性低氧血症，出现进行性呼吸困难、窘迫等 ARDS 的临床表现。

咳嗽、咳痰、咯血、胸痛、呼吸困难被认为是典型肺炎患者的五大症状。某些病原体感染所致肺炎的临床表现可不典型，仅表现为干咳、少痰、气促等，但重症患者也出现进行性呼吸困难及严重缺氧的 ARDS 表现。

早期肺部体征表现为局部的异常体征，如局部叩诊呈浊音至实音，触觉语颤增强，听诊可闻及肺泡呼吸音减弱、局部湿啰音等。随着病情发展至病变弥漫的 SCAP 时，表现为呼吸急促、窘迫，可有鼻翼扇动，而且出现发绀等明显缺氧表现，肺部体征为广泛的肺实变征，肺泡呼吸音明显减弱，而湿啰音改变多不明显。

（3）肺外表现：SCAP 患者病情进展迅速，除呼吸系统损害外，常引起身体其他脏器损害。严重肺炎时，可出现机体炎症反应异常，从而引起 SZRS、Sepsis、MODS 等的一系列病理生理过程。除了肺是最常受累的器官外，随着病情的进展，其他脏器可相继出现不同程度的功能损害。

循环系统功能的损害较为常见，表现为顽固性休克、低血压、组织低灌注表现，一般液体复苏治疗难以纠正，须应用血管活性药物才能改善。临床研究表明，肺炎患者需进入 ICU 的原因主要是需机械辅助通气和因严重休克而需循环支持治疗。循环功能的损害可影响其他器官的血流灌注，促进其功能损害的发生。

肾也是较常受损的器官，表现为少尿、无尿，血清非蛋白氮（BUN）、肌酐（Cr）呈进行性升高。肾功能损害的发生可导致病情进一步加重，并可影响治疗方案的实施，致使预后更差。

其他脏器可序贯地出现不同程度的损害，如消化道、肝脏、血液系统、神经系统、内分泌系统等，出现相应的功能不全表现。

2. SHAP 的临床表现

HAP 起病隐匿，临床表现初期可不典型，病情进展至 SHAP 时，肺炎症状可较明显，包括咳嗽、咳痰、呼吸困难等。患者若有基础病则一般有不同程度加重，如并发 COPD 者出现严重呼吸衰竭等。随着病情进展，炎症反应也进行性加重，可导致其他器官功能的损害，包括感染性休克、急性肾功能衰竭等。感染性休克是 SHAP 患者较常出现的临床征象，也是患者需进入 ICU 监护的常见原因之一；同时因为循环功能不稳定，致使其他器官的灌注受到影响，出现不同程度的功能损害，导致 MODS 的发生。

五、辅助检查

1. 实验室检查

（1）血常规：血白细胞计数和中性粒细胞分类升高，少部分患者白细胞计数可下降。若累及血液系统时，可有血小板计数进行性下降，导致凝血功能障碍。

（2）血气分析：多数患者主要表现为严重低氧血症（Ⅰ型呼吸衰竭），氧合指数（PaO_2/FiO_2）进行性下降，甚至低于 200 mmHg，需进行机械通气辅助治疗。若患者存在 COPD 等基础疾病，血气分析可能会表现为Ⅱ型呼吸衰竭。由于严重呼吸衰竭及其他脏器（如肾等）功能损害，血气分析可表现为不同类型及程度的酸碱平衡失调。

2. 影像学检查

（1）X 线胸片：是最常应用的影像学检查方式，能够早期发现肺部炎症渗出性病灶，应常规进行检查。肺炎 X 线胸片表现可为片状、斑片状、网结节状阴影，SCAP 者肺部阴影进展迅速，甚至出现双肺大片实变阴影，部分患者在 48 小时内增加达 50% 以上。

（2）胸部 CT：可以较准确了解肺炎的范围、肺组织实变程度，同时可早期发现肺脓肿、空洞（曲霉菌的 Halo 征、新月征、空洞征等）等，有助于获得更多的临床信息，以便进行早期诊断和治疗。同时，CT 影像学检查还有利于肺炎与大量胸腔积液、肺水肿、肺结核等做出鉴别。

3. 病原学检查

（1）痰、气道分泌物涂片革兰染色：易于执行、廉价，但它的敏感性和特异性均较差，虽然如此，也是值得临床上采用的措施之一，作为常规的检查手段。

（2）痰培养：作为细菌学检查的重要手段，临床上最为常用，应尽可能在抗生素治疗前留取痰液进行检查，可提高阳性率。痰培养的阳性率较低，为 40% ~ 50%，而且常难以区分致病菌与定植菌。

（3）血培养：是怀疑有严重感染性疾病时常采用的病原学检查手段，结果特异性高，但阳性率也较低，约25%。近年来强调必须在抗生素应用前采集血液标本，建议每系列采血2~3次，每次不少于20 mL血液，并不要求在高热或寒战时采血，这样可提高阳性率，达到40%~50%。必要时可重复进行，一般2个系列已足够。

（4）经纤维支气管镜防污染性毛刷（PSB）、支气管肺泡灌洗液（BAL）标本培养：这两种技术近年得到多数学者提倡，两者的敏感性和特异性均较高，PSB者分别为69%和95%；BAL者敏感性72%~100%、特异性69%~100%。两者的操作存在一定的不良影响，需技术熟练人员操作。

（5）军团菌检查：尿的军团菌抗原测定；痰军团菌特殊培养或直接免疫荧光检测；发病初期及其后的血清军团菌抗体测定。血清直接荧光试验阳性并滴度升高、血清间接荧光试验≥1：256或呈4倍增长有临床意义。

（6）非典型病原体的血清学检查：如肺炎支原体、衣原体等，一般在发病初期及其后2~4周采集标本。血清支原体抗体滴度升高≥1：32或前后呈4倍升高者有临床诊断意义。

（7）真菌血清学检测：由于痰培养阳性较低，近年来研究发现通过测定真菌的细胞壁成分（半乳甘露聚糖）和代谢产物（1-3-β葡聚糖）可提高对真菌感染的诊断能力。半乳甘露聚糖（GM）是真菌细胞壁特有成分，阳性者提示存在感染可能，由于对阳性判定值尚存在争议，故敏感性及特异性的报道也有不同。对于1-3-β葡聚糖，几乎所有真菌中均存在，故阳性结果仅表明可能存在真菌感染，而不能分类。它的阳性判定值也存在争议，而且它与某些药物存在交叉反应而出现假阳性，因此，临床上的作用还有待更进一步观察。

六、诊断和鉴别诊断

迄今为止，重症肺炎还没有建立统一的诊断标准，各国通用的评价指标和诊断方法多是通过回顾性的临床资料分析来验证其敏感性和特异性，尚缺乏大型、多中心的前瞻性研究进行对比评估，临床工作者应结合当地条件和患者病情变化进行综合判断。

1. SCAP的诊断

SCAP是肺炎的一个类型，诊断流程应包括以下2个步骤。

（1）确立肺炎诊断：中华医学会呼吸病分会制订的CAP诊断和治疗指南规定，CAP的临床诊断依据包括：①新近出现的咳嗽、咳痰，或原有呼吸道疾病加重，并出现脓性痰；伴或不伴胸痛；②发热；③肺实变体征和（或）湿啰音；④WBC $> 10 \times 10^9/L$ 或 $< 4 \times 10^9/L$，伴或不伴核左移；⑤胸部X线检查显示片状、斑片状浸润阴影或间质性改变，伴或不伴胸腔特别积液。以上①~④项中任何一项加第⑤项，并除外肺结核、肺部肿瘤、非感染性肺间质性疾病、肺水肿、肺不张、肺栓塞、肺嗜酸性粒细胞浸润症、肺血管炎等，可建立临床诊断。

（2）病情严重程度评估：确立肺炎诊断后，应立即评估患者病情的严重程度是否达到SCAP标准，以进入ICU治疗。目前医学界对于肺炎患者是否进入ICU（即诊断SCAP）仍然没有统一的标准。应用较广泛的肺炎严重程度评价工具有PSI评分和CURB-65。

PSI评分是Fine MJ等提出的，并被IDSA的CAP指南所采用，根据得分将所有肺炎患者分为Ⅱ~Ⅴ级，预测其病情严重程度以及治疗预后和病死率。PSI评分≤70为Ⅱ级，评分71~90为Ⅲ级，评分91~130为Ⅳ级，评分>130为Ⅴ级，对应各级别病死率分别为：Ⅱ级0.6%~0.7%，Ⅲ级0.9%~2.8%，Ⅳ级8.2%~9.3%，Ⅴ级27%~31.1%，其中Ⅳ~Ⅴ

级患者的死亡风险明显升高，须住院或进入 ICU 治疗。ATS 一项大型研究 PORT 验证这个评分作为 SCAP 的判断，其敏感性为 70.7%，特异性为 72.4%。这个评分系统并没有明确进入 ICU 的标准，多用于作为病情较轻肺炎患者的筛选。而且它的评价项目较多，虽然结果较准确，但是在临床上的操作却较为困难。

（3）CURB-65 是英国胸科协会（British Thoracic Society，BTS）最近修订的指南中采用的标准，应用较为方便，能较好地区别低死亡风险患者及明确严重患者住院或进入 ICU 的指征，已经有多项临床研究证实其有效性。CURB-65 包括 5 个指标，分别是年龄、意识障碍、血 BUN、呼吸频率、血压，每个指标为 1 分，累积为总分。多项研究统计表明，0 分时的 30 天病死率 <2%，1~2 分为 8%，3 分以上可达到 30% 以上。BTS 的指南建议 CURB-65 得分达 2 分或以上时，可诊断为 SCAP，需住院或进入 ICU 治疗。Lim WS 等报道此评分的敏感性为 78%、特异性为 68%。多数学者认为 CURB-65 能较好评价 CAP 患者的病情及预测死亡风险。

（4）ATS 诊断标准：2007 年，美国胸科协会（ATS）在公布的社区获得性肺炎诊疗指南中对 SCAP 诊断标准进行重新修订，修订后的诊断标准包括主要标准 2 项和次要标准 9 项，符合 1 项主要标准或 3 项次要标准可诊断为 SCAP，需进入 ICU 治疗。

2. SHAP 的诊断

1996 年，美国胸科协会（ATS）发布的成年人 HAP 诊疗指南中首次提出了 SHAP 的诊断标准，主要包括以下 7 项。

（1）需进入 ICU。

（2）呼吸衰竭（行机械通气或 FiO_2 需超过 35% 以维持 SPO_2 达到 90%）。

（3）X 线胸片示肺部渗出进展迅速、多叶肺炎或空洞形成。

（4）并发休克和（或）器官功能不全的严重全身性感染。

（5）需血管活性药物维持血压超过 4 小时。

（6）尿量 <20 mL/h 或 80 mL/4h。

（7）急性肾功能衰竭需要透析治疗。

此外，SHAP 的诊断还需排除其他疾病，包括肺栓塞、肺不张、肺水肿、肺挫伤、急性呼吸窘迫综合征、肺出血等。

七、治疗

重症肺炎治疗主要分为抗感染治疗和器官功能支持治疗两部分。

1. 抗感染治疗

重症肺炎的抗感染治疗十分重要，对患者预后起决定性作用，延迟或不适当的抗生素治疗均可使重症肺炎的病死率明显升高。

重症肺炎的抗感染治疗原则主要包括以下五点：①尽早进行恰当的抗生素治疗；②充分了解当地致病菌分布特点和药敏结果，参照药动学特点选用强力广谱抗生素经验性治疗，给予足够治疗剂量并提倡个体化用药；③在抗生素治疗开始前送检下呼吸道病原学标本，一旦获得可靠的培养和药敏结果，及时换用有针对性的窄谱抗生素，即"降阶梯治疗"；④根据临床治疗反应控制抗生素使用疗程以防止过度用药、减少细菌耐药发生，一般 SCAP 链球菌感染者推荐 10 天，军团菌为 14~21 天，非典型病原体为 14 天，金黄色葡萄球菌、革兰阴性肠杆菌为 14～21 天；⑤建议以下呼吸道标本培养结果作为判断最初经验性抗生素治疗是否恰当的依据。

（1）SCAP 的抗感染治疗。

1）对 SCAP 而言，合理运用抗生素的关键是如何将初始的经验性治疗和后续的针对性治疗有机结合形成一个连续的整体，并适时实现转换，即能够或可改善临床治疗效果，同时避免广谱抗生素联合治疗方案可能导致的细菌耐药。早期的经验性治疗应针对性全面覆盖所有可能的致病菌，包括非典型病原体、铜绿假单胞菌感染等，国内目前仍缺乏相关用药指南。

2）SCAP 中真菌感染的比例逐年升高，临床预后差，治疗上应参考目前抗真菌治疗的用药指南，根据患者临床情况选择经验性治疗、抢先治疗或针对性治疗的策略。目前应用的抗真菌药物有多烯类、唑类、棘霉素类等。

多烯类应用时间较长，普通两性霉素 B 虽然广谱、抗菌作用强，但毒性很大，重症患者难于耐受。近年研制的两性霉素 B 脂质体毒性明显减轻，且抗菌作用与前者相当，已广泛应用于临床，但费用较前者明显升高。

唑类常用的有氟康唑、伊曲康唑及伏立康唑等。氟康唑常应用于白色念珠菌感染，但对非白色念珠菌及真菌疗效较差或无效；伏立康唑是新一代唑类药物，对念珠菌及真菌均有强大的抗菌作用，且可透过血脑屏障，但对结核菌无效。

棘霉素类是近年研制的新一类抗真菌药物，通过干扰细胞壁的合成而起抗菌作用。卡泊芬净是第一个棘霉素类药，已被 FDA 批准应用于临床，具有广谱、强效的抗菌作用，与唑类无交叉耐药，但对隐球菌无效。

对于病情严重、疗效差的真菌感染患者，可考虑联合用药，但需注意药物间的拮抗效应。抗真菌治疗的疗程应取决于临床治疗效果，根据病灶吸收情况而定，不可过早停药，以免复发。

（2）SHAP 的抗感染治疗：由于 SHAP 患者病情危重，致病菌常为多重耐药菌，临床上常见的有铜绿假单胞菌、不动杆菌、产超广谱酶（ESBLs）、肠杆菌科细菌和 MRSA 等，故在治疗上多建议采用"猛击"方案。在获得培养结果前，早期给予广谱抗生素联合治疗，要求覆盖所有可能的致病菌，推荐方案为碳青霉烯类或具有抗假单胞菌活性的 β-内酰胺类联合氨基糖苷或喹诺酮类。在获得培养结果后，应根据药敏调整方案，选择较窄谱抗生素进行针对性治疗，即所谓的"降阶梯治疗"，以避免细菌耐药的恶化及减轻致病微生物选择的压力，避免二重感染的发生。由于 SHAP 患者病情一般较为危重，抗感染治疗的疗程应依临床疗效而定。

近年来出于抗生素的过度使用，导致细菌耐药日益严重，临床治疗十分困难。正如前文所述，铜绿假单胞菌、不动杆菌等的耐药十分严重，甚至出现泛菌株或全耐株；革兰阳性球菌也出现耐万古霉素的金黄色葡萄球菌、凝固酶阴性葡萄球菌、肠球菌（VRSA、VRE）等。临床上可采用的对策较为有限，对于不动杆菌属泛耐株，有学者建议试用多黏菌素 B 和多黏菌素 E；VRSA、VRE 等可选择环脂肽类等治疗，如达托霉素等，临床报道表明有一定疗效。近年推出的新药还包括替加环素，体外试验表明它不受目前所发现的细菌耐药机制的影响，但对铜绿假单胞菌属无效。

2. 器官功能支持治疗

（1）机械通气治疗：重症肺炎常引起严重的呼吸衰竭，需应用机械通气辅助治疗，包括无创通气、有创通气。通气方式的选择应根据患者的神志、分泌物情况、呼吸肌疲劳程度、缺氧程度等因素而定。

并发严重呼吸衰竭或 ARDS 的 SCAP，应建立人工气道进行有创机械通气。ARDS 的机械通气策略一直是重症医学领域的重大挑战，目前推广应用的保护性肺通气策略，是以复张并维持实变、塌陷的肺组织开放，减少肺容积性损伤和生物性损伤为最终目标，通气方式采用低潮气量（5~8 mL/kg）和高水平呼气末正压（PEEP），必要时可允许一定程度的高碳酸血症。除此之外，俯卧位通气、高频振荡通气及体外膜肺氧合（extracorporeal membrane oxygenation，ECMO）等技术的逐渐开展与成熟，为严重 ARDS 患者呼吸功能的改善提供了越来越多的选择。

（2）循环支持治疗：顽固性休克是重症肺炎患者进入 ICU 的主要原因之一，也就是感染性休克。此类休克属于血容量分布异常的休克，存在明显的有效血容量不足，治疗上首先应进行充分的液体疗法，参考 SSC（surviving sepsis campaign）的集束液体复苏方案，尽早达到复苏终点：中心静脉压 8~12 mmHg，平均动脉压（MAP）≥65 mmHg，尿量≥0.5 mL/（kg·h），混合血氧饱和度（SVO_2）≥70%。在补充血容量后若血压仍未能纠正，应使用血管活性药物，根据病情可选择多巴胺、去甲肾上腺素等。若存在心脏收缩功能减退，可联合应用多巴酚丁胺，同时应加强液体管理，避免发生或加重肺水肿，影响氧合功能及抗感染治疗效果。

（3）其他重要器官功能的监护、治疗：重症肺炎患者病情危重、进展迅速，通常可引起肾脏、消化道、肝脏、内分泌、血液等多器官或系统功能受到损害。在 ICU 治疗期间，临床上应密切监测机体各器官功能状况，持续监测重要生命体征，一旦出现病情变化，根据程度不同迅速给予有效的支持治疗措施。

（4）营养支持治疗：重症肺炎患者热量消耗大，应注重加强营养支持。疾病早期分解代谢亢进，建议补充生理需要量为主；病情逐渐稳定后则需根据患者体重、代谢情况而充分补充热量及蛋白，一般补充热量 125.5~146.4 kJ/kg，蛋白质 1~1.5 g/kg，改善营养状态，有利于病情恢复及呼吸肌力增强、撤离呼吸机。

在完成上述治疗同时，还应该重视重症肺炎患者的基础病治疗，如 COPD、心功能不全、糖尿病等，有助于缓解病情进展和维持内环境稳定。

八、预后

重症肺炎患者的临床预后差、病死率高，病死原因主要包括顽固性低氧血症、顽固性休克、肺炎相关性并发症以及多器官功能衰竭。其中，SHAP 病死率增加的因素还包括：菌血症尤其是由铜绿假单胞菌或不动杆菌属细菌引起的菌血症、MDR 病原菌、并发其他内科疾病及不适当的抗生素治疗。早期、充分、足量抗感染治疗是影响重症肺炎患者预后的重要因素。

（王　旭）

第四节　大咯血

咯血是指喉及喉以下的呼吸道任何部位的出血经口咯出的一种临床症状。对大咯血的定义，目前国内外尚无普遍公认的标准，咯血的主要危险为窒息，而24小时咯血量200 mL以上即有窒息的风险。因此，目前普遍被呼吸病学专家认可的大咯血的标准是每24小时咯血量超过200~600 mL；或者咯血量虽达不到以上标准，但已引起血流动力学障碍或者出现呼吸功能障碍，如影响气体交换或导致气道阻塞。大咯血在咯血患者中所占比例不超过5%，但大咯血患者中急性致命性出血的发生率可达7%~30%，如未予及时有效的治疗，大咯血患者的病死率可达50%以上。研究表明，大咯血致死的风险与咯血量、出血速度、肺内潴留的血量及患者基础的心肺功能储备有关，而与咯血的病因无关，且咯血量的多少也并不必然和基础疾病的严重性完全一致。因此，一旦临床上发现大咯血的患者，应对其进行迅速的风险评估并及时给予适当治疗。目前对于咯血的管理尚无统一的临床指南作为指导借鉴，即使对经验丰富的临床医师，大咯血的处理也存在一定的挑战。

一、病理生理和病因

肺具有双重动脉供血系统，支气管动脉发自于主动脉，为高压循环系统，其压力等于体循环压力，主要为支气管及肺组织供血（营养血管）；肺循环是一个低压、低阻力循环，其阻力为体循环的1/6，主要执行氧合和气体交换功能。引起咯血的病变血管中，有90%来源于支气管动脉，5%来自肺循环，5%来自主动脉循环系统（主动脉—支气管动脉瘘，主动脉瘤破裂）和非支气管动脉系统（如肋间动脉、冠状动脉、起源于腋下或锁骨下动脉的胸骨角动脉、膈上或膈下动脉等）。支气管动脉通常于第3~8胸椎水平（以第5~6胸椎水平最常见）起源于降主动脉，5%~10%的脊髓前角动脉起源于支气管动脉的肋间动脉分支。

咯血通常存在多因素机制，主要发病机制可归纳为血管通透性增高（如肺部感染、中毒或血管栓塞等），血管壁侵蚀和破裂（如肺部感染、肿瘤、结核等），血管瘤破裂（如支气管扩张、肺结核空洞等），肺瘀血（如二尖瓣狭窄、肺动脉高压、高血压性心脏病等），凝血因子缺陷或凝血过程障碍（如白血病、血小板减少性紫癜、血友病等），其他（如肺挫伤、子宫内膜异位症等）。咯血可能提示潜在严重的基础疾病，因此，一旦临床上出现咯血，需进一步寻找其病因。据统计有100余种疾病可引起咯血，在引起大咯血的病因中，以慢性感染，如支气管扩张症、肺结核、肺脓肿、肺恶性肿瘤、在空洞基础上合并的足分枝菌感染等最为常见。

1. 肺结核

在世界范围内，结核仍是引起咯血的重要原因，尤其在发展中国家，结核仍是咯血的首位病因。约有25%的结核病患者在其病程中会发生咯血，咯血可发生在结核急性感染或慢性瘢痕、钙化的基础上。大多数咯血是由活动性结核引起，急性期肺组织被破坏产生结核空洞，空洞壁上增生的血管容易破裂导致咯血，这些增生的血管多来自支气管动脉与肺动脉之间相互联系的血管网。国外学者对肺结核致死患者进行的病理研究发现，非急性期肺结核患者大咯血的原因是横跨慢性结核厚壁空洞的肺动脉扩张部分的局部破裂，这些血管位于结核空洞或机化组织的边缘，切线经过空洞，血管的外膜或肌层可被结核累及或局部炎症对血管壁产生破坏作用，导致血管突入空洞腔和动脉瘤形成。肺动脉压的短暂增加或持续性炎症致动脉瘤破裂，血流入空洞而引起致命性出血。结核空洞出血的另一个重要原因是在空洞基础上继发足分枝菌或曲霉菌感染导致足分枝菌病或曲霉肿。足分枝菌病是一种腐物寄生菌感染，主要由菌丝成分与坏死细胞碎屑、纤维素和黏液混合所成。足分枝菌病的腔壁是纤维性的，含有丰富的肉芽组织和数量不等的慢性炎性细胞，与空洞相连接的血管是支气管动脉网的分支。结核引起的慢性空洞性病变尚可诱发淀粉样变，是结核感染后期大咯血的少见原因。对于没有空洞的肺结核患者，出血常由邻近气道的支气管石（钙化的淋巴结）侵蚀支气管壁及慢性支气管扩张引起。

2. 支气管扩张症

目前支气管扩张症的发生率已有所下降，但仍为临床上大咯血的常见原因。据文献报道，支气管扩张症出现咯血的发生率为 25%～91%。支气管扩张是由于长期反复感染，支气管壁的软骨支撑受破坏，与支气管扩张段相关的支气管动脉床也发生形态改变，包括支气管动脉增生，密集的支气管周围血管和黏膜下支气管小动脉丛的扩张与肺动脉床吻合的增加，当发生慢性炎症或感染时，出血可来自扩张扭曲的支气管血管，也可来自支气管扩张段管壁内丰富的黏膜下血管丛，承受体循环压力的血管发生破裂时可引起致命性大咯血。

3. 肺部肿瘤

支气管肺癌在其临床病程中，咯血发生率约为 20%，近年来由于肿瘤介入技术的应用，大咯血的发生率已有所控制，据文献统计，肺癌患者在其病程终末期大咯血的发生率为 3%。大部分肺癌患者在发生大咯血前已有少量的咯血，但约 20% 的患者可发生没有先兆的突发大咯血，大咯血主要发生于肺鳞状细胞癌及支气管类癌，常由给肿瘤供血的增生的支气管动脉因炎症或坏死而破裂出血所致，肿瘤直接侵犯血管所致大咯血较为少见。恶性实体瘤发生肺转移的患者，咯血常因病变侵犯支气管所致，支气管肺转移癌中与咯血有关的最常见的原发癌有乳腺癌、结肠癌、肾癌和黑色素瘤。纵隔肿瘤，尤其是食管癌，可直接扩展侵蚀气管支气管树发生大咯血。

4. 其他因素

克雷伯杆菌、铜绿假单胞菌、金黄色葡萄球菌、肺炎链球菌及其他链球菌属、放线菌属等病原体感染等可引起肺实质及血管的坏死性破坏，也可能引起致命性大咯血。约 30% 的肺栓塞患者可发生咯血，出现大咯血较为少见。自身免疫性血管炎及系统性疾病累及肺部所致的咯血多表现为弥漫性肺泡出血，有时可出现大咯血。肺隔离症（叶内型）可表现为顽固性大咯血。二尖瓣狭窄导致肺静脉压和肺毛细血管压力增高可致咯血，但大咯血不多见。先天性心脏病患者，咯血主要由原发性或继发性肺动脉高压所致。咯血可作为肺血管畸形的首发症状，但大咯血少见。医源性咯血主要是支气管镜检查、经皮肺组织穿刺活检术及 Swan-Ganz 导管检查的并发症。在大咯血患者中，尚有 8%～15% 经详细检查未能明确原因，考虑为隐源性大咯血，需长期追踪明确咯血病因。

5. ICU 患者的大咯血

多项研究结果表明，ICU 患者出现大咯血的主要原因为支气管扩张症、活动性肺结核、感染所致的坏死性肺炎、肺癌等，同时也发现可能存在与原发病无关的咯血，此时需考虑到患者的全身病理生理状况及医源性病因。常见的医源性病因，如反复气道内吸痰所致呼吸道出血，气管插管或气管切开导管尖端的损伤，导管套囊刺激致气道黏膜狭窄等；压力性坏死和导管侵蚀无名动脉、颈动脉甚至侵蚀主动脉弓均可引起大咯血；留置肺动脉导管尖端气囊过度充盈、导管尖端刺破血管、气囊偏心等均可能导致肺动脉破裂引起大咯血，这种导管相关并发症的发生率不高，但病死率非常高。无论何种原因引起的咯血，若患者存在弥散性血管内凝血（DIC）、凝血功能障碍、尿毒症或药物所致血小板功能异常或血小板减少症，均会加重出血，且可能会出现自发性肺泡出血。

二、临床表现

1. 症状

详细、系统的病史采集，对出血量的评估、咯血的病因判断以及及时有效的治疗有一定的指导意义。对咯血量的询问，应详细询问某个精确的时间段内的具体咳血量，例如可用杯子或调羹等具体的工具来对咯血进行评估计量。病史方面，除呼吸、循环系统疾病外，尚需注意少见病因的病史询问，与月经相关的反复咯血常提示子宫内膜异位症；外出旅游史提示某些传染病，如流行性出血热、钩端螺旋体病等；生活居住在西北或内蒙古牧区者，有肺包虫病可能；有进食喇蛄、石蟹史，应考虑肺吸虫病。接受抗凝血治疗者应考虑抗凝血药物剂量过大引起的肺内出血或剂量过小引起的复发肺栓塞。

咯血作为疾病的一种症状，除原发病的表现外，部分患者在大咯血前已有少量咯血，如痰中带血的表现，然而部分患者在发生致命性大咯血前可毫无征兆。部分患者伴有胸部不适，如胸闷症状，可能提示出血的部位。咯血时咳嗽的严重程度存在个体差异，可表现为顽固性咳嗽，或仅感血液涌入口腔而几乎没有咳嗽刺激。咯血后呼吸困难的程度与咯血量及心肺储备功能有关，中重度慢性阻塞性肺疾病、肺结核后大面积肺毁损及存在心脏基础疾病的患者，即使咯血量不多，呼吸困难的表现也可能较为明显。

2. 体征

首先必须认真仔细查体以排除口腔、鼻咽等上呼吸道出血的情况，还应注意腹部体征以协助排除上消化道出血的可能。体征对出血部位及病因的判断有一定的提示作用，但单纯通过肺部体征也较难准确定位。气道内积血可出现局限性或广泛性喘鸣音，大量出血导致肺段堵塞时可出现叩诊呈浊音。除肺部体征外，还需注意心脏、皮肤黏膜等部位的体征，心律失常、心脏杂音提示为循环系统疾病；皮肤黏膜出血提示可能为血液病、血管炎、某些传染病，如流行性出血热、钩端螺旋体病等。心血管系统必须全面检查，以发现充血性心力衰竭、肺动脉高压、心脏瓣膜病等特征性表现。

3. 实验室检查

（1）血液检查：常规的检查包括全血细胞计数、血电解质、肌酐、尿素氮、出凝血时间、血气分析等。外周血白细胞计数或中粒细胞比例增高，伴或不伴核左移提示感染性疾病或并发感染；如发现有幼稚细胞则应考虑白血病的可能；嗜酸性粒细胞增多提示过敏性疾病或寄生虫病的可能；血红蛋白量及红细胞计数、血小板计数、凝血时间、凝血酶原时间异常等均须考虑血液系统疾病。咯血患者并发肾功能不全，需考虑肺出血肾炎综合征、韦格纳综合征等，进一步完善尿液分析、相关自身抗体检测。

（2）痰液检查：通过该项检查可以查找到一些致病原，如细菌、抗酸杆菌、真菌、寄生虫卵及肿瘤细胞等。

4. 影像学检查

胸部 X 线检查是咯血患者的一项非常重要的基本检查，占位性病变、肺实变、空洞性病变、支气管扩张等较易发现，然而，有高达 46% 的咯血患者的 X 线胸片表现完全正常，24% 的肺癌患者在咯血时 X 线胸片完全正常。此时需进一步行胸部 CT 或支气管镜检查。常规 X 线胸片及胸部 CT，可以表现为肺部炎症浸润、空洞、肺不张或其他提示出血的征象。需慎重解读对待这些影像学表现，避免误诊，如局部出血可导致远离出血部位的肺不张或浸润影；肺部空洞常为多发、双侧，且累及多个肺叶，但是空洞出血并不能迅速明确诊断，需进一步鉴别肺结核、真菌感染、结节病、坏死性肺炎及其他疾病。临床怀疑曲菌球伴空洞，在不同体位（如仰卧位、俯卧位）下显像更明显。

三、处理

大咯血是一种临床急症，病死率较高，尽管随着临床诊疗技术的提高，病死率已有所下降，最近的研究表明大咯血的病死率仍波动于 9%～38%。大咯血的病死率与咯血的速度密切相关，4 小时内咯血量 ≥600 mL 时，患者的病死率高达 71%；4～16 小时内咯血量 ≥600 mL 者，病死率为 22%；16～48 小时内咯血量 ≥600 mL 者，病死率为 5%。另一项研究表明，24 小时内咯血量 ≥1 000 mL 者，其病死率高达 58%，<1 000 mL 者，其病死率为 9%。咯血量与预后相关，但导致患者死亡最常见的直接原因是咯血窒息而不是失血。因此，最重要的危险因素是失血的速度以及对心肺影响的严重程度。致命性的咯血比普通大咯血更需关注。新近的文献中有学者建立了大咯血患者短期死亡风险评估的评分系统模型，评分系统中的相关因素包括：慢性酒精中毒，肺动脉受累，影像学表现，肿瘤，曲霉菌感染，机械通气等。

尽管大咯血的病死率较高，目前尚无统一的指南以指导大咯血的管理，医师需尝试多种治疗方法，甚至需多学科联合共同处理。在患者发生大咯血时，首先要保持气道通畅，尽量清除气道积血，必要时建立人工气道，并维持有效的血液循环，其重点为注意气道保护、维持有效的氧合功能及充分的容量复苏。

一旦临床怀疑为下呼吸道出血，接着就应尽量明确出血的具体部位，如气管、左肺或是右肺，除详细细致的病史采集外，可借助一些辅助检查手段予以明确。

1. 胸部 X 线检查或胸部 CT 检查

胸部 X 线检查或胸部 CT 检查上的浸润影或空洞不一定代表出血部位，在结核、感染和其他炎症性疾病时常呈双侧病变；浸润影可能提示局部血液聚集，但这些血液也可能来自对侧肺或其他肺叶或肺段。

2. 支气管镜检查

较为准确地确定支气管树上出血部位的手段是支气管镜检查，尤其在活动性出血期间进行支气管镜检查可显著提高定位诊断的准确率，因肺内出血可沿气管支气管树较广泛地分布，只有发现活动性出血病灶而不是血块才能确定为出血部位。另外，在大咯血时应用支气管镜尚可清除气道局部积血预防窒息、肺不张等并发症，同时可于镜下给予局部止血治疗。在支气管镜的选择方面，一般认为硬质支气管镜的好处是管腔大、通气好，便于气道内操作和吸引，维持气道开放和提供通气支持的能力均较强；缺点是可视范围小，进行高质量操作比较困难，且常需全身麻醉。可弯曲的纤维支气管镜可在床旁进行，便于镜下操作，临床上更为常用。总体而言。如果咯血停止且病情稳定，可延迟数天使用纤维支气管镜以便对气管支气管树进行细致的检查，而在紧急情况下，如果出血速度超过纤维支气管镜的吸引能力且不能清楚观察支气管树，不能对出血定位时，硬质支气管镜优于纤维支气管镜。

3. 支气管动脉和肺动脉造影

动脉造影常在胸部 X 线或 CT 及支气管镜检查后进行。当支气管镜检查不能对出血定位时，支气管和非支气管伴随动脉、肺动脉床的系统性动脉造影检查有助于出血的定位，动脉造影所见提示可能为出血血管的征象包括血管增多，血管增生扭曲、肥大，动脉瘤和支气管肺动脉吻合支形成，血栓形成等；造影时如有活动性出血，尚可见造影剂从血管向支气管的急性外渗。在鉴定易出血血管后通常还可进行栓塞治疗。因临床上大多数大咯血患者的出血来自支气管动脉系统，来自肺动脉床的出血者不足 10%。因此，行动脉造影时，如果未发现支气管动脉异常的证据，需考虑行肺动脉造影以明确有无肺循环出血。

四、治疗

大咯血治疗的首要目标是保持气道的通畅和迅速控制出血，第 2 位目标才是治疗原发病，达到去除咯血病因，治愈疾病的目的。

1. 初始治疗

气道管理和容量复苏。首先应对大咯血患者进行严密的监护，并注意评估呼吸功能及血流动力学情况，如存在急性呼吸功能障碍及血流动力学障碍，应积极采用综合手段稳定病情。

稳定病情的初始首要手段是给予气道保护，保证有效的氧合及充分的容量复苏。应尽量由有经验的具备专业素质的医护团队来处理。保持呼吸道通畅的最好办法是让患者自行咳嗽；如咯血的速度、咯血量超过患者自行咳出的能力而出现窒息等紧急情况或存在呼吸衰竭的表现时，应立即给予患者气管插管，气管插管的直径至少为 8 mm，以便下一步经支气管镜吸痰处理。如果出血部位明确，患者应采取患侧卧位以避免或预防健侧误吸。也可采取单侧肺通气策略即如有广泛的持续性出血，可将气管插管插入健侧肺的主支气管以起到保护作用。建议由有经验的医师给予双腔气管插管。如无条件行双腔气管插管，可选择使用单腔气管插管，并经支气管镜插入左侧或右侧主支气管。如为右侧活动性出血，可在支气管镜引导下将气管插管插入左侧主支气管行左肺选择性通气；如左侧出血而选择右肺通气，因当气管插管插入右侧主支气管时易堵塞右上叶支气管开口，一般建议可在支气管镜引导下将尖端带有球囊的导管（Fogarty 球囊导管）封闭左主支气管，球囊膨胀时，可贴紧左主支气管，便于气管插管，从而保证右肺通气而减少误吸的风险。行气管插管后，应对局部的血液及血块充分抽吸，以保证气体交换。

如患者存在血流动力学障碍，同时需使用晶体液或血制品进行容量复苏，纠正凝血功能异常。

对潜在病因的治疗也应作为初始治疗。如对感染性疾病使用抗生素治疗，对肺结核患者抗结核治疗，对真菌感染者给予抗真菌治疗。凝血功能异常者必要时给予补充血制品，对肺泡出血者应协同肾内科专家共同处理，甚至需要免疫抑制治疗及血浆置换等。慎用镇静药及止咳药。

2. 初步稳定后的下一步治疗

一旦直流动力学稳定，气道通畅及可维持有效的气体交换，下一步治疗的重点是局部止血及处理出血的源头。

将患者转至专科进行治疗，并建议尽早与胸外科、放射介入科团队联合商议最佳止血及治疗方案。止血治疗主要包括止血药物治疗与非药物治疗。

（1）止血药物治疗：内科止血药物治疗可作为止血的基础治疗。一般止血药物，如氨甲环酸、维生素 K_1、酚磺乙胺、巴曲酶等的作用多为改善凝血机制、增强毛细血管及血小板功能，故主要适用于因凝血功能障碍引起的咯血。其他病因引起的咯血，临床治疗效果并不确切。临床上一般选用 1 ~ 3 种作用机制不同的止血药物配合应用，避免过量或过多应用，以防患者呈高凝血状态和血栓形成。常用的止血药物如下。

1）垂体后叶素：可收缩肺小动脉，使肺内血流量减少，肺循环压力降低而达到止血的效果，是治疗咯血尤其是大咯血的首选止血药。一般以 5 ~ 10 U 垂体后叶素，加入 25% 葡萄糖注射液 20 ~ 40 mL，缓慢静脉注射；再以 10 ~ 20 U 垂体后叶素，加入 5% 葡萄糖注射液 250 ~ 500 mL，缓慢静脉滴注维持，直至咯血停止 1 ~ 2 天后停用。用药期间需严格掌握药物剂量和滴速，并观察患者有无头痛、面色苍白、出汗、心悸、胸闷、腹痛、便意、血压升高等不良反应，并予以相应处理。对患有冠心病、高血压、动脉粥样硬化、心力衰竭者及妊娠妇女均应慎用或不用。

2）酚妥拉明：为 α 受体阻滞药，可直接舒张血管平滑肌，降低肺动静脉压，减少肺内血流量而止血。可用 10 ~ 20 mg 酚妥拉明加入 5% 葡萄糖注射液 250 ~ 500 mL 中静脉滴注，每日 1 次，连用 5 ~ 7 天。由于全身血管阻力下降，回心血量减少，应在补足血容量的基础上应用，用药时需卧床休息，注意观察血压、心率、心律等变化，并酌情调整剂量和滴速。

3）普鲁卡因：通过扩张血管、降低肺循环压力而达到止血效果，尤适用于有垂体后叶素禁忌证者。使用前应做皮试，过敏者禁用。一般予普鲁卡因 50 mg，加入 25% 葡萄糖注射液 20 ~ 40 mL 中静脉注射，视病情需要可每 4 ~ 6 小时重复 1 次；或以 300 ~ 500 mg 加入 5% 葡萄糖注射液 500 mL，静脉滴注，每日 1 ~ 2 次。注射剂量过大、注射速度过快，可引起颜面潮红、谵妄、兴奋和惊厥。

（2）非药物止血治疗：如果病情稳定，应行胸部 CT 检查以发现出血的部位及原因。近年来的研究表明，胸部血管 CT 增强扫描优于传统的血管造影术，且对判断是否适合或计划行支气管动脉栓塞术非常重要。支气管镜检查也经常于 CT 增强扫描后进行。如果病情不稳定，不适合送检 CT 增强扫描，应立即行支气管镜检查。大咯血时首选硬质支气管镜以方便抽吸血液或血块；如果需要，需立即行支气管镜下治疗。

1）支气管镜下治疗：通过支气管镜可有多种治疗手段，支气管镜下局部止血可采用局部滴入肾上腺素（1∶20 000），4 ℃冰盐水局部灌洗，局部使用纤维蛋白原、凝血酶或氨甲环酸等，尽管依据有限，但在部分研究中也取得了一定的临床疗效。支气管镜下介入治疗技术包括支气管内球囊填塞、支架置入及支气管内置入止血药或使用凝胶修补等；气管支气管内激光治疗、冷冻治疗、短距离放疗等技术对肺癌患者减轻咯血有一定作用。

2）支气管动脉栓塞：支气管动脉栓塞是目前应用广泛且较为成熟的技术，可使大部分患者（86% ~ 99%）的出血得以控制。常用的栓塞材料包括聚乙烯乙醇、明胶海绵、钢圈等，以聚乙烯乙醇最为常用。因大咯血最常源于支气管动脉系统，故动脉栓塞法常用于支气管动脉出血的治疗；在肺循环系统，动脉栓塞主要用于治疗肺动静脉畸形。在行支气管动脉栓塞前，患者需行胸主动脉造影以明确支气管动脉的解剖学情况及出血部位。常见的通向患侧肺的支气管动脉是在第 5~6 胸椎从主动脉发出的 1 支或 2 支支气管动脉。这些动脉的分支可能也供应脊髓前角动脉和肋间动脉，因此，支气管动脉栓塞常见的并发症为远处动脉栓塞和脊髓损伤；如导管未能达到选择性动脉栓塞，将发生远处动脉栓塞；如栓塞的动脉同时供应支气管动脉和脊髓，将发生脊髓损伤。如动脉导管尖端位置不能有效地固定于支气管动脉内时，栓塞剂可能反流入主动脉或系统循环而引起支气管食管瘘、小肠坏死、前胫动脉闭塞和癫痫发作等。其他并发症包括短暂性胸痛、发热、呼吸困难、腹股沟血肿以及导丝所致动脉内膜剥离或穿孔等。支气管动脉栓塞治疗的并发症发生率通常 <5%，随着超选择性插管技术（通过靶血管的远端插管而避开脊髓动脉）的应用，其发生率将更低。如果操作得当，支气管动脉栓塞治疗咯血的即时控制率高达 90%。但咯血的复发是非常常见的，发生率为 10%~55%，复发常见的原因有：不完全性栓塞，异常血管再生或栓塞血管再通。不完全栓塞经常是由于造影时未发现或未重视非支气管系统侧支血管，常见于足分枝菌病或胸膜肺结核患者。有残余肺疾病和真菌病，如曲霉肿的患者，再出血的发生率也较高。

　　动脉栓塞治疗对咯血是一种迅速有效的治疗手段，但不能去除病因，彻底治愈大咯血，还需采取内科或外科手段根治原发病。如曲霉肿患者发生大咯血通常需要在紧急支气管动脉栓塞术后行手术治疗。

　　3）外科手术：紧急外科手术切除出血的肺叶或肺段的患者病死率达 20%~30%，随着目前血管内治疗的技术的提高，紧急外科手术治疗并非大咯血的常规治疗手段，尤其不能用于全身状况较差、中重度肺功能障碍、双肺疾病及存在其他并发症者。目前肺切除手术仅用于动脉造影技术失败、支气管动脉栓塞术后大咯血复发，或者一些特殊的情况，如咯血量或患者的全身情况具有威胁生命的风险而无法转移至具备支气管动脉栓塞治疗条件的医疗机构；也可作为弥漫性或复杂性动静脉畸形、医源性肺动脉破裂、胸部外伤、其他治疗手段效果不佳的其他致命性大咯血的治疗手段。

　　大咯血的处理流程见图 6-2。

　　3. 大咯血并发症的处理

　　（1）窒息：窒息是咯血最严重的并发症，也是患者死亡的最主要原因。一旦发现患者有明显胸闷、烦躁，原先的咯血突然减少或停止，喉部作响，呼吸浅快，大汗淋漓甚至神志不清等，即提示窒息的可能，应立即组织抢救，常用的措施包括立即将患者取头低脚高位，清除口、咽部血块，叩击胸背部使堵塞的血块咳出；用经鼻插入粗导管，吸引器吸出血液（块），并刺激咽喉部，使患者用力咳出堵塞于气管内的血液（块），如有必要应给予气管接管，通过吸引和冲洗，迅速恢复呼吸道通畅。

　　（2）失血性休克：咯血导致失血性休克并不常见，仅在大量咯血、患者原有血容量偏低等情况偶有发生。当患者因大量失血而出现脉搏细速、四肢湿冷、血压下降、脉压减小、尿量减少甚至意识丧失等失血性休克的临床表现时，应按照失血性休克的救治原则立即予以大量补液以容量复苏。

　　（3）吸入性肺炎：患者咯血后体温轻度升高（≤38 ℃），常为血液吸收后引起的吸收热。但如患者出现寒战、高热、咳嗽剧烈、咳脓痰，血白细胞总数和（或）中性分类增高伴或不伴核左移，X 线胸片显示片状浸润影等情况，提示有并发吸入性肺炎可能，应给予积极充分的抗感染治疗及气道引流，应选用广谱强效抗生素治疗，抗菌谱应注意覆盖革兰阴性杆菌及厌氧菌。

（4）肺不张：引起肺不张的原因如下。①大量咯血，血液溢流或误吸，血块堵塞支气管。②患者大量使用镇静药、镇咳药后，咳嗽反射被抑制，或患者年老体衰、无力咳嗽，导致血液或支气管分泌物在气道内潴留。据阻塞的部位不同可引起全肺、肺叶或肺段不张，从而发生程度不同的呼吸困难和缺氧表现。其治疗首先是注意加强血液（血块）的引流，并鼓励和帮助患者咳嗽，尽可能咳出堵塞物，也可用雾化方式湿化气道，有利于堵塞物的排出，或者行支气管镜局部冲洗吸引，清除气道内的堵塞物。

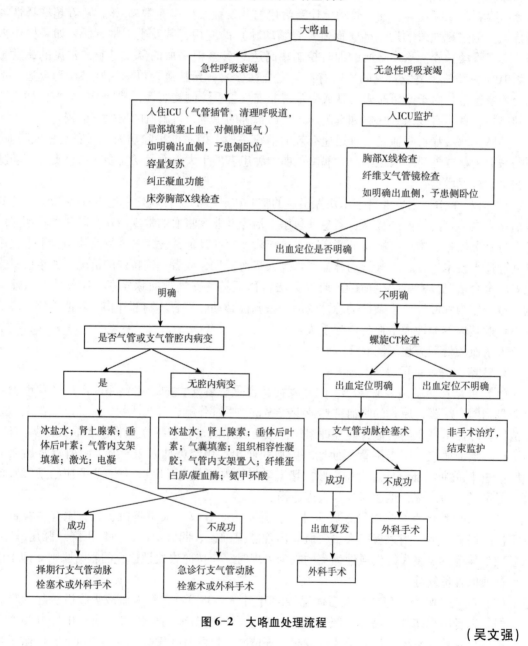

图6-2 大咯血处理流程

（吴文强）

第七章

循环系统急危重症

第一节　高血压及急症

高血压是临床常见症状之一，我国成人高血压患病率为 18.8%，美国高血压患者约占全国人口的 1/3；加拿大 35～64 岁的成人中，约有 27% 有高血压。高血压仍然是全球心血管病最常见的可逆性危险因素。高血压患病率一般随年龄而增加，女性更年期前患病率低于男性，更年期后高于男性。

一、概述

高血压是指在未用抗高血压药的情况下，收缩压≥140 mmHg 和（或）舒张压≥90 mmHg。收缩压≥140 mmHg 及舒张压＜90 mmHg 单列为单纯性收缩期高血压。既往有高血压史，目前正在用抗高血压药，虽然血压＜140/90 mmHg，也应诊断为高血压。

表 7-1 为高血压的具体定义和分类。

表 7-1　血压水平的定义和分类

高血压类别	收缩压（mmHg）		舒张压（mmHg）
理想血压	＜120	和	＜80
正常血压	120～129	和（或）	80～84
正常高值	130～139	和（或）	85～89
1 级高血压	140～159	和（或）	90～99
2 级高血压	160～179	和（或）	100～109
3 级高血压	≥180	和（或）	≥110
单纯收缩期高血压	≥140	和	＜90

注：若患者的收缩压与舒张压分属不同的级别时，则以较高的分级为准。单纯收缩期高血压也可按照收缩压水平分为 1、2、3 级。

（一）高血压发病的危险因素和靶器官损害

超重、中度以上饮酒，钠盐摄入是高血压的危险因素，而血压升高是心血管如冠心病、心力衰竭、肾脏疾病的危险因素，也是我国人群脑卒中发病的最重要的危险因素。

（二）临床表现

高血压临床表现差异较大，大多数高血压患者无明显症状，只是在体检时发现血压升高，而出现症状可能与三类原因相关：血压升高、高血压性血管病变、其他基础病引起继发性高血压。常见表现为头痛、头晕、头胀，头痛以晨起为多见，位于前额、枕部或颞部，血压下降后可缓解或减轻。头晕多为暂时性，也可是持续性，少数患者伴有眩晕，部分患者出现乏力、失眠、工作能力下降等。如果合并心、脑、肾血管等并发症，可出现相关疾病表现。

高血压急症可表现为头痛、呕吐、呼吸困难、烦躁不安、嗜睡、意识模糊、失明、血尿、少尿、抽搐甚至昏迷等症状。体格检查可发现视神经盘水肿、渗出、出血，血压明显升高，血尿、蛋白尿等。

体格检查应全身性认真进行，特别注意测量四肢血压，测量计算体重指数（BMI）、腰围及臀围、眼底，有无 Cushing 面容、神经纤维瘤性皮肤斑、甲状腺功能亢进性突眼征、下肢水肿，听诊颈动脉、胸主动脉、腹部动脉及股动脉有无杂音，甲状腺触诊，全面的心肺检查，检查腹部有无血管杂音、肾脏扩大、肿块，检查四肢动脉搏动、神经系统等。全面仔细的体格检查有助于发现并鉴别继发性高血压的线索及靶器官损害情况或其他并发症。

1. 提示继发性高血压的征象

Cushing 综合征表现；多发性神经纤维瘤（嗜铬细胞瘤）皮肤损害；触诊肾增大（多囊肾）；听到腹部血管杂音（肾血管性高血压）；听到心前区或胸部杂音（主动脉缩窄或主动脉疾病）；股动脉搏动减弱或延迟，股动脉血压减低（主动脉缩窄、主动脉疾病）。

2. 提示器官损害的征象

（1）脑：颈动脉杂音，运动或感觉功能障碍。

（2）视网膜：眼底镜检查发现异常。

（3）心脏：注意心脏有无扩大、心律异常、心室奔马律，有无肺部啰音、周围性水肿等情况。

（4）周围动脉：脉搏无、减弱或不对称，肢端变冷，缺血性皮损。

（5）颈动脉：收缩期杂音。

3. 内脏性肥胖的证据

（1）体重增加。

（2）立位腰围增加：男性腰围 >85 cm，女性腰围 >80 cm。

（3）体重指数 BMI = 体重（kg）/身高（m）^{2} 升高：超重者 BMI ≥ 24 kg/m^2，肥胖者 BMI ≥ 28 kg/m^2。

4. 亚临床器官损害证据

（1）心脏：ECG 发现左心室肥厚或劳损、心肌缺血、心律失常；超声心动图进一步诊断左心室肥厚；多普勒超声心动图可评估心脏舒张功能异常。

（2）血管：颈动脉超声扫描可评估动脉壁肥厚或不对称性动脉硬化；脉搏波速率可检测大动脉僵硬度（导致老年单纯收缩期高血压）；踝—臂血压指数降低预示外周动脉疾病。

（3）肾：高血压相关性肾损害主要基于肾功能降低或尿白蛋白分泌增加；常规检查血清肌酐估算肾小球滤过率或肌酐清除率；所有高血压患者均应用浸渍法检查尿蛋白。

（4）眼底：只有严重高血压患者才检查眼底，年轻患者轻度视网膜变化多为非特异性，仅严重高血压才发生出血、渗出和视神经盘水肿，这些变化与心血管病风险增加有相关性。

（5）脑：高血压患者合并静息性脑梗死、腔隙性脑梗死、微量出血和脑白质病变并非少见，这些可经 MRI 或 CT 检查发现。老年高血压者，认知功能检查有助于检查初始脑功能损害。

（三）辅助检查

1. 常规检查

空腹血糖、血清总胆固醇、血清低密度脂蛋白和高密度脂蛋白胆固醇、三酰甘油，血钾、血尿酸、血肌酐，计算肌酐清除率或肾小球滤过率，血红蛋白和血细胞比容，尿液分析（包括尿常规和微量白蛋白），ECG 等。

2. 推荐检查

超声心动图，颈动脉超声，24 小时尿蛋白定量，踝—臂血压指数，眼底镜检查，糖耐量试验，家庭和 24 小时动态血压监测等。

3. 特殊检查

寻找脑、心、肾和血管损害证据，有并发症者应强制性检查；病史、体格检查或尿常规提示疑有继发性高血压者，应寻找继发性高血压的证据，包括：血浆和（或）尿肾素、醛固酮、皮质激素、儿茶酚胺，动脉造影，肾和肾上腺超声，CT，MRI 等。

（四）危险分层和预后预测

1. 高血压的危险分层

根据其心血管病的危险性，可将高血压分为四组，即：低危组、中危组、高危组和极高危组。

（1）低危组：男性年龄 55 岁以下、女性年龄 65 岁以下，高血压 1 级，无其他危险因素者，属低危组。

（2）中危组：高血压 2 级或 1~2 级同时有 1~2 个危险因素，患者是否应给予药物治疗，开始药物治疗前应经多长时间的观察，医生需给予十分缜密的判断。

（3）高危组：高血压水平属 1 级或 2 级，兼有 3 种或更多危险因素，兼患糖尿病或靶器官损害或高血压水平属 3 级但无其他危险因素。

（4）极高危组：高血压 3 级同时有 1 种以上危险因素或兼患糖尿病或靶器官损害，或高血压 1~3 级并有临床相关疾病。

2. 预后预测

表 7-2 是根据危险因素预测高血压预后比较。

表 7-2　根据危险因素预测高血压预后

其他危险因素 OD 或疾病	正常血压（mmHg） SBP 120~129 或 DBP 80~84	血压高值（mmHg） SBP 130~139 或 DBP 85~89	1 级高血压（mmHg） SBP 140~159 或 DBP 90~99	2 级高血压（mmHg） SBP 160~179 或 DBP 100~109	3 级高血压（mmHg） SBP≥180 或 DBP≥110
无其他危险因素	平均危险度	平均危险度	低危	中危	高危
1~2 危险因素	低危	低危	中危	中危	极高危
≥3 个危险因素，MS 或 OD	中危	中危	高危	高危	极高危
糖尿病	中危	高危			
确定有心血管或肾病	极高危	极高危	极高危	极高危	极高危

（五）诊断与鉴别诊断

高血压诊断应结合病史和临床表现综合确定，包括家族史、临床症状和体格检查。家族史应着重询问患者的直系亲属中有无高血压、糖尿病、血脂异常、冠心病、脑卒中或肾脏疾病等。同时应注意发现血压升高的持续时间、自觉症状和既往疾病史，了解生活方式，如膳食中的脂肪、盐，酒摄入量，吸烟支数，体力活动量，体重增加情况，用药史，社会心理因素等。值得注意的是，焦虑或疼痛等应激时高血压诊断应极为慎重，特别是急诊就诊者。

表 7-3 为不同血压检查方式的高血压界定阈，超过此阈值者可诊为高血压。常见的继发性高血压包括肾实质性高血压、肾血管性高血压、嗜铬细胞瘤、原发性醛固酮增多症、库欣综合征、药物诱发的高血压。

表 7-3　不同地点血压临界高值

血压	办公室或诊所 BP	24 小时动态 BP	日间 BP	夜间 BP	家庭 BP
收缩压（mmHg）	140	125 ~ 130	130 ~ 135	120	130 ~ 135
舒张压（mmHg）	90	80	85	70	85

1. 白大衣高血压

15% ~ 20% 的 I 期高血压，血压仅在医务人员在场的情况下持续升高，在其他地方包括工作时，血压并不升高，这种未服降压药的高血压现象，称为白大衣高血压（WCH），又称诊所高血压。老年人和妇女多见。

2. 假性高血压

外周动脉较严重的硬化（通常是钙化）时，袖带需用更大的气压方可压迫血管并测出血压，这时测得的血压值比实际血压高，称为假性高血压。如果给予降压药，可能导致体位性低血压，但这些人中有 1/3 确实是高血压患者。

（六）高血压并发症或靶器官损害

包括中风、短暂性脑缺血（TIA）、痴呆、颈动脉杂音；左室肥厚或左室劳损（ECG）；心力衰竭；心肌梗死、心绞痛、冠状动脉狭窄；外周血管病；眼底出血或渗出、视神经盘水肿；蛋白尿；肾损害（血肌酐升高）。

二、治疗

1. 治疗目标

是最大限度地降低心血管发病和死亡的总危险。

2. 降压目标

普通高血压患者血压降至 < 140/90 mmHg，年轻人或糖尿病及肾病患者降至 < 130/80 mmHg，老年人收缩压降至 < 150 mmHg，如能耐受，还可进一步降低。

3. 治疗策略

对高危和极高危患者，无论经济条件如何，必须立即开始对高血压及并存的危险因素和临床情况进行干预；对中危患者，先观察患者的血压及其他危险因素数周，进一步了解情况，然后决定是否开始药物治疗；对低危患者，观察患者相当一段时间，然后决定是否开始药物治疗。所有患者，包括需予药物治疗的患者均应改善生活方式。药物治疗目的在于降低血压,控制其他危险因素和临床情况。

(一)非药物治疗

高血压的非药物治疗包括提倡健康生活方式,消除不利于心理和身体健康的行为和习惯,达到减少高血压以及其他心血管病的发病危险,生活方式改变主要包括:控制体重,合理膳食,减少膳食饱和脂肪和总脂肪摄入量,补充适量优质蛋白质(动物蛋白质量依次为奶>蛋>鱼>虾>鸡肉>鸭肉>猪肉>牛肉>羊肉,植物蛋白豆类最好),注意补充钾和钙,多吃绿叶菜、鲜奶、豆类制品等,素食为主,适当肉量最理想,禁烟限酒,适当体力活动,减少食盐摄入量,减轻精神压力和保持心理平衡。

(二)药物治疗

1. 治疗目标

主要治疗目标是最大限度降低长期心血管病的发生率和死亡率。

2. 选药原则

联合用药、量少效高、不良反应少、防止靶器官损害、24 小时平稳降压。

3. 治疗决策

所有具有可逆性危险因素的高血压患者均需给予降压治疗,而且血压应控制在 140/90 mmHg 以下,如能耐受,应降至更低的水平;糖尿病、高危或极高危组患者,有相关临床状况如中风、心肌梗死、肾功能不全、蛋白尿,其目标血压是 <130/80 mmHg;尽管联合治疗降低血压至 <140 mmHg 较为困难而降至 130 mmHg 以下更为困难,特别是老年人、糖尿病和有心血管损害者,为了更容易达到目标血压,在无明显心血管损害前便应开始抗高血压治疗。

4. 降压药使用原则

最好用长效制剂(作用 24 小时),每日 1 次给药,减少血压的波动,降低主要心血管事件的发生危险和防治靶器官损害,并提高用药的依从性。强调长期规律治疗,达到有效、平稳、长期控制。单药治疗者,低剂量开始,渐增用药,直至常规治疗量,如足量或换用低剂量的另一种药物仍不能使血压达标,则将后一种药物用至足量,或改用联合药物治疗。联合用药者,开始即联合用药,小剂量开始,用量渐增或添加低剂量的第 3 种药物。目的是增加协同作用,减少不良反应,提高依从性。

5. 常用降压药

主要有 5 大类,即噻嗪类利尿剂、β 受体阻滞剂(BB)、血管紧张素转换酶抑制剂(ACEI)、血管紧张素 II 受体阻滞剂(ARB)、钙通道阻滞剂(CCB)。

(三)根据器官损害选择抗高血压药

1. 亚临床器官损害

(1)左心室肥大:ACEI、CCB、ARB。

(2)无症状性动脉硬化:CCB、ACEI。

(3)微量白蛋白尿:ACEI、ARB。

(4)肾功能不全:ACEI、ARB。

2. 临床事件

(1)既往中风:任何降压药。

（2）既往心肌梗死：BB、ACEI、ARB。

（3）心绞痛：BB、CCB。

（4）心力衰竭：利尿剂、BB、ACEI、ARB、醛固酮拮抗剂。

（5）心房颤动：①阵发性，ARB、ACEI；②持续性，BB、非二氢吡啶类钙通道阻滞剂。

（6）晚期肾病/蛋白尿：ACEI、ARB、袢利尿剂。

（7）外周动脉疾病：CCB。

3. 其他状况

（1）单纯收缩期高血压（老年人）：利尿剂、CCB。

（2）代谢综合征：ACEI、ARB、CCB。

（3）糖尿病：ACEI、ARB。

（4）妊娠：CCB、BB、甲基多巴。

（5）黑种人：利尿剂、CCB。

（6）卒中预防，ARB 优于 β 受体阻滞剂，钙通道阻滞剂优于利尿剂；预防心力衰竭，利尿药优于其他类；延缓糖尿病和非糖尿病肾病的肾功能不全，ACEI 或 ARB 优于其他类；改善左心室肥厚，ARB 优于 β 受体阻滞剂；延缓颈动脉粥样硬化，钙通道阻滞剂优于利尿药或 β 受体阻滞剂；可乐定对于戒烟有效，大剂量用于戒除药物成瘾性。但这些相对优势仍有争议。

4. 减药原则

高血压患者多需终身治疗，在达到有效治疗目标后，可考虑采用缓慢、逐步减药的原则，严密监测血压，直至较小剂量维持用药，确保血压平稳地维持在目标水平。

三、特殊情况高血压的识别与处置

（一）高血压危象的识别与处置

高血压危象包括高血压急症和高血压亚急症。临床上高血压危象可表现为剧烈头痛、呕吐、烦躁不安、嗜睡、意识模糊、视力障碍或失明、失语、少尿、抽搐等症状，体检可发现视神经盘水肿、渗出、出血、脉搏缓慢有力，甚至偏瘫、昏迷等。高血压亚急症是指血压严重升高但不伴靶器官损害。

高血压急症是指血压升高（BP > 180/120 mmHg）伴有急性靶器官损害，血压显著升高可加重靶器官损害。发生高血压急症时应迅速给予降压等治疗，直至血压达到安全水平。常见高血压急症包括：高血压脑病，高血压左侧心力衰竭，高血压伴心肌梗死，高血压伴不稳定性心绞痛，高血压主动脉夹层，严重高血压与蛛网膜下隙出血或脑血管事件相关，嗜铬细胞瘤危象，使用苯异丙胺、麦角胺、可卡因或致幻剂，围手术期高血压，严重先兆子痫或子痫。

1. 高血压危象的处置

高血压危象患者均应严重监测生命体征变化，高血压急症患者应进入 ICU，持续监测血压和尽快给予合适的降压药。高血压急症一旦确立，应在数分钟至数小时内降低血压至合适水平，通常使平均动脉压下降 20% ~ 25% 或舒张压降至 100 ~ 110 mmHg，此时应静脉输注降压药，1 小时使平均动脉血压下降 ≤25%，在以后的 2 ~ 6 小时内血压降至约 160/110 mmHg。

血压降低过快可能加重靶器官损害，如引起肾、脑或冠脉缺血加重。如果此血压水平可耐受且临床情况稳定，在以后 24~48 小时逐步降低血压达到正常水平。下列情况应除外：急性缺血性卒中者没有明确临床试验证据要求立即抗高血压治疗。

2. 急性主动脉夹层

一旦怀疑主动脉夹层，应立即静脉给予抗高血压药物迅速降压，在 15~30 分钟内收缩压降至 180/100 mmHg。首选药物为硝普钠或钙通道阻滞剂 + β 受体阻滞剂或乌拉地尔 + 拉贝洛尔，备用药物为利血平，加用强效利尿剂，应避免采用增加心肌排血量的药物，如二氮嗪、肼苯哒嗪。降压过程中应同时监测并发症表现如血压、尿量、意识、精神状态和神经系统体征，并请心血管外科会诊，必要时实施紧急手术。主动脉夹层应将 SBP 迅速降至 100 mmHg 左右（如能耐受）。

3. 急性左侧心力衰竭和肺水肿

立即降压治疗，减轻心脏前后负荷，同时给予血管扩张剂。首选药物为硝普钠或非诺多泮 + 硝酸甘油，加用强效髓袢利尿剂。备用药物为依那普利等其他降压药。有些高血压急症患者用口服短效降压药可能有益，如卡托普利、拉贝洛尔、可乐宁。

高血压急症常用降压药有硝普钠（静脉）、尼卡地平、乌拉地尔、二氮嗪，肼苯达嗪、拉贝洛尔、艾司洛尔、酚妥拉明等。β 受体拮抗剂适于除嗜铬细胞瘤外的各种高血压危象患者，尤其适于合并主动脉夹层和心肌梗死患者，可以单用或与硝普钠合用。

静脉使用降压药者，需严密观察生命体征变化，尤其监测血压变化，以防骤降，及时发现新发的靶器官损害表现。

（1）硝酸甘油：5 μg/min，每 3~5 分钟增加 5 μg/min，直至 20 μg/min，如此量仍无效，可每次增加 10 μg/min，最大量是 200 μg/min。可缓解冠状动脉痉挛，增加冠脉血流，扩张血管，降低心脏负荷。

（2）硝普钠：直接扩张微动脉和静脉平滑肌，降低外周血管阻力。0.3~0.5 μg/（kg·min），静脉注射，逐渐增加，平均用量 1~6 μg/（kg·min）；>10 μg/（kg·min）会诱发氰化物中毒。

（3）拉贝洛尔：20 mg（或 0.25 mg/kg），静脉注射，>2 分钟，10 分钟后可重复 40~80 mg，总量 300 mg；或从 2 mg/min 开始，根据反应调节滴速，总量 300 mg；儿童 0.4~1 mg/kg，最大 3 mg/（kg·h）。α、$β_1$ 和 $β_2$ 受体拮抗剂，对严重高血压伴主动脉夹层患者最佳，降低心肌梗死发病率和死亡率。

（4）艾司洛尔：250 μg/（kg·min），静脉注射，1~3 分钟，继之 50 μg/（kg·min），静脉注射，>4 分钟，5 分钟后无效者可重复，共 4 次。主要适于左室功能障碍或外周血管病的严重高血压患者。

（5）酚妥拉明（立其丁）：5~20 mg，静脉注射，每 5 分钟一次，或 0.2~0.5 mg/min。$α_1$ 和 $α_2$ 受体拮抗剂，最适合嗜铬细胞瘤和高儿茶酚胺诱发的严重高血压者。

（6）肼苯哒嗪：通过直接扩张全身微动脉降压，主要用于高血压伴子痫患者。10~20 mg，口服，每 4~6 小时一次，最大可增加到每次 40 mg。

（二）难治性高血压识别与处置

难治性高血压又称顽固性高血压，是指在应用改善生活方式和至少 3 种抗高血压药（包括利尿药）治疗持续 3 个月以上，血压仍 ≥140/90 mmHg，或糖尿病或肾病者血压 ≥

130/80 mmHg。对于单纯收缩性高血压者，难治性高血压是指上述规范用药后血压仍持续≥160 mmHg。34%~40%或更多患者不易达到治疗目标，60 岁以上老年人收缩压更难控制，真正难治性高血压仅占高血压的 2%~5%，但有靶器官损害者更高些。难治性高血压增加中风、心肌梗死、充血性心力衰竭和肾功能衰竭的风险。难治性高血压的评估应做 24 小时动态血压监测及家庭血压测量。

难治性高血压的原因有药物相关性原因（依从性差、剂量不足、不当联合用药），药物作用（使用升血压药如同化激素类、拟交感胺类、乙醇过量、皮质类固醇激素、环孢菌素、促红细胞生成素、口服避孕药、甘草、可卡因、安非他命或其他违禁药品等）。继发性原因、血压测量不正确、容量负荷过度（肾病液体潴留、利尿不足、摄钠过多）、存在拮抗药物、肥胖、吸烟；假性难治性高血压、单纯性白大衣高血压、患者自我血压作假、主动脉缩窄、嗜铬细胞瘤、Cushing 综合征、甲状腺和甲状旁腺疾病；少见原因有右肾动脉分叉处动脉瘤、腹主动脉血栓形成、左肾动脉阻塞、高血钙、类癌综合征、中枢神经系统肿瘤、月经前期综合征、阻塞性睡眠呼吸停止综合征、胰岛素抵抗、吸烟等。

除前述的一般性治疗外，如患者已有 3 种抗高血压药（包括利尿药），应限钠，调整利尿药（血肌酐 <1.5 mg/dL 者使用噻嗪类利尿药，血肌酐 >1.5 mg/dL 者使用袢利尿药），如仍持续高血压，加用不同类的其他血管扩张药（ACEI、ARBs 和二氢吡啶类钙通道阻滞剂）、减慢心率药（β 受体阻滞剂和非二氢吡啶类钙通道阻滞剂如地尔硫䓬和维拉帕米），如仍持续高血压，应请高血压专科会诊治疗。其他治疗方案有：联合使用 α 和 β 受体拮抗剂（地尔硫䓬、拉贝洛尔）；联用 2 种钙通道阻滞剂（地尔硫䓬或维拉帕米加二氢吡啶类药）；联用 ACEI 和 ARBs（治疗过程中注意血钾和肌酐）；加用中枢作用药如可乐定；开始直接血管扩张药如肼苯哒嗪或长压定（米诺地尔）加 β 受体拮抗剂和袢利尿剂，以改善心率和液体滞留。

（三）老年人高血压的处置

随机试验表明，60 岁以上老年人收缩—舒张性高血压或单纯收缩期高血压者，给予抗高血压治疗后，心血管事件发病率和死亡率明显降低。老年人更可能有白大衣高血压、纯收缩性高血压和假性高血压。每次就诊应测量血压至少 2 次，逐步降压，防治体位性低血压，最好联合用药。五大类主要降压药均有益，开始治疗药物可用噻嗪类利尿剂、钙通道阻滞剂、ARB、ACEI、β 受体阻滞剂任何一种或联合用药。单纯收缩期高血压使用噻嗪类和钙通道阻滞剂、ARB 均有益。治疗药物应从小剂量开始，逐渐缓慢增量，目标血压与年轻人相同，使血压控制在 <140/90 mmHg，如可耐受，可降至更低水平。多数老年人需要两种或多种抗高血压药才能控制血压于 140 mmHg 以下，但有时仍很困难。80 岁以上高龄老人血压控制益处仍不确定，但已用抗高血压治疗者应继续控制血压在可耐受水平，而舒张压 <70 mmHg 可能不利。合并前列腺肥大者，优先使用 α 受体阻滞剂。降压治疗可使脑卒中事件下降 33%，冠心病事件下降 23%。为了提高老年人服药依从性，尽量选择长效降压药，每日 1 次，平稳降压。

（四）高血压合并冠心病的处置

高血压合并稳定性心绞痛者首选 β 受体阻滞剂，或长效钙通道阻滞剂或 ACEI；合并急性冠脉综合征者首选 β 受体阻滞剂和 ACEI；心肌梗死后高血压患者首选 ACEI 或 ARB、 β受体阻滞剂，它们可降低复发性心肌梗死和死亡率；充血性心衰患者可用噻嗪类和袢利尿剂，也可使用β受体阻滞剂、ACEI、ARB和醛固酮拮抗剂，一般避免使用钙通道阻滞剂，除非为了控制血压或心绞痛症状。对舒张性心衰，各种抗高血压药疗效孰优孰劣尚无定论。

（五）高血压合并心力衰竭的处置

高血压合并心力衰竭的患者应注意症状变化，酌情选药，症状较轻者优选ACEI和β受体阻滞剂；症状重者将ACEI、β受体阻滞剂、ARB和醛固酮受体拮抗剂与袢利尿剂合用。

（六）慢性肾脏疾病高血压的处置

肾功能不全和衰竭是心血管事件的高危因素，慢性肾脏疾病（包括糖尿病肾病）应严格控制血压（<130/80 mmHg），当尿蛋白>1 g/d时，血压目标应<125/75 mmHg；并尽可能将尿蛋白降至正常。一般需用一种以上，甚至3种药物方能使血压控制达标，有蛋白尿者应首选ACEI/ARB，可与钙通道阻滞剂、小剂量利尿剂、β受体阻滞剂联合应用。当血肌酐>2 mg/dL时，推荐用袢利尿剂。应逐渐增加用药品种和剂量，避免使血压过急地下降，同时注意观察在血压下降时肾功能的变化。在同等降低血压的前提下各种不同降压药物对延缓肾脏病变的进展影响可能完全一致；但有一些研究提示使用ACEI和（或）ARB对蛋白尿的减少以及延缓肾脏病变的进展有利。

（陈志男）

第二节　急性心肌梗死

一、概述

急性心肌梗死（AMI）是指因持续而严重的心肌缺血所致的部分心肌急性坏死。在临床上常表现为胸痛、急性循环功能障碍，以及反映心肌急性损伤、缺血和坏死的一系列特征性心电图演变。AMI是危害人类健康的世界范围性问题。

二、病因及发病机制

基本病因是冠状动脉粥样硬化（偶为冠状动脉栓塞、炎症、先天性畸形、痉挛和冠状动脉口阻塞所致），造成一支或多支血管管腔狭窄和心肌血供不足，而侧支循环未充分建立。在此基础上，一旦血供急剧减少或中断，使心肌严重而持久地急性缺血达1小时以上，即可发生心肌梗死。心肌梗死绝大多数是由于不稳定的粥样硬化斑块破溃，继而出血和管腔内血栓形成，而使管腔闭塞；少数情况下斑块内或其下发生出血或血管持续痉挛，也可使冠状动脉完全闭塞。

促使斑块破裂出血及血栓形成的诱因如下。

（1）晨起6时至12时交感神经活动增加，机体应激反应性增强，心肌收缩力、心率、血压增高，冠状动脉张力增高。

（2）在饱餐特别是进食多量脂肪后，血脂增高，血黏稠度增高。

（3）重体力活动、情绪过分激动、血压剧升或用力大便，致左心室负荷明显加重。

（4）休克、脱水、出血、外科手术或严重心律失常，致心排血量骤降，冠状动脉灌流量锐减。

心肌梗死可发生在频发心绞痛的患者，也可发生在原来从无症状者中。心肌梗死后发生的严重心律失常、休克或心力衰竭，均可使冠状动脉灌流量进一步降低，心肌坏死范围扩大。

三、病理

冠状动脉病变绝大多数心肌梗死患者冠脉内均可见在粥样硬化斑块的基础上有血栓形成使管腔闭塞，但是由冠状动脉痉挛引起管腔闭塞的患者中，个别患者可无明显粥样硬化病变。此外，梗死的发生与原来冠状动脉受粥样硬化病变累及的支数及其所造成管腔狭窄程度之间未必呈平行关系。

心肌病变冠状动脉闭塞后 20～30 分钟，受其供血的心肌即有少数坏死，开始了急性心肌梗死的病理过程。1～2 小时之间绝大部分心肌呈凝固性坏死，心肌间质则充血、水肿，伴多量炎症细胞浸润。以后，坏死的心肌纤维逐渐溶解，形成肌溶灶，随后渐有肉芽组织形成。大块的心肌梗死累及心室壁的全层或大部分者常见，心电图上相继出现 ST 段抬高和 T 波倒置、Q 波，称为 Q 波性心肌梗死。它可波及心包引起心包炎症；波及心内膜诱致心室腔内附壁血栓形成。心电图上不出现 Q 波的称为非 Q 波性心肌梗死，较少见。它包括冠状动脉闭塞不完全或自行再通形成小范围心肌梗死呈灶性分布，但急性期心电图上仍有 ST 段抬高者；缺血坏死仅累及心室壁的内层，不到心室壁厚度的一半伴有 ST 段压低，过去称为心内膜下心肌梗死；范围更小的心肌梗死可无 ST 段变化，而只有动态的 T 波变化。

如上所述，过去将 AMI 分为 Q 波心梗和非 Q 波心梗是一种回顾性分类，已不适合临床工作的需要，目前强调以 ST 段是否抬高进行分类，因心电图上 Q 波形成已是心肌坏死的表现。而从心肌急性缺血到坏死有一个发展过程。实际上当心肌缺血心电图上出现相应区域 ST 段抬高时，已表明此时对应的冠脉已经闭塞而导致心肌全层损伤，伴有心肌坏死标志物升高，临床上诊断为 ST 段抬高性心梗（STEMI）。此类患者绝大多数进展为较大面积心肌 Q 波心梗。胸痛如不伴有 ST 段抬高，常提示相应的冠状动脉尚未完全闭塞，心肌缺血损伤尚未波及心肌全层，心电图可表现为 ST 段下移及或 T 波倒置等。此类患者如同时有血中心肌标志物或心肌酶升高，仍说明有心肌坏死，只是范围较小，尚未波及心肌全层，临床上列为非 ST 段抬高性心梗（NSTEMI）。此类心梗如果处置不当，也可进展为 ST 段抬高性心梗，为了将透壁性心梗的干预性再灌注治疗得以尽早实施，以争取更多的心肌存活，也为了防止非透壁心梗进一步恶化。目前在临床上一般将 ST 段抬高性心梗等同于 Q 波心梗，而无 ST 段抬高者因处理方案上不同于 Q 波心梗，而类似于不稳定型心绞痛而专列为 NSTEMI。

继发性病理变化：在心腔内压力的作用下，坏死心壁向外膨出，可产生心脏破裂（心室游离壁破裂、心室间隔穿孔或乳头肌断裂）或逐渐形成心室壁瘤。坏死组织 1～2 周后开始吸收，并逐渐纤维化，6～8 周形成瘢痕愈合，称为陈旧性或愈合性心肌梗死（OMI 或 HMI）。

四、病理生理

主要出现左心室舒张和收缩功能障碍的一些血流动力学变化，其严重度和持续时间取决于梗死的部位、程度和范围。心脏收缩力减弱、顺应性减低、心肌收缩不协调，左心室压力曲线最大上升速度（dp/dt）减低，左心室舒张末期压增高、舒张和收缩末期容量增多。射血分数减低，心搏量和心排血量下降，心率增快或有心律失常，血压下降，动脉血氧含量降低。心肌重塑出现心脏扩大或心力衰竭（先左侧心力衰竭然后全心衰竭），可发生心源性休克。右心室梗死在心肌梗死患者中少见，其主要病理生理改变是右侧心力衰竭的血流动力学变化，右心房压力增高，高于左心室舒张末期压，心排血量减低，血压下降。

急性心肌梗死引起的心力衰竭称为泵衰竭，按 Killip 分级法可分为：Ⅰ级，尚无明显心力衰竭；Ⅱ级，有左侧心力衰竭，肺部啰音 < 50% 肺野；Ⅲ级，有急性肺水肿，全肺大、小、干、湿啰音；Ⅳ级，有心源性休克等不同程度或阶段的血流动力学变化。心源性休克是泵衰竭的严重阶段。但如兼有肺水肿和心源性休克则情况最严重。

心室重塑作为心肌梗死的后续改变，左心室体积增大、形状改变及梗死节段心肌变薄和非梗死节段心肌增厚，对心室的收缩效应及电活动均有持续不断的影响，在心肌梗死急性期后的治疗中不应忽视对心室重塑的干预。

五、临床表现

与心肌梗死的大小、部位、侧支循环情况密切相关。

（一）先兆

50% ~81.2% 患者在发病前数日有乏力，胸部不适，活动时心悸、气急、烦躁、心绞痛等前驱症状，其中以新发生心绞痛（初发型心绞痛）或原有心绞痛加重（恶化型心绞痛）为最突出。心绞痛发作较以往频繁、性质较剧、持续较久，硝酸甘油疗效差，诱发因素不明显。同时心电图示 ST 段一过性明显抬高（变异型心绞痛）或压低，T 波倒置或增高（"假性正常化"）即前述不稳定型心绞痛情况，如及时住院处理，可使部分患者避免发生心肌梗死。

（二）症状

1. 疼痛

是最先出现的症状，多发生于清晨，疼痛部位和性质与心绞痛相同，但诱因多不明显，且常发生于安静时，程度较重，持续时间较长，可达数小时或更长，休息和含用硝酸甘油片多不能缓解。患者常烦躁不安、出汗、恐惧，或有濒死感。少数患者无疼痛，一开始即表现为休克或急性心力衰竭。部分患者疼痛位于上腹部，易被误诊为胃穿孔、急性胰腺炎等急腹症；部分患者疼痛放射至下颌、颈部、背部上方，被误诊为骨关节痛。

2. 全身症状

有发热、心动过速、白细胞增高和红细胞沉降率增快等，由坏死物质吸收所引起。一般在疼痛发生后 24 ~48 小时出现，程度与梗死范围常呈正相关，体温一般在 38 ℃左右，很少超过 39 ℃，持续约 1 周。

3. 胃肠道症状

疼痛剧烈时常伴有频繁的恶心、呕吐和上腹胀痛，与迷走神经受坏死心肌刺激和心排血量降低致组织灌注不足等有关。肠胀气也不少见。重症者可发生呃逆。

4. 心律失常

见于 75% ~95% 的患者，多发生在起病 1 ~2 天，而以 24 小时内最多见，可伴乏力、头晕、晕厥等症状。各种心律失常中以室性心律失常最多，尤其是室性期前收缩，如室性期前收缩频发（ > 5 次/分），成对出现或呈短阵室性心动过速，多源性或落在前一心搏的易损期时（R 在 T 波上），常为心室颤动（室颤）的先兆。室颤是急性心肌梗死早期，特别是入院前主要的死因。房室传导阻滞和束支传导阻滞也较多见，室上性心律失常则较少，多发生在心力衰竭患者中。前壁心肌梗死如发生房室传导阻滞表明梗死范围广泛，情况严重。

5. 低血压和休克

疼痛期中血压下降常见，未必是休克。如疼痛缓解而收缩压仍低于 80 mmHg，有烦躁不安、面色苍白、皮肤湿冷、脉细而快、大汗淋漓、尿量减少（＜20 mL/h）、神志迟钝，甚至晕厥者，则为休克表现。休克多在起病后数小时至 1 周内发生，见于约 20% 的患者，主要是心源性，为心肌广泛（40% 以上）坏死，心排血量急剧下降所致，神经反射引起的周围血管扩张属次要，有些患者尚有血容量不足的因素参与。

6. 心力衰竭

主要是急性左侧心力衰竭，可在起病最初几天内发生，或在疼痛、休克好转阶段出现，为梗死后心脏舒缩力显著减弱或不协调所致，发生率为 32% ～48%。出现呼吸困难、咳嗽、发绀、烦躁等症状，严重者可发生肺水肿，随后可发生颈静脉怒张、肝肿大、水肿等右侧心力衰竭表现。右心室心肌梗死者可一开始即出现右侧心力衰竭表现，伴血压下降。

（三）体征

1. 心脏体征

心脏浊音界可正常也可轻度至中度增大；心率多增快，少数也可减慢；心尖区第一心音减弱；可出现第四心音（心房性）奔马律，少数有第三心音（心室性）奔马律；10% ～20% 患者在起病第 2～3 天出现心包摩擦音，为反应性纤维性心包炎所致；心尖区可出现粗糙的收缩期杂音或伴收缩中晚期喀喇音，为二尖瓣乳头肌功能失调或断裂所致；可有各种心律失常。

2. 血压降低

除极早期血压可增高外，几乎所有患者都有血压降低。起病前有高血压者，血压可降至正常；起病前无高血压者，血压可降至正常以下，而且可能不再恢复到起病前的水平。

3. 其他

可有与心律失常、休克或心力衰竭有关的其他体征。

六、辅助检查

心电图常有进行性的改变，对心肌梗死的诊断、定位、定范围、估计病情演变和预后都有帮助。

（一）心电图检查

询问缺血性胸痛病史和即刻描记心电图是筛查 AMI 的主要方法。急诊应在 10 分钟内完成临床检查和 18 导联 ECG，做出 AMI 的诊断。

1. 特征性改变

ST 段抬高性心肌梗死者其心电图表现特点如下。

（1）ST 段抬高呈弓背向上型，在面向坏死区周围心肌损伤区的导联上出现。

（2）宽而深的 Q 波（病理性 Q 波），在面向透壁心肌坏死区的导联上出现。

（3）T 波倒置，在面向损伤区周围心肌缺血区的导联上出现。

在背向心肌梗死区的导联则出现相反的改变，即 R 波增高、ST 段压低和 T 波直立并增高。

非 ST 段抬高心肌梗死者心电图有两种类型：①无病理性 Q 波，有普遍性 ST 段压低≥0.1 mV，但 aVR 之导联（有时还有 V_1 导联）ST 段抬高，或有对称性 T 波倒置为心内膜下心肌梗死所致；②无病理性 Q 波，也无 ST 段变化，仅有 T 波倒置改变。

2. 动态性改变

ST 段抬高性心肌梗死心电图表现特点如下。

（1）起病数小时内，可尚无异常或出现异常高大、两支不对称的 T 波。

（2）数小时后，ST 段明显抬高，弓背向上，与直立的 T 波连接，形成单相曲线。数小时至二日内出现病理性 Q 波，同时 R 波减低，是为急性期改变。Q 波在 3～4 天内稳定不变，以后 70%～80% 永久存在。

（3）在早期如不进行治疗干预，ST 段抬高持续数日至两周左右，逐渐回到基线水平，T 波则变为平坦或倒置，是为亚急性期改变。

（4）数周至数月后，T 波呈 V 形倒置，两支对称，波谷尖锐，是为慢性期改变。T 波倒置可永久存在，也可在数月至数年内逐渐恢复。

非 ST 段抬高心肌梗死中上述的类型：①先是 ST 段普遍压低（除 aVR 外，有时 V_1 导联也除外），继而 T 波倒置加深呈对称型，但始终不出现 Q 波；ST 段和 T 波的改变持续数日或数周后恢复；②T 波改变在 1～6 个月内恢复。

3. 定位和定范围

ST 段抬高性心肌梗死的定位和定范围可根据出现特征性改变的导联数来判断。

（二）放射性核素检查

利用坏死心肌细胞中的钙离子能结合放射性锝焦磷酸盐或坏死心肌细胞的肌凝蛋白可与其特异抗体结合的特点，静脉注射 ^{99m}Tc -焦磷酸盐或 ^{111}In -抗肌凝蛋白单克隆抗体，进行"热点"扫描或照相；利用坏死心肌血供断绝和瘢痕组织中无血管以致 ^{201}Tl 或 ^{99m}Tc -MIBI 不能进入细胞的特点，静脉注射这种放射性核素进行"冷点"扫描或照相均可显示心肌梗死的部位和范围。前者主要用于急性期，后者用于慢性期。用门电路 γ 闪烁照相法进行放射性核素心腔造影（常用 ^{99m}Tc -标记的红细胞或白蛋白），可观察心室壁的运动和左心室的射血分数，有助于判断心室功能，诊断梗死后造成的室壁运动失调和心室壁瘤。目前多用单光子发射计算机化体层显像（SPECT）来检查，新的方法正电子发射体层显像（PET）可观察心肌的代谢变化，判断心肌的死活可能效果更好。

（三）超声心动图检查

切面和 M 型超声心动图有助于了解心室壁的运动和左心室功能，诊断室壁瘤和乳头肌功能失调等。

（四）实验室检查

（1）起病 24～48 小时后白细胞可增至（10～20）×10^9/L，中性粒细胞增多，嗜酸性粒细胞减少或消失；红细胞沉降率增快；C 反应蛋白（CRP）增高均可持续 1～3 周。起病数小时至二日内血中游离脂肪酸增高。

（2）血心肌坏死标志物增高。

1）肌红蛋白起病后 2 小时内升高，12 小时内达高峰；24～48 小时内恢复正常。

2）肌钙蛋白 I（cTnI）或 T（cTnT）起病 3～4 小时后升高，cTnI 于 11～24 小时达高峰，7～10 天降至正常，cTnT 于 24～48 小时达高峰，10～14 天降至正常。这些心肌结构蛋白含量的增高是诊断心肌梗死的敏感指标。

3）肌酸激酶同工酶 CK -MB 在起病后 4 小时内增高，16～24 小时达高峰，3～4 天恢复正常，其增高的程度能较准确地反映梗死的范围，其高峰出现时间是否提前有助于判断溶栓治疗是否成功。

对心肌坏死标志物的测定应进行综合评价，如肌红蛋白在 AMI 后出现最早，也十分敏感，但特异性不很强；cTnI 和 cTnT 出现稍延迟，而特异性很高，在症状出现后 6 小时内测定为阴性则 6 小时后应再复查，其缺点是持续时间可长达 10～14 天，对在此期间出现的胸痛，判断是否有新的梗死不利。CK -MB 虽不如 cTnI、cTnT 敏感，但对早期（＜4 小时）AMI 的诊断有较重要价值。

以往沿用多年的 AMI 心肌酶测定，包括：①肌酸激酶（CK）；②天门冬酸氨基转移酶（AST）；③乳酸脱氢酶（LDH），其特异性及敏感性均远不如上述心肌坏死标志物，但仍有一定的参考价值。三者在 AMI 发病后 6～10 小时开始升高，按序分别于 12 小时、24 小时及 2～3 天内达高峰，又分别于 3～4 天、3～6 天及 1～2 周内回降至正常。

七、诊断与鉴别诊断

根据典型的临床表现，特征性的心电图改变以及实验室检查发现，诊断本病并不困难。对老年患者，突然发生严重心律失常、休克、心力衰竭而原因未明，或突然发生较重而持久的胸闷或胸痛者，都应考虑本病的可能。宜先按急性心肌梗死来处理，并短期内进行心电图、血清心肌酶和肌钙蛋白测定等以确定诊断。对非 ST 段抬高性心肌梗死，血清肌钙蛋白测定的诊断价值更大。鉴别诊断要考虑以下一些疾病。

（一）心绞痛

心绞痛疼痛部位与心肌梗死基本相同，但程度较轻，时间较短（一般不超过 30 分钟），口服硝酸甘油能缓解，无气喘及肺水肿，主要心电图无动态演变，血清心肌坏死标志物正常。

（二）急性心包炎

尤其是急性非特异性心包炎可有较剧烈而持久的心前区疼痛。但心包炎的疼痛与发热同时出现，呼吸和咳嗽时加重，早期即有心包摩擦音，后者和疼痛在心包腔出现渗液时均消失；全身症状一般不如心肌梗死严重；心电图除 aVR 外，其余导联均有 ST 段弓背向下的抬高，T 波倒置，无异常 Q 波出现。

（三）急性肺动脉栓塞

可发生胸痛、咯血、呼吸困难和休克，但有右心负荷急剧增加的表现如发绀、肺动脉瓣区第二心音亢进、颈静脉充盈、肝肿大、下肢水肿等。心电图示 I 导联 S 波加深，Ⅲ 导联 Q 波显著，T 波倒置，右胸导联 T 波倒置等改变，可资鉴别。

（四）急腹症

急性胰腺炎、消化性溃疡穿孔、急性胆囊炎、胆石症等，均有上腹部疼痛，可能伴休克。仔细询问病史，做体格检查、心电图检查、血清心肌酶和肌钙蛋白测定可协助鉴别。

（五）主动脉夹层

胸痛一开始即达高峰，常放射到背、肋、腹、腰和下肢，两上肢的血压和脉搏可有明显差别，可有下肢暂时性瘫痪、偏瘫和主动脉瓣关闭不全的表现，但无血清心肌坏死标志物升高等可资鉴别。二维超声心动图检查、X线或磁共振体层显像有助于诊断。

八、并发症

（一）乳头肌功能失调或断裂

总发生率可高达50%。二尖瓣乳头肌因缺血、坏死等使收缩功能发生障碍，造成不同程度的二尖瓣脱垂并关闭不全，心尖区出现收缩中晚期喀喇音和吹风样收缩期杂音，第一心音可不减弱，可引起心力衰竭。轻症者，可以恢复，其杂音可消失。乳头肌整体断裂极少见，多发生在二尖瓣后乳头肌，见于下壁心肌梗死，心力衰竭明显，可迅速发生肺水肿，在数日内死亡。

（二）心脏破裂

少见，常在起病1周内出现，多为心室游离壁破裂，造成心包积血引起急性心脏压塞而猝死。偶为心室间隔破裂造成穿孔，在胸骨左缘第3~4肋间出现响亮的收缩期杂音，常伴有震颤，可引起心力衰竭和休克而在数日内死亡。心脏破裂也可为亚急性，患者能存活数月。

（三）栓塞

发生率1%~6%，见于起病后1~2周，如为左心室附壁血栓脱落所致，则引起脑、肾、脾或四肢等动脉栓塞。由下肢静脉血栓形成部分脱落所致，则产生肺动脉栓塞。

（四）心室壁瘤或称室壁瘤

主要见于左心室，发生率5%~20%。体格检查可见左侧心界扩大，心脏搏动范围较广，可有收缩期杂音。瘤内发生附壁血栓时，心音减弱。心电图ST段持续抬高。X线透视、摄影，超声心动图，放射性核素心脏血池显像以及左心室造影可见局部心缘突出，搏动减弱或有反常搏动。

（五）心肌梗死后综合征

发生率约10%。于心肌梗死后数周至数月内出现，可反复发生，表现为心包炎、胸膜炎或肺炎，有发热、胸痛等症状，可能为机体对坏死物质的过敏反应。

九、治疗

对ST段抬高的AMI，强调及早发现，及早住院，并加强住院前的就地处理。STEMI患者的诊断应及时准确，不必等待心肌酶的结果。治疗应以血运重建包括溶栓和急诊经皮冠脉介入治疗（PCI）为主，药物治疗为辅。目标是实现闭塞的冠脉再通，发病≤3小时者，只要无禁忌证和时间耽误，溶栓和PCI均可，发病>3小时者则宜首选PCI。对于重症STEMI并发心源性休克或心力衰竭患者，主张积极的PCI治疗。

（一）常规措施

疑诊AMI患者应在入院后立即开始常规治疗，并与诊断同时进行。

1. 监护和一般治疗

（1）休息：急性期绝对卧床休息，保持环境安静。减少探视，防止不良刺激，解除焦虑。

（2）监测：在冠心病监护室进行心电图、血压和呼吸的监测，除颤仪应随时处于备用状态。对于严重泵衰竭者还监测肺毛细血管压和静脉压。密切观察心律、心率、血压和心功能的变化，为适时采取治疗措施、避免猝死提供客观资料。监测人员必须极端负责，既不放过任何有意义的变化，又保证患者安静和休息。

（3）吸氧：无并发症应采用鼻导管给氧，有左侧心力衰、肺水肿或有机械并发症者给予面罩给氧，严重低氧血症者应给予气管插管并机械通气。

（4）护理：急性期 12 小时卧床休息，若无并发症，24 小时内应鼓励患者在床上进行肢体活动，若无低血压，第 3 天就可在病房内走动；梗死后第 4～5 天，逐步增加活动直至每天 3 次步行 100～150 m。

（5）建立静脉通道：保持给药途径畅通。

（6）阿司匹林：有禁忌证者即服水溶性阿司匹林或嚼服肠溶阿司匹林 150～300 mg，然后每日 1 次，3 日后改为 75～150 mg 每日 1 次长期服用。如果阿司匹林过敏，或阿司匹林无效，可以其他抗血小板药物如双嘧达莫、噻氯匹定或氯吡格雷替代。

（7）饮食和通便：AMI 患者应禁食至胸痛消失，由流食、半流食逐渐过渡到低盐低脂饮食。心梗患者防止便秘，避免用力排便导致心律失常或是心脏破裂等。

2. 解除疼痛

疼痛会使交感神经过于兴奋，心肌耗氧量增加，并导致血压升高、心律失常发生和心功能恶化。因此出现剧烈胸痛应给予有效镇痛，可给吗啡静脉注射，可 5 分钟后重复一次，总量不超过 15 mg。出现呼吸抑制可给予纳洛酮 0.4 mg 拮抗，可间隔 3 分钟静脉注射。

3. 消除心律失常

心律失常必须及时消除，以免演变为严重心律失常甚至猝死。

（1）发生心室颤动或持续多形室性心动过速时，尽快采用非同步或同步直流电除颤或复律。室性心动过速药物疗效不满意时也应及早用同步直流电复律。

（2）一旦发现室性期前收缩或室性心动过速，立即用利多卡因 50～100 mg 静脉注射，每 5～10 分钟重复一次，至期前收缩消失或总量已达 300 mg，继以 1～3 mg/min 的速度静脉滴注维持（100 mg 加入 5% 葡萄糖注射液 100 mL，滴注 1～3 mL/min）。如室性心律失常反复发生者可用胺碘酮。

（3）对缓慢性心律失常可用阿托品 0.5～1 mg 肌内注射或静脉注射，必要时 3～5 分钟间隔应用，总量 <2.5 mg。

（4）房室传导阻滞发展到第二度或第三度，伴有血流动力学障碍者宜用人工心脏起搏器作临时的经静脉心内膜右心室起搏治疗，待传导阻滞消失后撤除。

（5）室上性快速心律失常用维拉帕米、地尔硫䓬、美托洛尔、洋地黄制剂、胺碘酮等药物治疗不能控制时，可考虑用同步直流电转复治疗。

4. 控制休克

根据休克纯属心源性，抑尚有周围血管舒缩障碍或血容量不足等因素存在，分别进行处理。

（1）补充血容量：估计有血容量不足或中心静脉压和肺动脉楔压低者，用右旋糖酐 40 或 5%~10% 葡萄糖注射液静脉滴注，输液后如中心静脉压上升 >18 cmH$_2$O，肺小动脉楔压 >15~18 mmHg，则应停止。右心室梗死时，中心静脉压的升高未必是补充血容量的禁忌。

（2）应用升压药：补充血容量后血压仍不升，而肺小动脉楔压和心排血量正常时，提示周围血管张力不足，可用多巴胺起始剂量 3~5 μg/（kg·min）静脉滴注，或去甲肾上腺素 2~8 μg/min，也可选用多巴酚丁胺，起始剂量 3~10 μg/（kg·min）。

（3）应用血管扩张剂：经上述处理血压仍不升，而肺动脉楔压（PCWP）增高，心排血量低或周围血管显著收缩以致四肢厥冷并有发绀时，硝普钠 15 μg/min 开始，每 5 分钟逐渐增量至 PCWP 降至 15~18 mmHg。硝酸甘油从 10~20 μg/min 开始，每 5~10 分钟增加 5~10 μg/min，直至左室充盈压下降。

（4）其他：治疗休克的其他措施包括纠正酸中毒、避免脑缺血、保护肾功能，必要时应用洋地黄制剂等。为了降低心源性休克的死亡率，有条件的医院主张用主动脉内气囊反搏术进行辅助循环，然后做选择性冠状动脉造影，随即施行介入治疗或主动脉—冠状动脉旁路移植手术，可挽救一些患者的生命。

5. 治疗心力衰竭

主要是治疗急性左侧心力衰竭，以应用吗啡（或哌替啶）和利尿剂为主，也可选用血管扩张剂减轻左心室的负荷，或用多巴酚丁胺 10 μg/（kg·min）静脉滴注或用短效血管紧张素转换酶抑制剂从小剂量开始等治疗。洋地黄制剂可能引起室性心律失常宜慎用。由于最早期出现的心力衰竭主要是坏死心肌间质充血、水肿引起顺应性下降所致，而左心室舒张末期容量尚不增大，因此在梗死发生后 24 小时内宜尽量避免使用洋地黄制剂。有右心室梗死的患者应慎用利尿剂。

6. 其他治疗

下列疗法可能有助于挽救濒死心肌，防止梗死扩大，缩小缺血范围，加快愈合的作用，但尚未完全成熟或疗效尚有争论，可根据患者具体情况考虑选用。

（1）β 受体阻滞剂和钙通道阻滞剂：在起病的早期，没有禁忌证的患者，无论是否同时行纤溶治疗或直接 PCI，都要立即给予口服 β 受体阻滞剂治疗，主要包括美托洛尔、阿替洛尔或普萘洛尔等 β 受体阻滞剂，尤其是前壁心肌梗死伴有交感神经功能亢进者，可以防止梗死范围的扩大，改善急、慢性期的预后，但应注意其对心脏收缩功能的抑制。没有禁忌证的 STEMI 患者，尤其是有心动过速或高血压的患者，可以迅速给予静脉注射 β 受体阻滞剂治疗。钙通道阻滞剂中的地尔硫䓬可能有类似效果。

（2）血管紧张素转换酶抑制剂和血管紧张素受体阻滞剂：在起病早期应用，从低剂量开始，如卡托普利（起始 6.25 mg，然后 12.5~25 mg，每日 2 次）、依那普利（2.5 mg，每日 2 次）、雷米普利（5~10 mg，每日 1 次）、福辛普利（10 mg，每日 1 次）等，有助于改善恢复期心肌的重塑，降低心力衰竭的发生率，从而降低死亡率。如不能耐受血管紧张素转换酶抑制剂者可选用血管紧张素 II 受体阻滞剂氯沙坦和缬沙坦等。

（3）极化液疗法：氯化钾 1.5 g、胰岛素 10 U 加入 10% 葡萄糖注射液 500 mL 中，静脉滴注，每日 1~2 次，7~14 天为一疗程。可促进心肌摄取和代谢葡萄糖，使钾离子进入细胞内，恢复细胞膜的极化状态，以利心脏的正常收缩、减少心律失常，并促使心电图上抬高的 ST 段回到等电位线。近年还有建议在上述溶液中再加入硫酸镁 5 g。

（4）抗凝疗法：目前多用在溶解血栓疗法之后，单独应用者少。在梗死范围较广、复发性梗死或有梗死先兆者可考虑应用。有出血、出血倾向或出血既往史、严重肝肾功能不全、活动性消化性溃疡、血压过高、新近手术而创口未愈者禁用。先用肝素或低分子量肝素。维持凝血时间在正常的两倍左右（试管法 20 ~ 30 分钟，APTT 法 60 ~ 80 秒，ACT 法 300 秒左右）。继而口服氯吡格雷或阿司匹林。

（二）再灌注心肌

起病 3 ~ 6 小时最多在 12 小时内，使闭塞的冠状动脉再通，心肌得到再灌注，濒临坏死的心肌可能得以存活或使坏死范围缩小，对梗死后心肌重塑有利，预后改善，是一种积极的治疗措施。

1. 介入治疗（PCI）

具备施行介入治疗条件的医院：①能在患者住院 90 分钟内施行 PCI；②心导管室每年施行 PCI > 100 例并有心外科待命的条件；③施术者每年独立施行 PCI > 30 例；④急性心肌梗死直接 PTCA 成功率在 90% 以上；⑤在所有送到心导管室的患者中，能完成 PCI 者达 85% 以上，在患者抵达急诊室明确诊断之后，对需施行直接 PCI 者边给予常规治疗和做术前准备，边将患者送到心导管室。

2. 直接 PTCA 适应证

（1）ST 段抬高和新出现左束支传导阻滞（影响 ST 段的分析）的心肌梗死。

（2）ST 段抬高的心肌梗死并发心源性休克。

（3）适合再灌注治疗而有溶栓治疗禁忌证者。

（4）无 ST 段抬高的心肌梗死，但梗死相关动脉严重狭窄，血流 ≤ TIMI Ⅱ级。

应注意：①发病 12 小时以上不宜施行 PCI；②不宜对非梗死相关的动脉施行 PCI；③要由有经验者施术，以避免延误时机。有心源性休克者宜先行主动脉内球囊反搏术，待血压稳定后再施术。

3. 支架置入术

近年认为其效果优于直接 PTCA，可在施行直接 PTCA 的患者中考虑较广泛应用。

4. 补救性 PCI

溶栓治疗后仍有明显胸痛，抬高的 ST 段无明显降低者，应尽快进行冠状动脉造影，如显示 TIMI 0 ~ Ⅱ级血流，说明相关动脉未再通，宜立即施行补救性 PCI。

5. 溶栓治疗

再通的 PCI 溶栓治疗成功的患者，如无缺血复发表现，可在 7 ~ 10 天后行冠状动脉造影，如残留的狭窄病变适宜于 PCI 可行 PCI 治疗。

6. 溶栓方法

无条件施行介入治疗或因患者就诊延误、转送患者到可施行介入治疗的单位将会错过再灌注时机，如无禁忌证应立即（接诊患者后 30 分钟内）行本法治疗。

（1）适应证：①无禁忌证，症状 < 12 小时并且至少 2 个相邻胸前导联或至少 2 个邻近肢体导联的 ST 段抬高超过 0.1 mV 的 STEMI 患者，给予溶栓治疗；②无禁忌证，症状 < 12 小时并且新出现或推测新出现左束支传导阻滞的 STEMI 患者，给予溶栓治疗；③无禁忌证，症状 < 12 小时并且 ECG 结果符合正后壁心肌梗死的 STEMI 患者，给予溶栓治疗；④无禁忌证，持续缺血性症状在 12 ~ 24 小时内，并且至少 2 个相邻胸前导联或至少 2 个邻近肢体导

联的 ST 段抬高超过 0.1 mV 的 STEMI 患者，给予溶栓治疗。

（2）禁忌证：①既往发生过出血性脑卒中，1 年内发生过缺血性脑卒中或脑血管事件；②颅内肿瘤；③近期（2~4 周）有活动性内脏出血；④可疑为主动脉夹层；⑤入院时严重且未控制的高血压（>180/110 mmHg）或有慢性严重高血压病史；⑥目前正在使用治疗剂量的抗凝药或已知有出血倾向；⑦近期（2~4 周）创伤史，包括头部外伤、创伤性心肺复苏或较长时间（>10 分钟）的心肺复苏；⑧近期（<3 周）外科大手术；⑨近期（<2 周）曾有在不能压迫部位的大血管行穿刺术。

（3）溶栓药物的应用：以纤维蛋白溶酶激活剂激活血栓中纤维蛋白溶酶原，使转变为纤维蛋白溶酶而溶解冠状动脉内的血栓。国内常用：①尿激酶，30 分钟内静脉滴注150 万~200 万 U；②链激酶或重组链激酶，以 150 万 U 静脉滴注，在 60 分钟内滴完；③重组组织型纤维蛋白溶酶原激活剂，100 mg 在 90 分钟内静脉给予，先静脉注入 8 mg，继而 90 分钟内静脉滴注 42 mg。用 rt-PA 前先用肝素 5 000 U 静脉注射，用药后继续以肝素每小时 700~1 000 U持续静脉滴注共 48 小时，以后改为皮下注射 7 500 U，每 12 小时一次，连用 3~5 天。

用链激酶时，应注意寒战、发热等过敏反应。根据冠状动脉造影直接判断，或根据：①心电图抬高的 ST 段于 2 小时内回降 >50%；②胸痛 2 小时内基本消失；③2 小时内出现再灌注性心律失常；④血清 CK-MB 酶峰值提前出现（14 小时内），间接判断血栓溶解。

7. 紧急主动脉—冠状动脉旁路移植术

介入治疗失败或溶栓治疗无效而有手术指征者，宜争取 6~8 小时内施行主动脉—冠状动脉旁路移植术。

再灌注损伤：急性缺血心肌再灌注时，可出现再灌注损伤，常表现为再灌注性心律失常。各种快速、缓慢性心律失常均可出现，应做好相应的抢救准备。但出现严重心律失常的情况少见，最常见的为一过性非阵发性室性心动过速，对此不必进行特殊处理。

（三）恢复期的处理

如病情稳定，体力增进，可考虑出院。近年主张出院前做症状限制性运动负荷心电图、放射性核素和（或）超声显像检查，如显示心肌缺血或心功能较差，宜行冠状动脉造影检查考虑进一步处理。心室晚电位检查有助于预测发生严重室性心律失常的可能性。近年又提倡急性心肌梗死恢复后，进行康复治疗，逐步做适当的体育锻炼，有利于体力和工作能力的增进。经 2~4 个月的体力活动锻炼后，酌情恢复部分或轻工作，以后部分患者可恢复全天工作，但应避免过重体力劳动或精神过度紧张。

（四）并发症的处理

并发栓塞时，用溶解血栓和（或）抗凝疗法。心室壁瘤如影响心功能或引起严重心律失常，宜手术切除或同时做主动脉—冠状动脉旁路移植手术。心脏破裂和乳头肌功能严重失调都可考虑手术治疗，但手术死亡率高。心肌梗死后综合征可用糖皮质激素或阿司匹林、吲哚美辛等治疗。

（五）右心室心肌梗死的处理

治疗措施与左心室梗死略有不同。右心室心肌梗死引起右侧心力衰竭伴低血压，而无左侧心力衰竭的表现时，宜扩张血容量。在血流动力学监测下静脉滴注输液，直到低血压得到纠治或肺毛细血管压达 15 ~ 18 mmHg。如输液 1 ~ 2 L 低血压未能纠正可用正性肌力药，以多巴酚丁胺为优。不宜用利尿药。伴有房室传导阻滞者可予以临时起搏。

（六）非 ST 段抬高性心肌梗死的处理

无 ST 段抬高性心肌梗死其住院期病死率较低，但再梗死率、心绞痛再发生率和远期病死率则较高。治疗措施与 ST 段抬高性心肌梗死有所区别。非 ST 段抬高性心肌梗死多是非 Q 波性，此类患者不宜溶栓治疗。其中低危险组（无并发症、血流动力稳定、不伴反复胸痛者）以阿司匹林和肝素尤其是低分子量肝素治疗为主；中危险组（伴持续或反复胸痛，心电图无变化或 ST 段压低 1 mm 上下者）和高危险组（并发心源性休克、肺水肿或持续低血压）则以介入治疗为首选。其余治疗原则同上。

十、预后

心肌梗死预后与梗死范围的大小和侧支循环产生的情况以及治疗是否及时有关。急性期住院病死率过去一般为 30% 左右，采用监护治疗后降至 15% 左右，采用溶栓疗法后再降至 8% 左右，住院 90 分钟内施行介入治疗后进一步降至 4% 左右。死亡多发生在第 1 周内，尤其在数小时内，发生严重心律失常、休克或心力衰竭者，病死率尤高。非 ST 段抬高性心肌梗死近期预后虽佳，但长期预后则较差，可由于相关冠状动脉进展至完全阻塞或一度再通后再度阻塞以致再梗死或猝死。

（张　钰）

第三节　急性心力衰竭

一、概述

（一）定义

急性心力衰竭（AHF）指由于急性发作的心功能异常而导致的以肺水肿、心源性休克为典型表现的临床综合征。发病前可以有或无基础心脏病病史，可以是收缩性或舒张性心力衰竭，起病突然或在原有慢性心力衰竭基础上急性加重。AHF 通常危及患者的生命，必须紧急实施抢救和治疗。

（二）病因及发病机制

任何原因导致的血流动力学负荷增加（如过多补液、过度劳力等）或心肌缺血、缺氧，导致心肌收缩力急性受损均可引起急性心力衰竭。急性心力衰竭可突然发作，也可以在原有心血管疾病基础上发生和（或）在慢性心力衰竭基础上急性失代偿。通常，冠心病、高血压是高龄患者发生 AHF 的主要病因，而年轻人中急性心力衰竭多是由扩张型心肌病、心律失常、先天性心脏病、心脏瓣膜病或心肌炎引起。同时，应特别注意甲状腺疾病、结缔组织疾病、中毒（包括药物、乙醇、重金属或生物毒素）等病因。由于心脏血流动力学短期内快速异常，肺毛细血管压短期内急速增高，机体没有足够的时间发挥代偿机制，血管内液体渗入到肺间质和肺泡内形成急性肺水肿。肺水肿早期可因交感神经激活血压升高，但随着病情进展，血管反应减弱，血压逐步下降。

（三）临床表现

1. 症状

典型的临床表现为严重呼吸困难，如端坐呼吸，甚或站立、平卧后诱发或加重的咳嗽，干咳或有多量白痰、粉红色泡沫痰，咯血，吸气性肋间隙和锁骨上窝凹陷。情绪紧张、焦虑、大汗淋漓，极重的患者面色苍白、口唇青紫、四肢湿冷，末梢充盈不良，皮肤苍白和发绀。初起血压升高、脉搏快而有力，若未及时处理，20～30 分钟后则血压下降、脉搏细速，进入休克而死亡，部分患者表现为心跳骤搏。

2. 体征

肺部听诊早期可闻及干性啰音和喘鸣音，吸气相和呼气相均有窘迫，肺水肿发生后闻及广泛湿啰音和哮鸣音；心率增快，舒张期奔马律，可闻及第三心音和肺动脉瓣第二心音亢进。

（四）严重程度的评估

1. Killip 分级

用于急性心力衰竭严重性评价，分为Ⅰ～Ⅳ级。

Ⅰ级：无心力衰竭。无心功能失代偿症状。

Ⅱ级：心力衰竭。有肺部中下野湿啰音、心脏奔马律，X 线片示肺瘀血。

Ⅲ级：严重心力衰竭。明显肺水肿，满肺湿啰音。

Ⅳ级：心源性休克。低血压（收缩压 <90 mmHg），面色苍白、发绀、少尿、四肢湿冷。

2. Forrester 分级

以临床特点和血流动力学特征分为 4 级，见图 7-1。

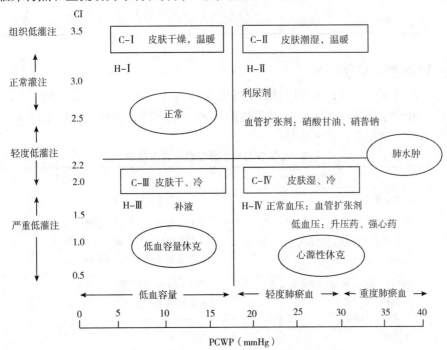

图 7-1　急性心力衰竭临床严重程度分级

CI：心脏指数；H Ⅰ～Ⅳ：血流动力学变化的程度；C Ⅰ～Ⅳ：临床严重程度；PCWP：肺毛细血管楔压

3. 临床严重程度分级

根据末梢循环和肺部听诊分为 4 级，见图 7-1。

二、诊断与鉴别诊断

（一）急性与慢性心力衰竭的区别

急性与慢性心力衰竭的区别见表 7-4。

表 7-4　急性与慢性心力衰竭的区别

特征	急性心力衰竭	失代偿性慢性心力衰竭	慢性心力衰竭
症状严重性	显著	显著	轻至重
肺水肿	常见	常见	罕见
外周水肿	罕见	常见	常见
体重增加	无到轻	常见	常见
总的体液容量负荷	不变或轻度增加	显著增加	增加
心脏扩大	不常见	多见	常见
心室收缩功能	降低正常或升高	下降	下降
室壁应力	升高	显著升高	升高
交感神经系统激活	明显	明显	轻到明显
RAAS 的激活	常增加	明显	轻到明显
可修复、可纠正的病因病变	常见	偶见	偶见

（二）肺水肿的鉴别诊断

急性心源性肺水肿应与其他原因导致的肺水肿相鉴别（表 7-5）。常见的非心源性肺水肿有成人呼吸窘迫综合征（ARDS）、高原性肺水肿（HAPE）、神经源性肺水肿、麻醉剂过量引起的肺水肿、电复律后肺水肿等。

表 7-5　心源性与非心源性肺水肿的鉴别

项目	心源性肺水肿	非心源性肺水肿
病史	急性心脏事件	近期内急性心脏事件少见
临床检查	低血流状态：四肢冷，S_3 奔马律，心脏扩大，颈静脉怒张，爆裂声（湿性） 心电图：缺血/梗死	常有高血流状态：四肢温暖，脉搏有力，无奔马律，无颈静脉怒张、爆裂声（干性） 有其他相关疾病的临床表现
实验室检查	胸部 X 线片：肺门分布阴影 心肌酶可能升高 PCWF > 18 mmHg 肺内分流小 水肿液蛋白/血清蛋白比率 < 0.5 BNF 明显升高	胸片：外周分布阴影 心肌酶常正常 PCWP < 18 mmHg 肺内分流大 水肿液蛋白/血清蛋白比率 > 0.7 BNP 常无明显升高

三、治疗

急性心力衰竭一旦发展为肺水肿甚或心源性休克，会在短期内危及患者的生命，抢救治疗要突出"急"字，其包含"及时、准确、系统"的概念。

（一）一般治疗

1. 体位

坐位、双腿下垂有利于减少回心血量，减轻心脏前负荷。

2. 氧疗

目标是尽量保持患者的 SaO_2 在 95%～98%。方法：①鼻导管吸氧；②开放面罩吸氧；③CPAP 和 BiPAP，无创通气治疗能更有效地改善肺水肿患者的氧合，降低呼吸做功，减轻症状，减少气管插管的概率，降低死亡率；④气管插管机械通气治疗。

3. 镇静

AHF 时早期应用吗啡对抢救有重要意义。吗啡有强大的镇静作用，能够轻度扩张静脉和动脉，并减慢心率。多数研究表明，一旦建立起静脉通道，则立即静脉注射吗啡 3～5 mg，视患者的症状和情绪，必要时可重复。但昏迷、严重呼吸道疾病患者不用。

（二）静脉注射血管扩张剂

1. 硝普钠

应用于严重心力衰竭，特别是急性肺水肿，有明显后负荷升高的患者。如高血压性 AHF、急性二尖瓣反流等，建议从小剂量起始，静脉注射 0.3 μg/（kg·min），逐渐滴定上调剂量，可达 5 μg/（kg·min）甚或更高。应用时做好避光保存（用棕色或黑色管），以免化学分解产生氰酸盐，对严重肝、肾功能异常的患者更要小心。

2. 硝酸甘油

更适用于有急性冠状动脉综合征的重症心力衰竭患者，没有硝普钠对于冠状动脉血流的"窃血效应"。建议起始剂量为 0.14 μg/（kg·min）静脉注射，逐渐滴定上调可达 4 μg/（kg·min）。

3. 重组人 B 型利钠肽

是一种内源性激素，具有扩张血管、利尿利钠、有效降低心脏前后负荷、抑制 ARRS 和交感神经系统等作用，可以有效改善 AHF 患者的急性血流动力学障碍。通常的剂量为 1～2 μg/kg 负荷量静脉注射，然后 0.01～0.03 μg/（kg·min），持续静脉注射。

血管扩张剂能有效扩张血管，增加心脏指数，降低肺动脉楔压，改善患者的症状。然而，静脉使用以上血管扩张剂特别应注意其降低血压的问题，特别是在主动脉瓣狭窄的患者。通常 AHF 患者的收缩压低于 90～100 mmHg 时，应慎重使用，对已使用者血压下降至此时，则应及时减量，若进一步下降，则需停药。通常来说，患者的用药后平均血压较用药前降低 10 mmHg 比较合适。对于肝肾功能不全、平时长期高血压的患者，更需注意血压不可较平时降低过多。

（三）静脉注射利尿剂

强效利尿剂（袢利尿剂）是 AHF 抢救时改善急性血流动力学紊乱的基石。常用的袢利尿剂有呋塞米、布美他尼、托拉塞米，具有强大的利尿利钠作用，能减轻心脏前后负荷，静脉注射还能够扩张血管，降低肺动脉楔压。肺瘀血时，呋塞米 20～40 mg 口服，若症状改善不好，利尿效果不佳，增加剂量或静脉注射。肺水肿时，呋塞米 40 ~ 100 mg 负荷量静脉注射或 5 ~ 40 mg/h 持续静脉滴注，每日总量小于 500 mg。依据患者症状改善，调整剂量和用法。若有利尿剂抵抗，可合用小剂量多巴胺或合用氢氯噻嗪。

利尿剂抵抗指达到水肿完全消除前，利尿剂作用下降和消失的现象。利尿剂效果不佳可能与血容量不足、血压较基础水平下降过多、低钠低氯血症、低氧血症、低蛋白血症等有关，可通过纠正这些诱发因素，改变用药途径等纠正。还要注意过度利尿后引起的电解质紊乱、低血容量综合征。

（四）使用 β 受体阻滞剂

目前，尚无在急性心力衰竭中应用 β 受体阻滞剂治疗能够迅速改善症状的研究，通常认为是禁忌证。但是，一些研究证明，AMI 时应用 β 受体阻滞剂能够缓解缺血导致的胸痛，缩小心梗面积。实际应用中对于严重 AHF、肺底部有啰音的患者应慎重使用 β 受体阻滞剂。目前比较公认的药物有美托洛尔、比索洛尔、卡维地洛。

（五）使用正性肌力药物

1. 强心苷

强心苷（包括洋地黄苷、地高辛和毛花苷 C），主要有正性肌力、降低交感神经活性、负性传导和频率的作用。一般而言，急性心力衰竭并非其应用指征，除非快速心房颤动。急性心力衰竭应采用其他合适的治疗措施（常为静脉给药），强心苷仅可作为长期治疗措施的开始阶段而发挥部分作用。AHF 时，若患者心率快、血压偏低，可静脉注射毛花苷 C 0.2 ~ 0.4 mg，若患者为快速心房颤动，则可用 0.4 mg，总量不宜超过 1.2 mg。口服最常用的是地高辛 0.125 ~ 0.25 mg/d。

2. 儿茶酚胺类

多巴酚丁胺起始剂量为 2 ~ 3 μg/（kg·min）持续静脉注射，根据血流动力学监测可逐渐增加至 15 ~ 20 μg/（kg·min）。患者病情好转后，药物应逐渐减低剂量［每两天减少 2 μg/（kg·min）］而停药，不可骤停。AHF 伴有低血压时，更宜选用多巴胺，起始剂量为 2 ~ 3 μg/（kg·min），有正性肌力、改善肾血流和尿量的作用。

3. 磷酸二酯酶抑制剂（PDEI）

PDEI 具有正性肌力和外周血管扩张作用，可降低肺动脉压、肺动脉楔压和增加心排血量。可增加室性心律失常的发生，且与剂量相关。通常有米力农和依诺昔酮。

4. 钙离子增敏剂

左西孟旦是钙浓度依赖的钙离子增敏剂，半衰期达 80 小时，可增加心排血量，降低 PCMP，降低血压。在与多巴酚丁胺的双盲对照试验中，北京阜外医院的经验显示，该药在 AHF 中应用时，应注意其降低血压的作用。通常不建议用于收缩压 <85 mmHg 的患者。

5. 心肌糖苷类

此类药物不宜用于 AMI 心力衰竭的患者。应用指征是心动过速引起的心力衰竭，如通过应用 β 受体阻滞剂未能控制心率的心房颤动患者。

（六）机械辅助治疗

1. 动脉内气囊反搏（IABP）

尽早应用于 AMI 严重低血压，甚或心源性休克的患者。IABP 可延长收缩压时间，增加动脉舒张压和冠状动脉灌注压，增加冠状动脉血流量 22% ~ 52%，起到辅助心脏功能的作用。

2. 体外膜氧合器（ECMO）

是一种临时性的部分心肺辅助系统，通过引流管将静脉血引流到体外膜氧合器内进行氧合，再经过另一根引流管将氧合血泵入体内（静脉或动脉），改善全身组织氧供，可以暂时替代肺的气体交换功能和心脏的泵功能。北京阜外医院已经对晚期终末期心力衰竭、心源性休克，内科治疗无效的患者，成功应用该技术进行支持治疗，有效地维持了患者的心脏功能和血流动力学稳定，部分患者度过了危险期，成功撤机并逐渐恢复心脏功能，部分患者赢得了心脏移植的时间。

3. 左心辅助

适用于晚期终末期心力衰竭、心源性休克的患者。

4. 心脏移植

终末期心力衰竭，内科药物治疗效果不佳或无效，心源性休克内科治疗无效，在 ECMO 或左心辅助循环支持下，等待合适供体，尽早心脏移植。

（七）其他

1. 饮食和休息

急性期卧床休息，尽量减少体力活动，缓解后逐渐增加运动量。急性期若血压偏高或正常，则应保持液体出量大于入量，根据胸部 X 线片肺水肿或肺瘀血改善的情况调整。饮食不宜过多，不能饱餐，控制在六七成饱便可，必要时可静脉补充营养，意即"质高量少"。缓解期严格控制液体的摄入和出入量的平衡。

2. 预防和控制感染

感染是 AHF 发生，特别是慢性心力衰竭急性失代偿的重要原因和诱因，应积极预防和控制。

3. 保持水、电解质和酸碱平衡

内环境的稳定对于患者 AHF 的纠正，防止恶性心律失常的发生具有重要的意义，应特别注意。不仅要重视钾的变化，同时要重视低钠血症，限钠是有条件的，不要一味强调。

4. 基础疾病和合并疾病的处理

例如对缺血性心脏病应重视 β 受体阻滞剂的正确使用，积极改善缺血发作是治疗的关键。对高血压引起的 AHF 一方面要积极降低血压，另一方面注意平时血压水平高的患者，不宜突然过度降压，一个"正常"的血压，可能对特定的患者就是低血压，导致肾灌注不足，发生肾衰竭。

（八）缓解期的治疗和康复

（1）加强基础心脏疾病治疗，如冠心病、高血压等的治疗。

（2）对于慢性心力衰竭的患者，要重视诱因的预防，防止反复发生急性失代偿。

（3）有计划地逐步康复锻炼。

总之，急性心力衰竭作为一种最严重的心血管综合征，其诊断和治疗必须强调整体观念，要系统考虑患者的机体状况，这样才能获得良好的疗效。

（宋　艳）

第八章

神经系统急危重症

第一节　短暂性脑缺血发作

短暂性脑缺血发作（transient ischemic attack，TIA）指急性发作的短暂性、局灶性的神经功能障碍或缺损，是供应该处脑组织（或视网膜）的血流暂时中断所致。TIA 预示患者处于发生脑梗死、心肌梗死等其他致死性血管性疾病的高度危险中。TIA 症状持续时间越长，24 小时内完全恢复的概率就越低，脑梗死的发生率随之升高。大于 1～2 小时的 TIA 比多次为时短暂的发作更为有害。所以 TIA 的早期诊断以及尽早、及时的治疗是很重要的。TIA 是脑血管疾病中最有治疗价值的病种。随着医学的进步，对于 TIA 的认识得到了很大提高。

一、发展史

1951 年美国神经病学家 Fisher 首次提出命名，1958 年提出"TIA 可能持续几分钟到几小时，最常见是几秒钟到 5～10 分钟"；同年美国国立卫生研究所委员会（NIH）定义 TIA 为一种脑缺血发作，局限性神经功能障碍持续时间 <1 小时；1964 年 Acheson 和 Hutchinson 提出将 1 小时作为 TIA 和脑卒中的时间界限；1975 年 NIH 委员会将持续时间确定为 <24 小时。目前随着对 TIA 认识的深入，为强调 TIA 的严重性和紧迫状态，有人建议改用"小中风""暂时性脑卒中""暂时性脑发作"和"先兆性脑卒中"命名 TIA。最近更提出先兆脑梗死（threatening infarct of the brain，TIB）、迫近中风综合征（impending stroke syndrome）、紧急中风前综合征（emergency prestroke syndrome）等喻义准确和预示病情严重、紧急的名称。2002 年 Albers 提出"TIA 是由局部脑或视网膜缺血所引起的短暂的神经功能缺失发作，典型的临床症状持续不到 1 小时，且没有急性梗死的证据。相反，持续存在的临床症状或影像上有肯定的异常梗死就是卒中"。

二、定　义

TIA 是由颅内血管病变引起的一过性或短暂性、局灶性脑或视网膜功能障碍；临床症状一般持续10～15 分钟，多在 1 小时内，不超过 24 小时；不遗留神经功能缺损症状和体征；结构性（CT、MRI）检查无责任病灶。需要强调 TIA 指局部脑缺血，与全脑缺血所致的晕厥在病理生理上是完全不同的，症状学上也有一定的区别。

对于 24 小时这个时间限定，目前越来越受到质疑。动物实验发现脑组织缺血 3 小时，局部的缺血损伤不可逆，出现选择性神经元坏死；大脑中动脉阻断缺血30分钟，DWI发现有异常，但病变是可逆的，2.5小时后即不可逆。临床研究证实70%的TIA在10分钟内消失，绝大多数TIA<1小时，典型的症状持续数秒到10~15分钟。TIA>1~3小时神经功能缺损恢复的概率非常低。近年研究发现前循环TIA平均发作14分钟，后循环平均8分钟。影像学研究表明超过1小时的TIA发作多发现有新的实质性脑病损，同样说明有脑梗死病理改变的TIA患者临床上可表现为暂时性的体征。所以有人提出若遇发作超过1小时的患者，应按急性脑梗死处理。因此，有人提出急性缺血性脑血管综合征（acute ischemic cerebrovascular syndrome）的概念来描述基于脑缺血这个病理生理基础上的一组临床症状。

三、病因

1. 动脉粥样硬化

老年人TIA的病因主要是动脉粥样硬化。

2. 动脉—动脉栓子

常由大动脉的溃疡型粥样硬化释放出的栓子阻塞远端动脉所致。

3. 心源性栓子

最多见的原因为：①心房纤颤；②瓣膜疾病；③左心室血栓形成。

4. 病因

（1）血液成分的异常（如真性红细胞增多症、血小板减少症、抗心磷脂抗体综合征等）。

（2）血管炎或者Moyamoya病是青少年和儿童TIA的常见病因。

（3）夹层动脉瘤。

（4）血流动力学的改变：如任何原因的低血压、心律失常、锁骨下盗血综合征和药物的不良反应。

四、发病机制

不同年龄组，TIA发病机制有所不同。

1. 源于心脏、颈内动脉系统和颅内某些狭窄动脉的微栓塞和血栓形成学说

以颈内动脉系统颅外段的动脉粥样硬化性病变最常见，也是导致脑血流量减少的主要原因之一。微栓子的产生与颈动脉颅外段管腔狭窄的程度无关，而决定于斑块易脱落的程度。多发斑块为主要的影响因素；微栓子物质常为血凝块和动脉粥样硬化斑块。老年人TIA要多考虑动脉硬化。

2. 低灌注学说

必须有动脉硬化的基础或在血管相当程度的狭窄前提下发生；血管无法进行自动调节来保持脑血流恒定；或者低灌注时狭窄的血管更缺血而产生TIA的临床表现。

一般而言，颈内动脉系统多见微栓塞，椎—基底动脉系统多见低灌注。

五、临床表现

大部分患者就诊往往在发病间歇期，没有任何阳性体征，诊断通常是依靠病史的回顾。TIA的症状是多种多样的，取决于受累血管的分布。

（一）视网膜 TIA（retinal transient ischemic attack，RTIA）

RTIA 也称为发作性黑矇或短暂性单眼盲。短暂的单眼失明是颈内动脉分支眼动脉缺血的特征性症状，但是少见。患者主诉为短暂性视物模糊，眼前灰暗感或眼前云雾状。RTIA 的发作时间极为短暂，一般＜15 分钟，大部分为 1～5 分钟，罕有超过 30 分钟的。阳性视觉现象如闪光、闪烁发光或城堡样闪光暗点一般为先兆性偏头痛的症状，但颈动脉狭窄超过 75％ 的 RTIA 患者也可见此类阳性现象。短暂单眼失明发作时无其他神经功能缺损。患者就医前 RTIA 发作的次数和时间变化很大，从几天到 1 年，从几次到 100 次不等。RTIA 的预后较好，发作后出现偏瘫性脑卒中和视网膜性脑卒中的危险性每年为 2％～4％，较偏瘫性 TIA 的危险率低（12％～13％）；当存在有轻度颈动脉狭窄时危险率为 2.3％；而存有严重颈动脉狭窄时前两年的危险率可高达 16.6％。

（二）颈动脉系统 TIA

也称为短暂偏瘫发作（transient hemispheric attacks，THAs），最常见的症状群为偏侧肢体发作性瘫痪和感觉异常或单肢的发作性瘫痪，以面部和上肢受累严重；其次为对侧纯运动偏瘫、偏身纯感觉障碍，肢体远端受累较重，有时可以是唯一表现。主侧颈动脉缺血可表现为失语，伴或不伴对侧偏瘫。偏盲也常发生于颈动脉缺血；认知功能障碍和行为障碍有时也可以是其表现。THAs 的罕见形式是肢体摇摆，表现为反复发作的对侧上肢或腿的不自主和不规律的摇摆、颤抖、战栗、抽搐、拍打、摆动。这型 TIA 和癫痫发作难以鉴别。某些脑症状如"异己手综合征"，岛叶缺血的面部情感表情的丧失，顶叶的假性手足徐动症等，患者难以叙述，一般医生认识不足，多被忽略。

（三）椎—基底动脉系统 TIA（vertebral basel transient ischemic attacks，VBTIAs）

孤立的眩晕、头晕和恶心多不是 TIA 所造成，VBTIAs 可造成发作性眩晕，但同时或其他时间多伴有其他椎—基底动脉的症状和体征发作：包括前庭小脑症状，眼运动异常（如复视），单侧或双侧或交叉的运动和感觉症状、共济失调等。大脑后动脉缺血可表现为皮质性盲和视野缺损。另外，还可以出现猝倒症，常在迅速转头时突然出现双下肢无力而倒地，意识清楚，常在极短时间内自行起立，此发作可能是双侧脑干内网状结构缺血导致机体肌张力突然降低而发生。

六、影像学与 TIA

1. 头颅 MRI

TIA 发作后的 DWMRI 可以提示与临床症状相符脑区的高信号，症状持续时间越长，阳性率越高。

2. 经颅多普勒超声（TCD）

可以评价脑血管功能，可以发现颅外脑血管的狭窄或斑块。同时还可以根据血流检测过程中的异常信号血流，检测和监测有无栓子脱落及栓子的数量。对于颅内脑血管，多普勒超声检查仅仅可以间接反映颅内大血管的流速和流量，无法了解血管的狭窄，必须结合 MRA 或脑血管造影检查。

3. SPECT

TIA 发作间期由于神经元处于慢性低灌注状态，部分神经元的功能尚未完全恢复正常，

SPECT 检查可以显示相应大脑区域放射性稀疏和（或）缺损。

4. 脑血管造影

MRA 和 CTA 可以发现颅内或颅外血管的狭窄。选择性动脉血管造影是评估颅内外血管病最准确的方法，可以鉴别颅内血管炎、颈动脉或椎动脉内膜分层等疾病。

七、诊断和鉴别诊断

TIA 发作的特征为：①好发于 60 岁以上的老年人，男性多于女性；②突然发病，发作持续时间 < 1 小时；③多有反复发作的病史；④神经功能缺损不呈进展性和扩展性。见表 8-1。

表 8-1 TIA 的特征

持续时间（数分钟到数小时）
发作性（突然/逐渐进展/顿挫）
局灶性症状（正性症状/负性症状）
全脑症状（意识障碍）
单一症状，多发症状
刻板的，多变的
血管支配区域
伴随症状

若身体不同部分按顺序先后受累时，应考虑为偏头痛和癫痫发作。

鉴别诊断："类 TIA"的病因如下。①颅内出血：小的脑实质血肿或硬膜下血肿。②蛛网膜下隙出血（SAH）：预兆性发作，可能是由于小的，所谓"前哨"警兆渗漏所致，如动脉瘤扩展，压迫附近的神经、脑组织或动脉内栓子脱离至动脉。③代谢异常：特别是高血糖和低血糖，药物效应。④脑微出血。⑤先兆性偏头痛。⑥部分性癫痫发作并发 Todd's 瘫痪。⑦躯体病样精神障碍。⑧其他：前庭病变、晕厥、周围神经病或神经根病变、眼球病变、周围血管病、动脉炎、中枢神经系统肿瘤等。

八、治疗

TIA 是卒中的高危因素，需对其积极进行治疗，整个治疗应尽可能个体化。治疗的目的是推迟或预防梗死（包括脑梗死和心肌梗死）的发生，治疗脑缺血和保护缺血后的细胞功能。

主要治疗措施：①控制危险因素；②药物治疗，包括抗血小板聚集，抗凝，降纤；③外科治疗，同时改善脑血流和保护脑细胞。

（一）危险因素的处理

寻找病因和相关的危险因子，同时进行积极治疗。其危险因素与脑卒中相同。

AHA 提出的 TIA 后危险因素干预方案如下。

并发糖尿病，血压 < 130/85 mmHg；LDL < 100 mg/dL；FBG < 126；戒烟和酒；控制高血压；治疗心脏病；适量体育运动，每周至少 3 ~ 4 次，每次 30 ~ 60 分钟。鉴于流行病和实验研究资料关于绝经后雌激素对于血管性疾病影响的矛盾性，AHA 不建议有 TIA 发作的绝

经期妇女终止雌激素替代治疗。

（二）药物治疗

抗血小板聚集药物治疗：已证实对有卒中危险因素的患者行抗血小板治疗能有效预防脑卒中。对 TIA 尤其是反复发生 TIA 的患者应首先考虑选用抗血小板药物。

《中国脑血管病防治指南》建议药物治疗如下。

（1）大多数 TIA 患者首选阿司匹林治疗，推荐剂量为 50～150 mg/d。

（2）有条件时，也可选用阿司匹林 25 mg 和潘生丁缓释剂 200 mg 的复合制剂，每日 2 次，或氯吡格雷 75 mg/d。

（3）如使用噻氯匹定，在治疗过程中应注意检测血常规。

（4）频繁发作 TIA 时，可选用静脉滴注抗血小板聚集药物。

AHA Stroke Council's Ad Hoc Committee 推荐药物治疗如下。

（1）阿司匹林是一线药物，推荐剂量 50～325 mg/d。

（2）氯吡格雷、阿司匹林 25 mg 和潘生丁缓释剂 200 mg 的复合制剂以及噻氯匹定也是可接受的一线治疗。与 Ticlid（噻氯匹定）相比，更推荐 Plavix（氯吡格雷），因为不良反应少，Aggrenox（小剂量阿司匹林 + 潘生丁缓释剂）比 Plavix 效果更好，两者不良反应发生率相似。

（3）重申心房颤动患者 TIA 后抗凝预防心源性栓塞的重要性和有效性，建议 INR 在 2.5。

（4）非心源性栓塞卒中的预防，抗凝和抗血小板之间无法肯定。

最近发表的 WARSS 结果表明，华法林（INR 1.4～2.8）与阿司匹林（325 mg/d）在预防卒中再发和降低死亡率的效果无统计学差异，但是因为不良反应轻、方便、经济，所以阿司匹林在以后的治疗指南中似乎有更好的趋势。

（三）抗凝治疗

目前尚无有力的临床试验证据来支持抗凝治疗作为 TIA 的常规治疗，但临床上对心房颤动、频繁发作 TIA 或椎—基底动脉 TIA 患者可考虑选用抗凝治疗。

《中国脑血管病防治指南》建议药物治疗如下。

（1）抗凝治疗不作为常规治疗。

（2）对于伴发心房颤动和冠心病的 TIA 患者，推荐使用抗凝治疗（感染性心内膜炎除外）。

（3）TIA 患者经抗血小板治疗，症状仍频繁发作，可考虑选用抗凝治疗。

（4）降纤治疗。

《中国脑血管病防治指南》建议 TIA 患者有时存在血液成分的改变，如纤维蛋白原含量明显增高，或频繁发作患者可考虑选用巴曲酶或降纤酶治疗。

（四）TIA（特别是频发 TIA）后立即发生的急性中风的处理

溶栓是首选措施（NIH 标准）。

1. 适用范围

（1）发病 <1 小时。

（2）脑 CT 示无出血或清晰的梗死。

（3）实验室检查示红细胞容积、血小板、PT/APTT均正常。

2. 操作

（1）静脉给予tPA 0.9 mg/kg，10%于1分钟内给予，其余量于60分钟内给予；同时应用神经保护剂，以减少血管再通—再灌注损伤造成近一步的脑损伤。

（2）每小时神经系统检查1次，共6次，以后每2小时检查1次，共12次（24小时）。

（3）第二天复查CT和血液检查。

3. 注意事项

区别TIA发作和早期急性梗死的时间界线是1~2小时。

（五）外科治疗

1. 颈动脉内膜切除术（carotid endarterectomy，CEA）

1951年美国的Spence率先开展了颈动脉内膜切除术。1991年北美有症状颈动脉内膜切除实验协作组（NASCET）和欧洲颈动脉外科实验协作组（ECST）等多中心大规模地随机试验结果公布以后，使得动脉内膜切除术对颈动脉粥样硬化性狭窄的治疗作用得到了肯定。

（1）适应证：①规范内科治疗无效；②反复发作（在4个月内）的TIA；③颈动脉狭窄程度>70%；④双侧颈动脉狭窄；⑤有症状的一侧先手术；⑥症状严重的一侧伴发明显血流动力学改变先手术。

（2）禁忌证：①<50%症状性狭窄；②<60%无症状性狭窄；③不稳定的内科和神经科状态（不稳定的心绞痛、新近的心肌梗死、未控制的充血性心力衰竭、高血压或糖尿病）；④最近大的脑梗死、出血性梗死、进行性脑卒中；⑤意识障碍；⑥外科不能达到的狭窄。

（3）CEA的危险或并发症：CEA的并发症降低至≤3%，才能保证CEA优于内科治疗。

CEA的并发症包括围手术期和术后两部分并发症。围手术期并发症有脑卒中、心肌梗死和死亡；术后并发症有颅神经损伤、伤口血肿、高血压、低血压、高灌注综合征、脑出血、癫痫发作和再狭窄。①颅神经损伤：包括舌下神经、迷走神经、面神经、副神经。②颈动脉内膜切除术后高灌注综合征：在高度狭窄和长期低灌注的患者，狭窄远端的低灌注区的脑血管自我调节功能严重受损或麻痹，此处的小血管处于极度扩张状态，以保证适当的血流供应。当正常灌注压或高灌注压再建后，由于血管自我调节的麻痹，自我血管收缩以保护毛细血管床的功能丧失，可造成脑水肿和出血。脑血流的突然增加最常见的临床表现是严重的单侧头痛，特征是直立位时头痛改善。这些头痛患者的脑血流从术前的平均（43±16）mL/100（g·min）到术后的（83±39）mL/100（g·min）。③脑实质内出血：是继发于高灌注的最坏情况，术后2周发生率为0.6%。出血量大，后果严重，死亡率高（60%）和预后不良（25%）。④癫痫发作：发生率为3%，高灌注综合征造成的脑水肿是重要的原因，或为高血压脑病造成。

根据NASCFT结果，ICA狭窄≥70%手术可以长久获益；ICA狭窄50%~69%有症状的患者可从手术获益，但是益处较少。NASCET和其他研究还发现男性患者、脑卒中过的患者，症状为半球的患者分别与女性患者、TIA患者和视网膜缺血的患者相比，手术获益大，内科治疗脑卒中的危险大；同时提出糖尿病患者、血压偏高的患者、对侧血管有闭塞或者影像学已有明确病灶的患者手术期间发生脑卒中的危险大。因此AHA Stroke Council′s Ad Hoc Committee推荐如果考虑给存在ICA中度狭窄并发生过TIA或卒中的患者手术，需要认真评估患者的所有危险因子，比较一般内科治疗2~3年和手术后2~3年的脑卒中危险性。

2. 血管介入治疗

相对于外科手术治疗而言，血管介入在缺血性脑血管病的应用历史较短。自 1974 年问世以来，经皮血管成形术（percutaneous transluminal angioplasty，PTA）作为一种比较成熟的血管再通技术被广泛应用于冠状动脉、肾动脉及髂动脉等全身血管狭窄性病变。PTA 成功运用于颈动脉狭窄的最早报道见于 1980 年。1986 年作为 PTA 技术进一步发展的经皮血管内支架成形术（percutaneous transluminal angioplasty and stenting，PTAS）正式运用于临床，脑血管病的血管介入治疗开始了迅速的发展。

颅内段颈内动脉及分支的狭窄，手术困难，药物疗效差，介入治疗可能是较好的选择。但是由于颅内血管细小迂曲，分支较多，且血管壁的弹力层和肌层较薄，周围又缺乏软组织，故而手术操作困难，风险大，相关报道少。

大多数学者认为颅外段颈动脉狭窄患者符合下列条件可考虑实施 PTA 或 PTAS：①狭窄≥70%；②病变表面光滑，无溃疡、血栓或明显钙化；③狭窄较局限并呈环行；④无肿瘤、瘢痕等血管外狭窄因素；⑤无严重动脉迂曲；⑥手术难以抵达部位（如颈总动脉近端、颈内动脉颅内段）的狭窄；⑦非动脉粥样硬化性狭窄（如动脉肌纤维发育不良、动脉炎或放射性损伤）；⑧复发性颈动脉狭窄；⑨年迈体弱，不能承受或拒绝手术。

禁忌证：①病变严重钙化或有血栓形成；②颈动脉迂曲；③狭窄严重，进入导丝或球囊困难，或进入过程中脑电图监测改变明显；④狭窄 <70%。

椎动脉系统 TIA，应慎重选择适应证。

其他还有颈外—颈内动脉搭桥治疗初步研究患者可以获益，但仍需更多的随机临床研究证实，同时评价其远期疗效。

九、预防及预后

TIA 后第 1 个月内发生脑梗死者 4% ~ 8%，3 月内为 10% ~ 20%，50% 的脑梗死发生于 TIA 后 24 ~ 48 小时。1 年内脑梗死发生率为 12% ~ 13%，较一般人群高 13 ~ 16 倍，5 年内增至 24% ~ 29%。故应予积极处理，以减少发生脑梗死的概率。频发性 TIA 更需要急诊处理。积极寻找病因，控制相关危险因素。使用抗血小板聚集药物治疗，必要时抗凝治疗。见表 8-2。

表 8-2　TIA 预后

高危险因素	低危险因素
CA 狭窄 >70% ~ 99%	CA 狭窄 <50%
同侧有溃疡样斑块	同侧无溃疡样斑块
高危心源性栓子	无或低心源性栓子来源
半球 TIA	TMB，非半球 TIA
年龄 >65 岁	年龄 <65 岁
男性	女性
上一次 TIA 发作时间 <24 小时	上一次 TIA 发作时间 >6 个月
其他的危险因子	少或无危险因子

注：CA，颈内动脉；TMB，短暂的单眼失明。

（周天罡）

第二节 脑出血

一、概述

脑出血（intracerebral hemorrhage，ICH）为脑实质内动脉或静脉及毛细血管破裂而造成的自发性脑实质内出血，是一种常见和多发的脑血管疾病。高血压是脑出血最常见的诱因。脑出血具有很高的死亡率和致残率。在世界范围内，脑出血的发生率占所有卒中的 20%，其中原发性脑出血的发生率为（10～40）/100 万，男性发病率高；发病 30 天的死亡率为32%～50%，其中在存活 3 个月的患者中，有独立生活能力的仅占 28%～35%。在我国，脑出血的死亡数与西方国家所报道的数据一致。

二、病因

脑出血的主要原因有高血压、淀粉样血管病、动静脉畸形、动脉瘤、海绵状血管瘤、静脉血管瘤、静脉窦血栓、颅内肿瘤、凝血功能障碍疾病、血管炎等。在西方国家，主要的病因是淀粉样变血管病，在 70 岁以上出现的脑出血患者中占 20%；在中国，主要的病因是高血压，但淀粉样血管病所占的比例也呈上升趋势。其他的危险因素，如长期大量的酒精消耗，血清中胆固醇水平偏低（＜4.16 mmol/L），使用他汀类药物与脑淀粉样血管病出现的微出血等也可能增加脑出血风险。

三、发病机制

脑内基底节的壳核及内囊是高血压脑出血的最多发部位，约占到 70%，脑叶、脑干、小脑齿状核区各占 10%。尸检发现：深穿支动脉有粟粒状动脉瘤，发生频率依次为大脑中动脉深穿支豆纹动脉、基底动脉脑桥支、大脑后动脉丘脑支、供应小脑齿状核及深部白质的小脑上动脉分支等。病理检查可见出血侧半球肿胀、充血，血液可流入蛛网膜下隙或破入脑室系统；出血灶呈大而不规则空腔，中心充满血液或紫色葡萄浆状血块，周围是坏死脑组织，血肿周围的脑组织受压，水肿明显；血肿较大时可致颅内压升高，使脑组织和脑室移位、变形，严重者形成脑疝。脑疝是各类脑出血最常见的直接致死原因。急性期过后血块溶解，吞噬细胞清除含铁血黄素和坏死的脑组织，胶质细胞增生，出血灶形成胶质瘢痕，进而形成中风囊。

四、临床表现

脑出血多发生在高血压控制不好，或未经系统治疗的高血压，发病时血压明显升高，临床症状取决于出血部位和出血量。意识障碍的程度是判断病情轻重的主要指标。通常自发性脑出血常在 30 分钟内停止，20%～40% 为活动性出血或早期再出血，24 小时内血肿仍继续扩大。其中高血压脑出血的常见特征是颈硬、抽搐，舒张压高于 110 mmHg，呕吐、头痛。

1. 基底节区出血

最多见，达 60%～70%，其中壳核最多，占脑出血的 60%，丘脑占 10%，尾状核较少。共同特点：出血较多时均可侵及内囊。轻症：头痛、呕吐、轻度意识障碍、三偏征

（病灶对侧偏瘫、偏身感觉缺失和偏盲），优势半球可有失语。轻症一般出血量 30 mL 以内。重症：出血量 30~160 mL，突然发病、意识障碍、双眼凝视、两侧瞳孔不等大、偏瘫、病理征阳性，血液破入脑室或损伤丘脑下部、脑干可出现去大脑强直、高热，最后死于枕骨大孔疝。

2. 脑叶出血

占脑出血的 10%，即皮层下白质出血，出血部位以顶叶最多见，其次为颞叶、枕叶、额叶。因出血部位不同而临床症状不一样。

3. 桥脑出血

占脑出血的 10%，多由高血压致基底动脉旁中央支破裂引起，可立即昏迷、四肢瘫、针尖大瞳孔、中枢性高热，多于数小时内死亡。小的基底动脉出血可引起闭锁综合征。小量出血表现为交叉性瘫或共济失调性轻偏瘫。

4. 小脑出血

占脑出血的 10%，多发于一侧半球，突然出现站立不能、眩晕、呕吐、共济失调，压迫脑干可致昏迷、死亡。

5. 脑室出血

占脑出血的 3%~5%，多为继发性，即脑实质出血破入脑室，临床表现酷似蛛网膜下隙出血。

五、辅助检查

1. CT

怀疑脑出血时首选头颅 CT 检查，可确定血肿大小、部位、形态及是否破入脑室，血肿周围有无水肿带及占位效应，脑组织是否有移位等，有助于确诊及选择治疗方案。CT 动态观察可发现进展型脑出血。发病后 CT 即可显示新鲜血肿，为圆形或卵圆形均匀高密度区，边界清楚。左侧基底节出血延伸脑室见图 8-1（a），丘脑出血见图 8-1（b）。

2. CT 灌注成像（CTP）

在同步观察血肿的大小、部位、周围水肿情况和脑组织的血流动力学变化方面，CTP 有明显的优势，是临床上一种实用的血流动力学检查方法。可应用非去卷积模型斜率法来计算血肿中心、血肿周围水肿带、水肿带外（距离水肿边缘 1 cm）以及远隔皮质区不同区的脑血流量（CBF）、相对脑血容量（rCBV）、达峰值时间（PT）及各区时间密度曲线（TDC）。所得的脑血流量可作为血肿周围组织脑灌注损伤程度的一个评价标准。

3. CTA

作为无创、快捷、操作简单、价格低廉的一种影像学诊断技术，CTA 运用在脑出血血肿扩大的病因诊断上有很大作用，在临床颅内动脉瘤的诊断上可大部分取代 DSA 造影检查。

4. MRI

对高血压急性脑出血病灶 CT 检查敏感，一般无需 MRI 检查。对脑干出血诊断 MRI 优于 CT，但急性期对幕上及小脑出血的诊断价值不如 CT。其他疾病合并脑出血时，可选择头颅 MRI 检查以进一步明确诊断。

超急性期（<24 小时）：表现为长 T_1、长 T_2 信号，与脑梗死、脑水肿不易鉴别。

急性期（24~48 小时）：为等 T_1、短 T_2 信号。

亚急性期（3 天~2 周）：为短 T_1、长 T_2 信号。

慢性期（>3 周）：为长 T_1、长 T_2 信号。

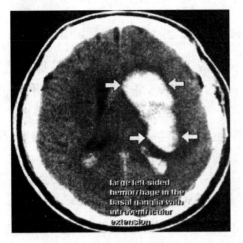
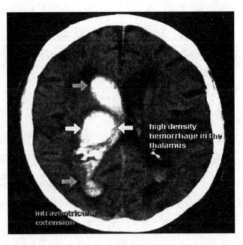

（a）左侧基底节出血延伸脑室　　　　　　　（b）丘脑出血

图 8-1　CT 显示脑出血

5. DSA

怀疑血管畸形、血管炎可选做。由于该技术有创、价格相对贵、技术要求高，在临床上应用有一定的要求。

6. MRA

MRA 无创、时间短、不受明显干扰，能清晰显示血肿的形态，是目前显示颅内动脉瘤的首选技术。对于常规 MRI 检测不到的脑微出血（CMBs），磁共振多回波采集重度 T_2WI 三维梯度回波序列（ESWAN）是检测脑微出血的一项高度敏感的技术，脑实质内几毫米大小的含铁血黄素的沉积均可以检测到，表现为信号均匀一致、类圆形、边界清晰、直径 < 5 mm 的低信号区，周围无水肿。ESWAN 上脑微出血见图 8-2。

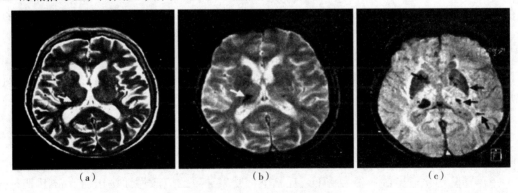

（a）　　　　　　　　　（b）　　　　　　　　　（c）

图 8-2　ESWAN 上脑微出血

7. 腰椎穿刺术

对于颅内压升高、血性脑脊液、脑出血急性期，腰椎穿刺有诱发脑疝的危险。怀疑有小脑出血禁行腰椎穿刺。

六、诊断

1. 诊断标准

中老年人、有高血压者在活动或情绪激动时突然发病，迅速出现头痛、呕吐及意识障碍，应首先考虑脑出血的可能，脑 CT 可立刻确诊。

2. 鉴别诊断

（1）脑梗死：多在安静时发病，神经缺失症状逐渐加重，CT 早期（12～24 小时）常无阳性病灶发现。

（2）蛛网膜下隙出血：突然出现剧烈头痛及呕吐，一过性意识障碍，明显的脑膜刺激征，腰椎穿刺为血性脑脊液。头颅 CT 可见脑沟、脑回高密度影。

（3）与引起昏迷的一些疾病鉴别：与糖尿病高渗性昏迷、CO 中毒昏迷、低血糖昏迷、肝性脑病、尿毒症等，依据相关病史及检查，可鉴别清楚。外伤性颅内出血多有外伤史，脑 CT 可发现血肿。

七、治疗

1. 内科治疗

（1）卧床休息：卧床休息 2～4 周，保持良好心态，避免情绪激动。

（2）保持气道通畅：保持气道通畅是昏迷患者急救的第一步。头歪向一侧，随时吸出口腔内的分泌物和呕吐物，必要时行气管内插管或气管切开。有意识障碍、缺氧或血氧饱和度下降者应给予鼻导管或面罩吸氧。

（3）高血压的处理：脑出血时常伴颅内压升高，此时高血压是维持有效脑灌流所必需的，故不应过分降血压，而应着重脱水、降颅压，颅内压下降，血压会随之下降。2010 年 AHA/ASA 的脑出血治疗指南中，推荐根据血压值采取不同的策略：如收缩压 >200 mmHg 或平均动脉压 >150 mmHg，应积极降压；如收缩压 >180 mmHg 或平均动脉压 >130 mmHg，应适度降压。将血压控制在 160/90 mmHg，一般血压超过 200/120 mmHg 时才做处理。在血压的控制方面，要掌握好降压的速度，且降压的目标值需要个体化。需要综合考虑患者的年龄、发病前的血压水平、脑出血的病因以及患者的血管条件等因素。

（4）脱水、降颅压：脑出血后脑水肿在 48 小时内达到高峰，维持 3～5 天后逐渐消退，可持续 2～3 周或更长。脑水肿可使颅内压增高，导致脑疝，增加死亡率，故积极控制脑水肿是治疗脑出血急性期的关键。常用 20% 甘露醇、人血白蛋白、呋塞米、甘油果糖等。

（5）止血治疗：对于大多数的脑出血患者来说，目前并没有特效的止血治疗。临床上常用的止血剂，如氨基己酸和氨甲环酸均是氨基酸衍生物，具有抗纤溶的作用，但并不能改善脑出血患者的预后。

（6）预防消化道出血：多为脑干或丘脑下部受累导致的应激性溃疡出血，常用 H_2 受体阻滞剂或质子泵抑制剂。

（7）抗感染：肺部感染和尿路感染常见，应注意排痰，定期尿路冲洗，合理选用抗生素治疗。注意翻身，预防压疮。

（8）维持水、电解质及酸碱平衡：每日入液量按"尿量 +500 mL"计算，如有高热、多汗、腹泻或呕吐，可适当增加入液量。注意维持中心静脉压在 5～12 mmHg。有意识障碍者应尽早留置胃管,基本热量应从肠内供给为主。注意保证大便通畅,此可起到减轻颅内压的作用。

(9) 中枢性高热的处理:用冰毯、冰帽等物理降温为主。

2. 外科手术治疗

(1) 目的:清除血肿,降低颅内压,消除危及头部的恶性循环,减轻出血后脑损害。

(2) 手术指征:①壳核出血 > 30 mL,丘脑出血 > 15 mL,可适时选择微创穿刺血肿清除术或小骨窗开颅血肿清除术;②小脑半球出血 > 10 mL,蚓部出血 > 6 mL,出现脑干受压征象时应立刻手术治疗;③意识障碍逐渐加重,尚未形成脑疝者;④脑叶出血占位效应明显,疑有形成脑疝可能的;⑤脑室出血致脑积水者。

(3) 常用手术方法:①开颅血肿清除术;②锥孔颅内血肿清除术;③立体定向血肿引流术;④脑室引流术。

八、最新进展

2006 年提出了 Lund 概念的原理以及临床治疗相关的正式指南,主要是以生理学为导向的一种治疗方法,其中包括处理脑容量和调控脑灌注的血流动力学原理等,是集中针对脑水肿及颅内压的处理,同时针对改善大脑灌注以及氧合情况的,是瑞典 Lund 大学医院于 1990 ~ 1991 年开始提出运用于治疗重型颅脑损伤。脑出血的发生演变一般分为出血、血肿扩大及血肿周围水肿形成 3 个阶段,其中血肿扩大和血肿周围水肿对预后和疾病演变有着重要的影响。因此,脑水肿的处理,对于预防血肿扩大,稳定血肿,防止再出血有着积极的作用。

Lund 治疗主要是基于脑容量和脑灌注调节的生理学和病理生理学的血流动力原则,并以颅内压(ICP)治疗和保持脑灌注为特点的一种理论方法。相比于传统的指南,Lund 概念在液体治疗的处理、最佳的血红蛋白浓度、肺保护、体温控制、脑脊液(CSF)引流和减压开颅手术的风险和收益等方面,均有更为严谨的推荐意见。针对 Lund 治疗方法的研究显示:无论用于成年人还是儿童,都产生了较乐观的疗效和前景。Lund 治疗方法,在已发表的首个运用 Lund 方法治疗严重颅脑损伤的研究结果显示,与常用的传统治疗相比,接受 Lund 方法的患者死亡率为前者的一半。

(一) 降低颅内压

人们认为高的脑灌注压(CPP)将血液挤入肿胀脑组织,从而改善受伤的脑组织氧合,并通过血管收缩反馈调节而降低颅内血容量。在受损脑组织中,氧合改善只是短暂的,高灌注压会引起毛细血管滤过、加剧水肿,毛细血管对小分子溶质的通透性被动增加,受损后脑组织自动调节能力也变得十分微弱。

Lund 治疗方法中,可接受比最初推荐的 70 mmHg 甚至更低的 CPP,从而避免使用血管升压药物,使不良反应明显减轻。Lund 概念甚至主张使用 β_1 阻滞剂、α_2 激动剂和血管紧张素受体拮抗剂这一类药物,进行抗高血压治疗,以阻止水肿的发展。在 Lund 概念提出的液体疗法中,尽管使用了降血压的药物,CPP 仍将会保持在可接受的水平。而且根据 Starling 液体平衡方程,纠正下降的血浆胶体渗透压将抵消脑组织渗出,这也表示可以接受更高的 CPP 而不会引起毛细血管渗出。在最初的 Lund 概念里,当 ICP 明显升高时,双氢麦角胺被用于减少颅内静脉血容量。开颅减压术已经成为阻止 ICP 失控性增加的一种更有效的选择,而双氢麦角胺作为血管收缩剂，对人体各个组织的血液循环有一定影响，Lund 治疗中不再推荐使用这种药物。

（二）改善灌注

灌注压和血管阻力决定组织灌注，相对较低的 CPP 可以通过适当的液体疗法来保证脑灌注和脑组织氧合，这已经在 Lund 治疗的脑外伤患者的微量渗析研究中得以证实：尽管使用了降血压药物使动脉血压下降，但通过对半暗带区间质乳酸/丙酮酸的比值、甘油、葡萄糖和谷氨酸盐的测量，发现其氧合得以改善，血流量有所增加，组织降解减少。Lund 治疗方法避免了使用去甲肾上腺素所引起的血管收缩、血浆渗漏，避免出现低血红蛋白浓度。同时认为"与高 CPP 相比，对半暗带区的氧合，足够的血容量更为重要"。

运用 Lund 治疗方法，成人 CPP 维持在 60 ~ 70 mmHg 范围内，当必须使增高的 ICP 降低时，应该在给予适当的液体治疗的前提下，接受 ICP 低至 50 mmHg，微量透析研究也支持这一观点。儿童的 CPP 值低至 38 ~ 40 mmHg 也是可以接受的。

（三）渗透疗法

自 19 世纪 60 年代以来，甘露醇作为传统指南的渗透疗法，已经在全世界广泛地运用于降低颅内压。但该疗法能否很好地改善预后，目前仍然缺乏可靠的研究证据。尽管在少数研究中得出了大剂量甘露醇有益的结论，但是由于这些研究完整性的问题，还不足以支持甘露醇疗法。

由于缺乏科学性和生理学支持，以及其存在已被证实的不良反应，在渗透疗法中，甘露醇和尿素的降颅内压效果是短暂的，且给药几小时后其反弹性的颅内压升高会进一步加重脑水肿。同时甘露醇还与肾功能不全和严重的电解质紊乱具有相关性。Lund 治疗中并未采用渗透疗法。但渗透疗法，特别是高渗透盐液，在救护车上或是向手术室转送患者的途中运用，以降低颅内压、消除脑疝的威胁起到重要作用。

（四）脑脊液引流和减压手术

脑脊液引流术会诱发渗出而增加脑毛细血管压；减少的脑脊液容积将被脑水肿的增加所替代，存在脑室塌陷的风险。若在相对高压时进行脑脊液引流术，并且通过 CT 监测来估计脑室容积，则能降低该风险。在这种情况下，Lund 治疗接受运用引流术来控制增高的 ICP（只通过脑室引流），尤其是存在脑积水征象时。

开颅减压手术以清除血肿，在 Lund 治疗中是可供选择的。由于目前缺乏相关研究证实其对患者的预后有益，开颅减压仍是一个有争议的措施。开颅手术的一个重大不良反应是颅骨打开时由于脑疝的形成导致头颅的狭窄以及由于缺乏对抗的压力造成的脑组织膨出。在 Lund 治疗中，提倡降颅压治疗，相对低的 CPP 以及维持正常的血浆胶体渗透压，也许可以降低开颅手术的不良反应。在 Lund 治疗中开颅减压手术是阻止脑疝的最后措施。

（刘志鹏）

第三节　急性脑梗死

一、概述

脑梗死（cerebral infarction，CI）又称缺血性脑卒中（cerebral ischemic stroke，CIS），指因脑部血液循环障碍，缺血、缺氧所致的局限性脑组织的缺血性坏死或软化，出现相应的神经功能缺损症状和体征。血管壁病变、血液成分和血流动力学改变是引起脑梗死的主要原因，脑梗死大约占全部脑卒中的70%，且25%～75%的脑梗死患者在2～5年内出现复发。有报道指出，脑梗死是目前严重危害人类健康的主要疾病之一，是致残的首位病因，死亡率仅低于心肌梗死和癌症，居第3位，其发病率存在一定的地区和性别差异。按发病机制及临床表现不同，通常将脑梗死分为脑血栓形成、脑栓塞和腔隙性脑梗死。脑血栓形成是脑梗死的最常见类型，约占全部脑梗死的60%～70%，本节重点叙述脑血栓形成。

二、病因

1. 动脉粥样硬化

是本病的基本病因。脑动脉粥样硬化的发生主要累及管径500 μm以上的动脉，在颈内动脉和椎—基底动脉系统的任何部位可见，其中主要以动脉分叉处多见，如颈总动脉与颈内外动脉分叉处、大脑前中动脉起始段、椎动脉在锁骨下动脉的起始部、椎动脉进入颅内段、基底动脉起始段及分叉部，在动脉粥样硬化的基础上导致血管管腔狭窄和血栓形成。高血压与动脉粥样硬化斑块的堵塞或与脑血管的缩小具有相关性，从而加快血栓的形成导致局部缺血，进而导致大脑小动脉的损害和影响脑组织血供，因此高血压与动脉粥样硬化互为因果关系。长期的高血糖易导致血管内皮功能障碍、内膜损伤，进而启动血管动脉粥样硬化进程；同时血糖的升高也对氧化应激、炎症反应、凝血酶原等有一定的影响；糖尿病患者常合并胰岛素抵抗、脂质代谢紊乱等情况，均可加速动脉粥样硬化的进程。

2. 动脉炎

如各类细菌、病毒感染、虫媒感染以及结缔组织病等，都可导致动脉炎症，引起血管壁炎症和坏死改变，出现免疫炎性反应，从而使动脉硬化加速，进一步促使血液高凝、内皮功能受损，导致斑块失稳定，使管腔狭窄或闭塞。其具有以下共同的病理变化：内膜下炎症细胞浸润，使内膜增厚，导致动脉中层及内弹力层水肿，动脉管腔狭窄，血栓形成，导致动脉闭塞或远端血管栓塞。

3. 其他病因

如血液系统疾病、脑淀粉样血管病、Binswanger病、夹层动脉瘤、药源性（如可卡因、安非他明）、烟雾病等。

三、发病机制

大约80%的脑梗死发生于颈内动脉系统，20%的脑梗死发生于椎—基底动脉系统。闭塞好发的血管依次为颈内动脉、大脑中动脉、大脑后动脉、大脑前动脉及椎—基底动脉。闭塞血管内可见血栓形成或栓子、动脉粥样硬化或血管炎等改变。脑缺血一般形成白色梗死，梗死区脑组织软化、坏死，伴脑水肿和毛细血管周围点状出血，大面积脑梗死后可发生出血性梗死。

病理分期：超早期（1～6小时），脑组织变化不明显，仅有部分血管内皮细胞、神经细胞肿胀。急性期（6～24小时）：局部脑组织苍白、轻度肿胀，血管内皮细胞、神经细胞呈明显缺血改变。坏死期（24～48小时），脑组织水肿明显，大量神经细胞消失，吞噬细胞浸润，高度水肿时可致中线移位，形成脑疝。软化期（3天～3周）：中心区组织坏死、液化。恢复期（3～4周）：液化、坏死的脑组织逐渐被吞噬细胞清除，毛细血管和胶质细胞增生，大病灶形成中风囊。

脑组织对缺血、缺氧损害非常敏感，阻断血流30秒脑代谢即发生改变，1分钟后神经元功能活动停止，脑动脉闭塞导致脑缺血超过5分钟可发生脑梗死。缺血后神经元损伤具有选择性，轻度缺血时仅有某些神经元丧失，完全持久缺血时缺血区各种神经元、胶质细胞及内皮细胞均坏死。

急性脑梗死病灶由中心坏死区及周围的缺血半暗带组成。坏死区由于完全缺血导致细胞死亡，但缺血半暗带仍存在侧支循环，可获得部分血液供应，尚有大量存活的神经元，如果血流尽快恢复使脑代谢改善，损伤仍然可逆，神经细胞仍可存活并恢复功能。因此，保护这些可逆性神经元是急性脑梗死治疗的关键。

脑动脉闭塞血流再通后，氧与葡萄糖的供应恢复，脑组织缺血损伤理应得到恢复，但实际上并非如此，这是因为存在再灌注时间窗，研究证实，脑缺血早期治疗时间窗为6小时内。如果脑血流再通超过此时间窗时限，脑损伤可继续加剧。

四、临床表现

1. 发病形式

有高血压、糖尿病或心脏病史者，常在安静或睡眠中起病。神经系统局灶性症状多在发病后数小时或1～2天内达到高峰。除脑干梗死和大面积梗死外，大部分患者意识清楚或仅有轻度意识障碍。

2. 全脑症状

多无头痛、呕吐、昏迷，起病即有昏迷的多为脑干梗死，大片半球梗死多在局部症状出现后意识障碍逐渐加深，直至昏迷。

3. 临床类型

临床分型方法较多，较常见的按发病形式和病程分为以下类型。

（1）完全性梗死：指发病后神经功能缺失较重，常于6小时内达高峰。

（2）进展性梗死：指发病后神经功能缺失在48小时内逐渐进展。

（3）可逆性缺血性神经功能缺失：指发病后神经功能缺失较轻，持续24小时以上，但可于3周内恢复。

依临床表现及神经影像学检查分为以下类型。

（1）大面积脑梗死：指颈内动脉、大脑中动脉等主干动脉梗死。

（2）分水岭脑梗死（CWSI）：指血管供血区之间边缘带的局部缺血。

（3）出血性脑梗死：多发生于大面积脑梗死后。

（4）多发性脑梗死：指两个以上不同的供血系统发生的梗死。

4. 定位症状和体征

决定于脑血管闭塞的部位。

（1）颈内动脉系统：包括颈内动脉，大脑前、中动脉及其分支闭塞。可以出现：①构音障碍或失语，对侧中枢性面瘫，舌瘫；②双眼向对侧注视障碍，向病灶侧同向偏视，偏盲；③对侧中枢性偏瘫和偏身感觉障碍。

（2）椎—基底动脉系统：包括大脑后动脉和椎动脉血栓形成，表现为眩晕、复视、呕吐、声嘶、吞咽困难、共济失调。体征有：①交叉性瘫，即同侧周围性颅神经瘫，对侧肢体中枢性瘫；②交叉性感觉障碍；③小脑性共济失调，眼震，平衡障碍，四肢肌张力下降。

五、辅助检查

1. CT

是目前最方便、快捷、常用的影像学检查手段。主要的缺点是对于脑干、小脑部位的病灶以及较小梗死灶分辨率差。大部分患者发病 24 小时后 CT 逐渐显示低密度梗死灶，发病后 2～15 天显示均匀片状或楔形的明显低密度灶。在大面积脑梗死中显示有脑水肿和占位效应，出血性梗死时病灶呈混杂密度。梗死吸收期为发病后 2～3 周，病灶水肿消失，出现吞噬细胞浸润与周围正常脑组织等密度，在 CT 上难以分辨，称为"模糊效应"。

2. MRI

早期缺血性梗死，脑干、小脑梗死以及静脉窦血栓形成等均可显示，梗死灶 T_1 呈低信号、T_2 呈高信号，出血性梗死时 T_1 相有高信号混杂。MRI 弥散加权成像早期能够显示缺血病变（发病 2 小时内），是早期治疗的重要信息来源。急性脑梗死 MRI 检查：T_1WI 低信号，T_2WI 高信号，FLAIR 呈高信号，DWI 信号很高（明亮），水肿明显、轻至中度占位效应。T_1WI 见图 8-3；T_2WI 见图 8-4；FLAIR 见图 8-5；DWI 见图 8-6。

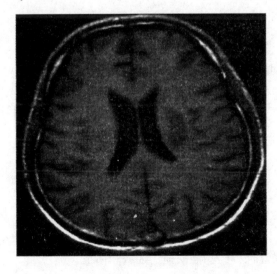

图 8-3　T_1WI

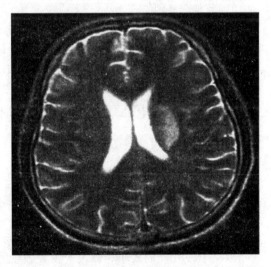

图 8-4　T_2WI

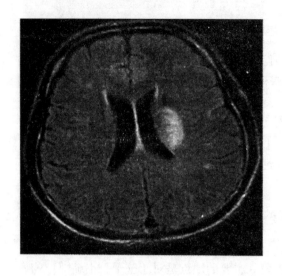
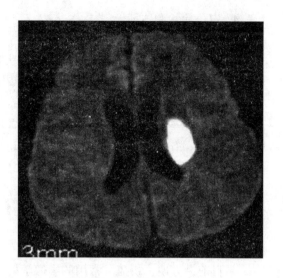

图 8-5　FLAIR　　　　　　　　　图 8-6　DWI

3. DSA、CTA 和 MRA

是发现血管狭窄、闭塞及其他血管病变的重要检查手段，如动脉炎、脑底异常血管网病、动脉瘤和动静脉畸形等，能够为脑梗死的血管内治疗提供依据。金标准是 DSA。CTA 与 DSA 比较，在颈动脉狭窄病变中，前者具有良好的分辨能力；MRA 的基本方法多，包括时间飞越法（TOF）、相位对比法（PCA）、血管内注射对比剂的三维对比剂增强磁共振成像（3D -CE -MRA），后者能显示主动脉弓至颅内动脉整个血管数，能很好地了解颅内外动脉的病变情况以及侧支循环建立情况。在进行血管评估的时候，MRI 可以显示脑梗死病灶，对脑梗死的分型及临床上指导治疗有很大的帮助。

4. 经颅多普勒

目前能够用于评估颅内外血管狭窄、闭塞、痉挛或血管侧支循环建立情况，用于溶栓治疗监测。由于存在血管周围软组织或颅骨干扰以及操作人员技术水平影响的缺点，目前仍不能完全替代 DSA，多被用于高危患者筛查和定期血管病变监测。

5. 超声心动图

用于发现心脏附壁血栓、心房黏液瘤和二尖瓣脱垂，利于脑梗死不同类型间鉴别诊断。

六、诊断

1. 发病特点

中老年人；有基础病变史；静态下发病，病后几小时或几天内症状达高峰。

2. 临床表现

取决于梗死灶的大小和部位，主要表现为局灶性神经功能缺损的症状和体征。

3. 影像学检查

CT 显示低密度影，MRI 显示长 T_1 和 T_2 异常信号。

七、治疗

1. 一般治疗

（1）卧床休息，头部抬高10°。

（2）保持呼吸道通畅，预防感染，合理使用抗生素。

（3）注意营养均衡，有意识障碍的应留置胃管，以肠内营养为主，注意维持水、电解质平衡，注意预防消化道出血，可适当选用H_2受体拮抗剂或质子泵抑制剂。如出现明显的呼吸困难、窒息应考虑行气管插管和机械通气。

（4）脱水降颅压：根据病情选用。①甘露醇：是最常用的脱水剂，短时间内可明显提高血浆晶体渗透压，达到渗透性利尿作用，用后10分钟开始利尿，2~3小时达高峰，维持4~6小时。用法：125~250 mL快速静脉滴注，6~8小时一次，疗程5~7天。②人血白蛋白：可明显提高血浆胶体渗透压，达到渗透性利尿作用，但需与呋塞米联合应用方能取得较好的利尿效果。用法：先用白蛋白10~12.5 g静脉滴注（每8小时一次），接着用呋塞米20~40 mg静脉注射。③呋塞米：可与甘露醇或（和）人血白蛋白交替使用，20~40 mg，每6~8小时一次。④甘油果糖：高渗性脱水剂，其渗透压相当于血浆的7倍，起效时间较慢，约30分钟，但持续时间长达6~12小时。用法：250~500 mL静脉滴注，每日1~2次。

在脱水药物的使用中，需注意：老年患者大量使用甘露醇时易出现心、肾功能衰竭，须记录出入量，观察心律及心率变化；甘油果糖在滴注过快时可能导致溶血；呋塞米易出现水、电解质紊乱，特别是低血钾，临床应重视及监测相应指标。

（5）维持血压在发病前之稍高水平，一般不使用降血压药物，以免减少脑血流灌注量，加重梗死。若发病后24~48小时血压超过220/120 mmHg或平均动脉压超过130 mmHg时，可考虑加用降压药，首选ACEI类降压药；若舒张压超过140 mmHg，可用硝普钠0.5~10 μg/（kg·min），维持血压在170~180/95~100 mmHg水平。

调控血压要注意：①控制过高血压的同时要防止血压下降过低、过快；②严密监测血压，尤其在降血压治疗过程中，要注意保护靶器官，特别是心、脑、肾；③降血压方案要个体化，要综合考虑患者的基础血压、对原有降血压药物敏感性以及是否合并其他疾病等；④调控血压要平稳，一般主张使用长效降血压药物。

2. 抗凝治疗

目的在于防止血栓扩散和新血栓形成。急性期是否使用抗凝治疗，目前仍存在争议。常用低分子肝素：4 000~5 000 IU，每日2次，腹壁皮下注射，连用7~10天。华法林：6~12 mg/d，口服，3~5天后改为2~6 mg/d维持，逐步调整INR，使之控制在2.0~3.0。

3. 抗血小板治疗

多数无禁忌证，不进行溶栓治疗的患者在48小时内应开始使用阿司匹林。发病后尽早口服阿司匹林150~300 mg/d，急性期后可改用50~150 mg/d的预防剂量。对于不能耐受阿司匹林的患者，可选用氯吡格雷75 mg/d；也可考虑用小剂量阿司匹林25 mg加双嘧达莫缓释剂的复合制剂（片剂或胶囊），每日2次。

4. 溶栓治疗

溶栓治疗前应常规做凝血功能检查。

（1）静脉溶栓：静脉溶栓应严格掌握适应证，提倡超早期溶栓，即发病 3～6 小时内。部分因基底动脉血栓导致的死亡率非常高，而溶栓可能是唯一的抢救办法，因而溶栓治疗的时间窗和适应证可适当放宽。

静脉溶栓适应证：①年龄 18～75 岁；②发病后 6 小时内；③脑功能损害的体征持续存在超过 1 小时，且比较严重（NIHSS 评分 7～22 分）；④CT 已排除颅内出血，且无早期脑梗死低密度改变；⑤患者或家属签署知情同意书。

静脉溶栓禁忌证：①既往有颅内出血，包括可疑蛛网膜下隙出血；近 3 个月有头颅外伤史；近 3 周内有胃肠道或泌尿系统出血；近两周内进行过大的外科手术；近 1 周内有不可压迫部位的动脉穿刺；②近 3 个月有脑梗死或心肌梗死史；③严重心、肝、肾功能不全或严重糖尿病患者；④体检发现有活动性出血或外伤（如骨折）证据；⑤已口服抗凝药，且 INR ＞ 1.5；48 小时内接受过肝素治疗（APTT 超出正常范围）；⑥血小板计数 ＜ 100×10^9/L，血糖 ＜2.7 mmol/L；⑦血压，收缩压 ＞ 180 mmHg，或舒张压 ＞ 100 mmHg；⑧妊娠；⑨不合作。

常用的药物如下。①尿激酶（UK）：是一种非选择性的纤维蛋白溶解剂，将纤溶酶原直接激活并转化为纤溶酶，裂解血栓表面以及游离于血液中的纤维蛋白，在血栓内外发挥纤溶作用。安全、抗原性小，但其选择性较差，血液中的纤维蛋白原和血栓中的纤维蛋白可被同时溶解，容易引起出血，相比重组组织型纤溶酶原激活物（rt -PA），其价格相对便宜，临床上仍在使用。50 万～100 万 IU 加入 0.9% 氯化钠注射液中，在 1 小时内静脉滴注。②rt -PA:是我国目前广泛使用的主要溶栓药，是一种选择性的纤维蛋白溶解剂，作用原理同尿激酶，较少出现全身抗凝、纤溶状态。早期静脉溶栓再通率为 20%～60%。一次用量是 0.9 mg/kg，用法，先静脉推注 10% 的药物剂量，余液在 1 小时内持续静脉滴注。

溶栓治疗时需注意：①将患者收到脑梗死单元进行全面监测；②神经功能评估需要定时进行，在静脉滴注溶栓药物的过程中每 15 分钟一次，随后 6 小时内每 30 分钟一次，此后 60 分钟一次，直至 24 小时；③如患者突然出现严重的头痛、血压急剧增高、恶心或呕吐，应立即停用药物，紧急进行头颅 CT 检查；④定时血压监测；⑤溶栓治疗 24 小时内不使用抗凝、抗血小板药物，24 小时后无禁忌证的患者可用阿司匹林 300 mg/d，共 10 天，以后改为 75～100 mg/d 的维持量；⑥静脉溶栓后，应综合患者病情选择个体化方案进行综合治疗。

（2）动脉溶栓：既往运用的血管内介入治疗的方法主要有动脉介入接触性溶栓术，近年也提出不少新方法，其中具有代表性的技术为机械取栓术 Penumbra、低频经颅多普勒（TCD）颅外超声辅助及 EKOS 血管内超声辅助的动脉介入溶栓术、介入溶栓或取栓辅助血管成形术等。

5. 降纤治疗

通过降解血中纤维蛋白原、增强纤溶系统活性以抑制血栓形成，常用药物有：巴曲酶、降纤酶、安克洛等。

6. 使用血管扩张剂及脑活化剂

急性期不宜使用，因急性期脑缺血区血管呈麻痹及过度灌流状态，会导致脑内盗血而加重脑水肿，宜在脑梗死亚急性期（2～4 周）使用。另外，可以根据患者情况选用一些中药制剂，如川芎嗪、银杏制剂、疏血通等，但目前缺乏一些大规模、多中心、随机对照的临床实验研究。

7. 使用脑保护剂

丁苯酞软胶囊是目前唯一具有线粒体保护作用的脑微循环重构剂，因其独特的药理机制，在临床运用中发现对脑梗死有治疗和预防作用，同时对改善脑梗死后神经功能缺损、记忆障碍及血管性痴呆有一定的作用。

8. 外科治疗

小脑幕上大面积脑梗死、有严重脑水肿、占位效应明显、尚未形成脑疝者，可行开颅减压术；对于颈动脉狭窄性疾病，颈动脉内膜切除术（CEA）是一项重要的手段。颈动脉狭窄 >70%，患者有与狭窄相关的神经症状；或颈动脉狭窄 <70%，但有明显与狭窄相关的临床症状者，可考虑行血管内介入治疗术，包括颅内外血管经皮腔内血管成形术及血管内支架置入等，其与溶栓治疗的结合已经越来越受到重视。此外，动脉血管成形术（PTA）也在临床上有一定的运用。

9. 神经干细胞移植

神经干细胞（NSCs）是一种具有分裂潜能和自我更新能力的母细胞，可产生各种类型的神经细胞，在脑梗死后神经功能修复方面有着广阔的应用前景。

八、最新进展

脑梗死是局部脑组织急性血供减少，导致局灶性神经功能缺失。主要病因是大血管的狭窄、小血管疾病和心源性脑栓塞，也有研究指出，遗传因素是脑梗死发生的独立危险因素，这可能与遗传易感基因存在相关性。目前对脑梗死与基因的相关性研究有以下 3 种方法：连锁不平衡、候选基因、全基因组关联研究（GWAS）。其中运用微阵列数据对数以百万的基因进行基因分型方法的 GWAS，对脑梗死易感基因的研究进行了彻底的改革。然而，目前 GWAS 中脑梗死的阳性位点报道并不多，且在不同种族、地区存在着明显的差异，其中 2010 年 Ikram 等进行的全基因组关联分析，在白人和黑人样本中发现染色体 12p13 上 NINJ2 基因 rs12425791 与 rs11833579 遗传多态性与脑梗死发生风险的关联均达到 GWAS 显著水准，也是目前研究的热点之一。

但是目前对于染色体 12p13 上 NINJ2 基因 rs12425791 与 rs11833579 遗传多态性与脑梗死发生风险的关联研究中，在亚洲和欧洲人群不同样本量的研究分析中，都未得出一致的结论。近期发表的一项 Meta 分析结果显示，等位基因模型和显性模型的分析中发现 rs12425791 与脑梗死存在着显著关联，但是并没有在其他的模型中重复得出相同结论。2012 年发表的另一项对亚洲人群的更大样本量的 Meta 分析得出 rs12425791 与脑梗死发生风险在显性模型中存在显著关联。2013 年对来自 10 个中国人群的研究结果并未得出 rs12425791 基因型、等位基因与中国汉族人脑梗死发生风险相关联。因此，目前对于脑梗死的易感基因并没有一致的结论，且基因与环境、种族、地区均有一定的相关性。

目前脑梗死并不能治愈，因此，预防十分重要。随着基因组学研究的进一步深入，有望为寻找脑梗死的易感基因提供更多的手段和证据，为脑梗死的防治提供更多的参考。

（张兴展）

第四节　癫痫与癫痫持续状态

癫痫是多种原因导致的大脑神经元突然高度同步化异常放电所致的临床综合征。由于异常放电神经元的位置不同及异常放电波的范围差异，导致患者的发作形式不一，可表现为感觉、运动、意识、精神、行为、自主神经功能障碍或兼有之，但其临床表现均具有发作性、短暂性、重复性和刻板性的特点。①发作性：即症状突然发生，持续一段时间后迅速恢复，间歇期正常。②短暂性：即发作持续时间非常短，通常为数秒钟或数分钟，除癫痫持续状态外，很少超过半小时。③重复性：即第一次发作后，经过不同间隔时间会有第二次或更多次发作。④刻板性：指每次发作的临床表现几乎一致。临床上每次发作或每种发作的过程称为痫性发作，一个患者可有一种或数种形式的痫性发作。在癫痫中，由特定症状和体征组成的特定癫痫现象称为癫痫综合征。

癫痫持续状态（status epilepticus，SE）或称癫痫状态，是癫痫连续发作之间意识尚未完全恢复又频繁再发，或癫痫发作持续 30 分钟以上未自行停止。任何类型的癫痫均可出现癫痫状态，其中全身强直—阵挛性发作最常见，危害性也最大。

一、病因与发病机制

（一）病因

癫痫不是独立的疾病，而是一组疾病或综合征，其病因复杂多样，可分为三大类。①症状性癫痫：由各种明确的中枢神经系统结构性损伤或功能异常所致，如颅脑外伤、脑血管病、脑肿瘤、中枢神经系统感染、遗传代谢障碍性疾病、药物或毒物等，也称为继发性癫痫。②特发性癫痫：病因不明，神经系统检查、神经影像学甚或脑的病理形态检查往往未能发现异常，也无代谢障碍性疾病，常在儿童及青春期发病，称为特发性或原发性癫痫，可能与遗传因素有关。③隐源性癫痫：临床表现提示为症状性癫痫，但目前的检查手段不能发现明确的病因。其占全部癫痫的 60% ~70% 。

癫痫的获得性病因如下。①产前及围产期所造成的脑损伤：母亲在妊娠早期阶段患病毒性感染（如风疹、疱疹、埃可病毒），接受放射线照射或接触有毒物质等均可引起胎儿发育异常及癫痫发作。产伤、新生儿窒息、新生儿颅内出血等也可能是日后癫痫的病因。②颅脑外伤：脑挫裂伤、颅内血肿、颅骨骨折等发生外伤性癫痫的概率比脑震荡高。癫痫发作可发生在外伤当时或外伤后数周~1 年，多数在外伤后 6~12 个月，也有长达数年才发作者。③颅内占位病变：是晚发性癫痫的常见原因。大约 1/3 的颅内肿瘤引起癫痫发作，离大脑皮质越远的部位发生癫痫的机会越小，约 1/2 的大脑半球肿瘤有癫痫发作，而脑干肿瘤有癫痫发作者仅为 0.74% ~15% 。其他颅内占位病变，如脑脓肿、慢性硬膜下血肿及慢性肉芽肿病变（如结核瘤、梅毒树胶肿等）都可引起癫痫发作。④感染：中枢神经系统的细菌、病毒及寄生虫感染均可导致局灶性或全身性癫痫发作。⑤脑血管病：是 50 岁以上癫痫患者除肿瘤以外的主要病因。12.5% ~20% 的卒中患者伴发癫痫。脑动脉硬化、脑静脉血栓形成及脑动静脉畸形等引起大脑皮质缺血、出血的任何原因，都能引起癫痫发作。⑥代谢障碍及中毒性脑病：低血糖、低血钙、低血钠、尿毒症、间歇性卟啉病、子痫、高血糖高渗状态、突然停服长期服用的巴比妥类等镇静安眠药、戒酒、慢性铅中毒、大剂量青霉素等均可导致癫痫发作。⑦脑缺氧：心肺功能障碍及其他原因引起的严重急性脑缺氧所致的昏迷，广泛的肌阵挛是常见的表现，也可发生全身强直—阵挛发作。⑧其他：如中枢神经系统脱髓鞘性疾病、结缔组织病、老年痴呆等均可伴发癫痫。

据统计，有60%～80%癫痫初发年龄在20岁以前，各年龄段的病因各不相同，其分布见表8-3。

表8-3　各年龄组癫痫的常见原因

年龄段（岁）	常见病因
0～2	围生期损伤、先天性疾病、代谢性障碍
2～12	急性感染、原发性癫痫、围产期损伤、发热惊厥
12～18	原发性癫痫、颅脑外伤、血管畸形、围产期损伤
18～35	颅脑外伤、脑肿瘤、原发性癫痫
35～65	脑肿瘤、颅脑外伤、脑血管疾病、代谢障碍（如尿毒症、肝性脑病、低血糖和电解质紊乱等）
>65	脑血管疾病、脑肿瘤

癫痫持续状态最常见的原因是不恰当地停用抗癫痫药物（antiepileptic drugs，AEDs）或因急性脑病、脑卒中、脑炎、外伤、肿瘤和药物中毒等引起，不规范AEDs治疗、感染、精神因素、过度疲劳、孕产和饮酒等均可诱发。

（二）发病机制

1. 痫性放电的起始

神经元异常放电是癫痫发病的电生理基础。致痫灶神经元的膜电位与正常神经元不同，在每次动作电位之后出现阵发性去极化漂移（paroxysmal depolarization shift，PDS），同时产生高幅高频的棘波放电。神经元异常放电可能由于各种病因导致离子通道蛋白和神经递质或调质异常，出现离子通道结构和功能改变，引起离子异常跨膜运动所致。

2. 痫性放电的传播

异常高频放电反复通过突触联系和强直后易化作用诱发周边及远处的神经元同步放电，从而引起异常电位的连续传播。异常放电局限于大脑皮质的某一区域时，表现为部分性发作；若异常放电在局部反馈回路中长期传导，表现为部分性发作持续状态；若异常放电不仅波及同侧半球，同时扩散到对侧大脑半球，表现为继发性全面性发作；若异常放电广泛投射至双侧大脑皮质并当网状脊髓束受到抑制时则表现为全身强直—阵挛性发作。

3. 痫性放电的终止

可能机制是脑内各层结构的主动抑制作用，即癫痫发作时，癫痫灶内产生巨大突触后电位，后者激活负反馈机制，使细胞膜长时间处于过度去极化状态，抑制异常放电扩散，同时减少癫痫灶的传入性冲动，促使发作放电的终止。

癫痫的病因错综复杂，病理改变也呈多样化，典型改变为海马硬化（hippocampal sclerosis，HS）。HS肉眼观察表现为海马萎缩、坚硬；组织学表现为双侧HS病变多呈现不对称性，往往发现一侧有明显的HS表现，而另一侧海马仅有轻度的神经元脱失。苔藓纤维出芽是HS患者另一重要的病理表现。此外，HS患者还可发现齿状回结构的异常。

二、诊断

（一）癫痫发作的分类

癫痫发作分类是指根据癫痫发作时的临床表现和脑电图（EEG）特征进行分类，目前应用最广泛的是国际抗癫痫联盟（ILAE）1981 年提出的癫痫发作分类（表 8-4）。2001 年 ILAE 又提出了新的癫痫发作分类（表 8-5），其目的是希望有助于了解癫痫分类学的新观点，并不要求立即用于临床，有待于在临床的使用中不断完善和修改。

表 8-4　1981 年 ILAE 癫痫发作分类

1. 部分性发作（癫痫发作起始于局部）
   1.1 单纯部分性发作（意识不丧失）
   运动性发作：局灶性运动性、旋转性、Jackson、姿势性、发音性
   感觉性发作：特殊感觉（嗅觉、视觉、味觉、听觉）、躯体感觉（痛、温、触、运动、位置觉）、眩晕
   自主神经性发作（心慌、烦渴、排尿感等）
   精神症状性发作：言语障碍、记忆障碍、认知障碍、情感变化、错觉、结构幻觉
   1.2 复杂部分性发作（有意识障碍）
   单纯部分性发作后出现意识障碍：单纯部分性发作后出现意识障碍、自动症
   开始即有意识障碍：仅有意识障碍、自动症
   1.3 部分性发作继发全身发作
   单纯部分性发作继发全面性发作
   复杂部分性发作继发全面性发作
   单纯部分性发作继发复杂部分性发作再继发全面性发作
2. 全身性发作（双侧大脑半球同时受累）
   2.1 失神发作
   典型失神发作
   不典型失神发作
   2.2 强直性发作
   2.3 阵挛性发作
   2.4 强直—阵挛性发作
   2.5 肌阵挛发作
   2.6 失张力发作
3. 不能分类的发作（资料不全或所描写的类型不能包括者）

表 8-5　2001 年 ILAE 癫痫发作的分类

1. 自限性发作	部分性癫痫综合征中的反射动作
1.1 全面性发作	痴笑发作
强直—阵挛性发作	偏侧阵挛发作
强直性发作	部分性继发全面性发作
阵挛性发作	眼睑肌阵挛
典型失神	肌阵挛猝倒发作
不典型失神	负性肌阵挛
肌阵挛性失神	失张力发作
肌阵挛性发作	痉挛（指婴儿痉挛）

全面性癫痫综合征中的反射性发作 1.2 部分性发作 　部分性感觉发作 　部分性运动发作 　边缘系统性癫痫持续状态 　伴有轻偏瘫的偏侧抽搐状态 2. 持续性癫痫持续状态 　2.1 全面性癫痫持续状态 　　全面性强直—阵挛性癫痫持续状态 　　全面性强直性癫痫持续状态 　　全面性阵挛性癫痫持续状态 　　全面性肌阵挛性癫痫持续状态 　　失神性癫痫持续状态 　2.2 部分性癫痫持续状态	Kojewnikow 部分性癫痫持续状态 　持续性先兆 3. 反射性癫痫 　3.1 视觉刺激诱发的反射性癫痫 　　闪光刺激诱发的反射性癫痫 　　其他视觉刺激诱发的反射性癫痫 　3.2 思考诱发的反射性癫痫 　3.3 音乐诱发的反射性癫痫 　3.4 进食诱发的反射性癫痫 　3.5 躯体感觉诱发的反射性癫痫 　3.6 本体感觉诱发的反射性癫痫 　3.7 阅读诱发的反射性癫痫 　3.8 热水刺激诱发的反射性癫痫 　3.9 惊吓诱发的反射性癫痫

（二）癫痫发作的临床特点

1. 全面性发作

最初的症状学和脑电图提示癫痫全面性发作起源于双侧脑部，多在发作初期就有意识丧失。包括以下类型。

（1）全面强直—阵挛性发作（generalized tonic-clonic seizures，GTCS）：意识丧失、双侧强直后出现阵挛是此型发作的主要临床特征。可由部分性发作演变而来，也可一起病即表现为全面强直—阵挛性发作。早期出现意识丧失、跌倒，随后的发作分为三期。①强直期，表现为全身骨骼肌持续性收缩。眼肌收缩出现眼睑上牵、眼球上翻或凝视；咀嚼肌收缩出现张口，随后猛烈闭合，可咬伤舌尖；喉肌和呼吸肌强直性收缩致患者尖叫一声，呼吸停止；颈部和躯干肌肉的强直性收缩致颈和躯干先屈曲，后反张；上肢由上举后旋转为内收旋前，下肢先屈曲后猛烈伸直，持续 10～20 秒后进入阵挛期。②阵挛期，肌肉交替性收缩与松弛，呈一张一弛交替性抽动，阵挛频率逐渐变慢，松弛时间逐渐延长，本期可持续 30～60 秒或更长。在一次剧烈阵挛后，发作停止，进入发作后期。以上两期均可发生舌咬伤，并伴呼吸停止、血压升高、心率加快、瞳孔散大、对光反射消失、唾液和其他分泌物增多；Babinski 征可为阳性。③发作后期，此期尚有短暂阵挛，以面肌和咬肌为主，导致牙关紧闭，可发生舌咬伤。本期全身肌肉松弛，括约肌松弛，尿液自行流出可发生尿失禁。呼吸首先恢复，随后瞳孔、血压、心率渐至正常。肌张力松弛，意识逐渐恢复。从发作到意识恢复历时 5～15 分钟。患者醒后常感头痛、全身酸痛、瞌睡，部分患者有意识模糊，此时强行约束患者可能发生伤人和自伤。GTCS 典型 EEG 改变是，强直期开始逐渐增强的 10 次/秒棘波样节律，然后频率不断降低，波幅不断增高，阵挛期弥漫性慢波伴间歇性棘波，痉挛后期呈明显脑电抑制，发作时间越长，抑制越明显。

（2）强直性发作：多见于弥漫性脑损伤的儿童，睡眠中发作较多。表现为与强直—阵挛性发作中强直期相似的全身骨骼肌强直性收缩，常伴有明显的自主神经症状，如面色苍白等，如发作时处于站立位可猛烈摔倒。发作持续数秒至数十秒。典型发作期 EEG 为暴发性多棘波。

（3）阵挛性发作：几乎都发生在婴幼儿，特征是重复阵挛性抽动伴意识丧失，之前无强直期。双侧对称或某一肢体为主的抽动，幅度、频率和分布多变，为婴儿发作的特征，持续1分钟至数分钟。EEG缺乏特异性，可见快活动、慢波及不规则棘—慢波等。

（4）失神发作：分典型和不典型失神发作，临床表现、EEG背景活动及发作期改变、预后等均有较大差异。①典型失神发作：儿童期起病，青春期前停止发作。特征性表现是突然短暂的（5~10秒）意识丧失和正在进行的动作中断，双眼茫然凝视，呼之不应，可伴简单自动性动作，如擦鼻、咀嚼、吞咽等，或伴失张力如手中持物坠落或轻微阵挛，一般不会跌倒，事后对发作全无记忆，每日可发作数次至数百次。发作后立即清醒，无明显不适，可继续先前活动。醒后不能回忆。发作时EEG呈双侧对称3 Hz棘—慢综合波。②不典型失神发作：起始和终止均较典型失神缓慢，除意识丧失外，常伴肌张力降低，偶有肌阵挛。EEG显示较慢的（2.0~2.5 Hz）不规则棘—慢波或尖—慢波，背景活动异常。多见于有弥漫性脑损害患儿，预后较差。

（5）肌阵挛发作：表现为快速、短暂、触电样肌肉收缩，可遍及全身，也可局限于某个肌群或某个肢体，常成簇发生，声、光等刺激可诱发。可见于任何年龄，常见于预后较好的原发性癫痫患者，如婴儿良性肌阵挛性癫痫；也可见于罕见的遗传性神经变性病以及弥漫性脑损害。发作期典型EEG改变为多棘—慢波。

（6）失张力发作：是姿势性张力丧失所致。部分或全身肌肉张力突然降低导致垂颈（点头）、张口、肢体下垂（持物坠落）或躯干失张力跌倒或猝倒发作，持续数秒至1分钟，时间短者意识障碍可不明显，发作后立即清醒和站起。EEG示多棘—慢波或低电位活动。

2. 部分性发作

癫痫部分性发作是指源于大脑半球局部神经元的异常放电，包括单纯部分性、复杂部分性、部分性发作继发全面性发作三类，前者为局部性发放，无意识障碍，后两者放电从局部扩展到双侧脑部，出现意识障碍。

（1）单纯部分性发作：发作时程短，一般不超过1分钟，发作起始与结束均较突然，无意识障碍。可分为以下4型。

1）部分运动性发作：表现为身体某一局部发生不自主抽动，多见于一侧眼睑、口角、手或足趾，也可波及一侧面部或肢体，病灶多在中央前回及附近。常见以下4种发作形式。①Jackson发作，异常运动从局部开始，沿大脑皮质运动区移动，临床表现抽搐自手指—腕部—前臂—肘—肩—口角—面部逐渐发展，称为Jackson发作；严重部分运动性发作患者发作后可留下短暂性（0.5~36小时内消除）肢体瘫痪，称为Todd麻痹。②旋转性发作，表现为双眼突然向一侧偏斜，继之头部不自主同向转动，伴有身体的扭转，但很少超过180°，部分患者过度旋转可引起跌倒，出现继发性全面性发作。③姿势性发作，表现为发作性一侧上肢外展，肘部屈曲，头向同侧扭转，眼睛注视着同侧。④发音性发作，表现为不自主重复发作前的单音或单词，偶可有语言抑制。

2）部分感觉性发作：躯体感觉性发作常表现为一侧肢体麻木感和针刺感，多发生在口角、舌、手指或足趾，病灶多在中央后回躯体感觉区；特殊感觉性发作可表现为视觉性（如闪光或黑矇等）、听觉性、嗅觉性和味觉性；眩晕性发作表现为坠落感、飘动感或水平/垂直运动感等。

3）自主神经性发作：出现苍白、面部及全身潮红、多汗、立毛、瞳孔散大、呕吐、腹痛、肠鸣、烦渴和排尿感等。病灶多位于岛叶、丘脑及周围（边缘系统），易扩散出现意识障碍，成为复杂部分性发作的一部分。

4）精神性发作：可表现为各种类型的记忆障碍（如似曾相识、似不相识、强迫思维、快速回顾往事）、情感障碍（无名恐惧、忧郁、欣快、愤怒）、错觉（视物变形、变大、变小，声音变强或变弱）、复杂幻觉等。常为复杂部分性发作的先兆，也可继发全身强直—阵挛性发作。

（2）复杂部分性发作（complex partial seizure，CPS）：占成人癫痫发作的50%以上，也称为精神运动性发作，病灶多在颞叶。临床表现有较大差异，主要分以下类型。①仅表现为意识障碍。②表现为意识障碍和自动症。经典的CPS可从先兆开始，以上腹部异常感觉最常见，也可出现情感（恐惧）、认知（似曾相识）和感觉性（嗅幻觉）症状，随后出现意识障碍、呆视和动作停止，发作通常持续1~3分钟。自动症是指在癫痫发作过程中或发作后意识模糊状态下出现的具有一定协调性和适应性的无意识活动。自动症可表现为反复咂嘴、噘嘴、咀嚼、舔舌、牙或吞咽（口、消化道自动症）；或反复搓手、拂面，不断地穿衣、脱衣、解衣扣、摸索衣服（手足自动症）；也可表现为游走、奔跑、无目的的开门、关门、乘车上船；还可出现自言自语、叫喊、唱歌（语言自动症）或机械重复原来的动作；③表现为意识障碍与运动症状。运动症状可为局灶性或不对称强直、阵挛和变异性肌张力动作，各种特殊姿势（如击剑样动作）等。

（3）部分性发作继发全面性发作：单纯部分性发作可发展为复杂部分性发作，单纯或复杂部分性发作均可泛化为全身强直—阵挛性发作。

（三）癫痫持续状态的临床特点

1. 全面性发作持续状态

（1）全面性强直—阵挛发作持续状态：是最常见、最严重的持续状态类型。是以反复发生强直—阵挛性抽搐为特征，二次发作间歇期患者意识不恢复，处于昏迷状态。患者同时伴有心动过速，呼吸加快，血压改变，发热，酸中毒，腺体分泌增多（可致呼吸道阻塞）等全身改变。

（2）强直性发作持续状态：主要见于Lennox-Gastaut综合征患儿，表现不同程度意识障碍（昏迷较少），间有强直性发作或其他类型发作，如肌阵挛发作、非典型失神发作、失张力发作等。EEG出现持续性较慢的棘—慢或尖—慢波放电。

（3）阵挛性发作持续状态：阵挛性发作持续状态时间较长时可出现意识模糊甚至昏迷。

（4）肌阵挛发作持续状态：特发性肌阵挛发作患者很少出现癫痫状态，严重器质性脑病晚期如亚急性硬化性全脑炎、家族性进行性肌阵挛癫痫等较常见。

（5）失神发作持续状态：主要表现为意识水平降低，甚至只表现反应性低下，学习成绩下降。EEG可见持续性棘—慢波放电，频率较慢（<3 Hz）。

2. 部分性发作持续状态

（1）单纯部分性发作持续状态：临床表现以反复的局部颜面或躯体持续抽搐为特征，或以持续的躯体局部感觉异常为特点，发作时意识清楚，EEG上有相应脑区局限性放电。

（2）边缘叶性癫痫持续状态：常表现为意识障碍和精神症状，又称精神运动性癫痫状态，常见于颞叶癫痫。

（3）偏侧抽搐状态伴偏侧轻瘫：多发生于幼儿，表现一侧抽搐，伴发作后一过性或永久性同侧肢体瘫痪。

（四）辅助检查

1. 脑电图（EEG）检查

是诊断癫痫最重要的辅助检查方法。常规头皮 EEG 仅能记录到 49.5% 患者的痫性放电，采用过度换气、闪光刺激等诱导方法虽可提高 EEG 阳性率，但仍有部分患者的 EEG 检查始终正常。部分正常人中偶尔也可记录到痫性放电，因此不能单纯依据 EEG 检查来确定是否为癫痫。24 小时长程脑电监测使发现痫性放电的阳性率大为提高，而视频脑电图（video-EEG）可同步监测记录患者发作情况及相应 EEG 改变，明确发作性症状与 EEG 变化间的关系。

2. 神经影像学检查

包括头颅 CT 和 MRI，可确定脑结构异常或病变。ILAE 神经影像学委员会（1997 年）制定的神经影像学检查指征是：①任何年龄、病史或 EEG 说明为部分性发作；②在 1 岁以内或成人未能分型的发作或明显的全面性发作；③神经或神经心理证明有局限性损害；④一线 AEDs 无法控制发作；⑤AEDs 不能控制发作或发作类型有变化以及可能有进行性病变者。功能影像学检查如 SPECT、PET 等能从不同的角度反映脑局部代谢变化，辅助癫痫灶的定位。

（五）诊断注意事项

癫痫的诊断需遵循三步原则：首先明确发作性症状是否为癫痫发作；其次是明确哪种类型的癫痫或癫痫综合征；最后明确发作的病因是什么。

1. 癫痫诊断的确立

癫痫是发作障碍性疾病，但很多发作障碍性疾病并不是癫痫，如睡眠障碍性疾病中的夜游症，常需与复杂部分性癫痫发作鉴别。短暂性脑缺血发作、晕厥、偏头痛、眩晕及癔症等均为发作性疾患。因此应通过详细的病史及有关的实验室检查，与上述疾病鉴别，确立或排除癫痫的诊断。需强调的是：诊断癫痫发作最重要的依据是患者的病史，如先兆症状、发作时状态及发作后意识模糊等，而不是依靠神经系统检查和实验室检查；患者发作后意识模糊状态高度提示癫痫发作，躯体抽动和尿失禁并不一定提示痫性发作，因也可能发生于血管迷走性晕厥及其他原因的晕厥。

2. 癫痫发作类型的诊断

不同的癫痫发作类型，对药物反应不同，从治疗的角度出发，发作类型诊断是十分重要的。详细询问患者及亲属、目击者，患者发作时，是否伴有意识障碍，有无先兆，发作时的具体表现，以及既往史和家族史等，对于发作类型的诊断是至关重要的。EEG 在癫痫及癫痫发作类型的诊断中是必不可少的技术。

3. 病因诊断

对症状性癫痫要查明原因。详细的病史，常可提供病因的线索（如产伤、头部外伤、脑膜炎、脑炎、脑卒中等）。疑有脑寄生虫病患者，应进行大便寄生虫卵、绦虫节片及血液、脑脊液的囊虫补体或血凝试验。疑是颅内占位病变、先天发育异常或原因不明者，应进行头部 X 线平片、头颅 CT 及 MRI 检查。怀疑有脑血管畸形的患者，需做 MRA 或脑血管造影。不要忽视全身性疾病的因素，如低血钙、低血糖、肾功能衰竭等全身代谢障碍及系统性红斑狼疮等全身疾病引起的脑损害。

三、治疗

（一）病因治疗

如治疗急、慢性中枢神经系统感染，纠正及治疗代谢障碍，切除颅内肿瘤等。在切除脑膜瘤后，仅50%病例癫痫发作缓解，胶质瘤缓解的百分比甚至更低，因此这样的病例，应继续药物治疗。

（二）药物治疗

药物治疗是癫痫治疗的主要手段。药物治疗应达到3个目的：控制发作或最大限度地减少发作次数；长期治疗无明显的不良反应；使患者保持或恢复其原有的生理、心理和社会功能状态。大约2/3的患者，应用抗癫痫药治疗后，发作获得满意控制，20%~25%的病例发作频率及严重性明显减少或减轻。

药物治疗的一般原则如下。

1. 确定是否用药

人一生中偶发一至数次癫痫的概率高达5%，且39%癫痫患者有自发性缓解倾向，并非每个癫痫患者都需要用药。用药指征：①半年内发作两次以上者；②首次发作或间隔半年以上发作一次者，可在告知AEDs可能的不良反应和不经治疗的可能后果的情况下，依患者及家属的意愿用或不用AEDs。

2. 正确选择药物

应根据癫痫发作类型、癫痫及癫痫综合征类型选择用药。2021年ILAE推出针对不同发作类型癫痫的治疗指南见表8-6，在实际工作中需结合医生的经验及患者的反应来选择药物。

表8-6　国际抗癫痫联盟推荐的用药方案（ILAE治疗指南2021）

发作类型	A级推荐	B级推荐	C级推荐
成人部分性发作	卡马西平、苯妥英钠	丙戊酸钠	加巴喷丁、拉莫三嗪、奥卡西平、苯巴比妥、托吡酯、氨己烯酸
儿童部分性发作	奥卡西平	无	卡马西平、苯巴比妥、苯妥英钠、托吡酯、丙戊酸钠
老人部分性发作	加巴喷丁、拉莫三嗪	无	卡马西平
成人全身强直—阵挛性发作	无	无	卡马西平、拉莫三嗪、奥卡西平、苯巴比妥、苯妥英钠、托吡酯、丙戊酸钠
儿童全身强直—阵挛性发作	无	无	卡马西平、苯巴比妥、苯妥英钠、托吡酯、丙戊酸钠
儿童失神发作	无	无	乙琥胺、拉莫三嗪、丙戊酸钠
伴中央—颞部棘波的良性儿童癫痫	无	无	卡马西平、丙戊酸钠

3. 尽可能单药治疗

70%～80%的癫痫患者可以通过单药治疗控制发作。单药治疗应从小剂量开始，缓慢增量至能最大限度地控制癫痫发作而无不良反应或很轻，即为最低有效剂量；若不能有效控制癫痫发作，则满足部分控制，也不能出现不良反应。监测血药浓度以指导用药。常用的传统AEDs有苯妥英钠、卡马西平、丙戊酸、苯巴比妥、扑痫酮、乙琥胺和氯硝西泮等；新型AEDs有托吡酯（妥泰）、拉莫三嗪、加巴喷丁、非尔氨酯、噻加宾（替加平）、氨己烯酸（喜保宁）、奥卡西平（确乐多）和左乙拉西坦等。

4. 用药方法

用药方法取决于药物代谢特点、作用原理及不良反应出现规律等，差异很大。如苯妥英钠常规剂量无效时增加剂量极易中毒；丙戊酸治疗范围大，开始可用常规剂量；卡马西平因自身诱导作用使代谢逐渐加快，半衰期缩短，需逐渐加量，约1周达到常规剂量。拉莫三嗪、托吡酯应逐渐加量，约1个月达到治疗剂量，否则易出现皮疹、CNS不良反应等。应坚持不间断及有规律地服药，以保证血药浓度处于有效治疗范围内，根据药物的半衰期决定服药次数（表8-7）。

表8-7 抗癫痫药物的药代动力学和剂量

药物	生物利用度（%）	蛋白结合率（%）	成人剂量（mg/d）起始	成人剂量（mg/d）维持	儿童剂量 mg/（kg·d）	半衰期（h）	对肝酶的作用	治疗血药浓度（mg/L）
苯妥英钠	85～95	69～96	200	300～500	4～12	6～36（与浓度有关）	诱导	10～20
卡马西平	75～85	66～75	200	600～1 200	10～20	8～12	诱导	4～12
苯巴比妥	80～90	40～60	30	60～90	2～5	37～99	自身诱导	15～40
扑米酮	80～100	20～30	60	750～1 500	10～25	8～15	诱导	5～12
丙戊酸钠	高	80～95	200	600～1 800	10～40	6～20	间接诱导	50～120
乙琥胺	良好	<5	500	750～1 500	10～40	30～60	抑制	40～150
加巴喷丁	<60	<5	300	900～1 800	25～40	5～8	无	
拉莫三嗪	98	55	25	100～300	5～15	14～50	无	
非尔氨酯	>80	20～25	400	1 800～3 600	15～30	15～24	抑制	
氨己烯酸	>60	<5	500	2 000～3 000		4～8	无	
托吡酯	>80	10～20	25	75～200	3～6	20～30	抑制	
左乙拉西坦	-	0	1 000	1 000～4 000	10～60	6～8	无	
唑尼沙胺	>50	50	100	200～400	4～8	50～70	无	
奥卡西平	-	40	300	600～1 200	20～30	8～25	弱诱导	
普瑞巴林	90		150	150～600		5～6.5	无	
噻加宾	>90	96	4	10～15		4～13	无	

5. 严密观察不良反应

AEDs的不良反应包括特异性、剂量相关性、慢性及致畸性（表8-8），以剂量相关性不良反应最常见，通常发生于用药初始和增量时，与血药浓度有关。多数常见的不良反应为短暂性的，缓慢减量即可明显减轻。应用AEDs前应检查肝肾功能和血尿常规，用药后每月监测血尿常规，每季度监测肝肾功能，至少持续半年。多数 AEDs 为碱性，饭后服药可减轻胃肠道反应。应用 AEDs 可能发生急性过敏反应，所有的过敏反应均应立即停药。

表 8-8 抗癫痫药物的不良反应

药物	剂量相关的不良反应	长期治疗的不良反应	特异体质不良反应	FDA 妊娠安全分级
卡马西平	头晕、视物模糊、恶心、困倦、中性粒细胞减少、低钠血症	低钠血症	皮疹、再生障碍性贫血、肝损害、Stevens-Johnson综合征	D 级
氯硝西泮	镇静（成人多见）、共济失调	易激惹、攻击行为、多动	少见，偶见白细胞减少	D 级
苯巴比妥	疲劳、抑郁、嗜睡、多动、注意力涣散、易激惹（儿童）、攻击行为、记忆力下降	面部粗糙、骨质疏松、凝冻肩、性欲缺乏	皮疹、中毒性表皮溶解症、肝炎	D 级
苯妥英钠	眼球震颤、共济失调、厌食、恶心、呕吐、攻击行为、巨幼红细胞性贫血	痤疮、齿龈增生、面部粗糙、多毛、骨质疏松、小脑与脑干萎缩、性欲缺乏、K 族维生素和叶酸缺乏	皮疹、周围神经病、肝毒性、Stevens-Johnson 综合征	D 级
扑痫酮	同苯巴比妥	同苯巴比妥	皮疹、血小板减少、狼疮样综合征	D 级
丙戊酸钠	震颤、厌食、恶心、呕吐、困倦	体重增加、脱发、月经失调或闭经、多囊卵巢综合征	肝毒性（2 岁以下多见）、血小板减少、急性胰腺炎（罕见）、丙戊酸钠脑病	D 级
加巴喷丁	嗜睡、头晕、疲劳、复视、感觉异常、健忘	较少	罕见	D 级
拉莫三嗪	复视、头晕、头痛、恶心、呕吐、困倦、共济失调、嗜睡	攻击行为、易激惹	皮疹、中毒性表皮溶解症、Stevens-Johnson 综合征、肝功能衰竭、再生障碍性贫血	C 级
奥卡西平	头晕、疲劳、复视、困倦、共济失调、恶心	低钠血症	皮疹	C 级
左乙拉西坦	头痛、困倦、易激惹、类流感综合征	较少	无报道	C 级
托吡酯	厌食，注意力、语言、记忆障碍，感觉异常，无汗	肾结石、体重下降	急性闭角型青光眼（罕见）	C 级

6. 合理的联合治疗

合理的多药联合治疗是指"在最小程度增加不良反应的前提下，获得最大程度的发作控制"。约20%的患者在两种单药治疗后仍不能控制发作，应考虑合理的联合治疗。指征：①单药治疗无效的患者；②有多种类型的发作；③针对药物的不良反应，如苯妥英钠治疗部分性发作时出现失神发作，除选用广谱 AEDs 外，也可合用氯硝西泮治疗苯妥英钠引起的失神发作；④针对患者的特殊情况，如月经性癫痫患者可在月经前后加用乙酰唑胺，以提高疗效。注意事项：①不宜合用化学结构相同的药物，如苯巴比妥与扑痫酮，氯硝西泮和地西泮；②尽量避开不良反应相同的药物合用，如苯妥英钠可引起肝肾损伤，丙戊酸可引起特异过敏性肝坏死；③合用药物时要注意药物的相互作用。

7. 增减药物、停药及换药原则

（1）增减药物：增药可适当快些，减药一定要慢，必须逐一增减，以利于确切评估疗效和不良反应。

（2）AEDs 控制发作后必须坚持长期服用，不宜随意减量或停药，以免诱发癫痫持续状态，除非出现严重的不良反应。

（3）换药：若一种一线药物已达到最大可耐受剂量依然不能控制发作，可加用另一种一线或二线药物，至发作控制或达到最大可耐受剂量后逐渐减掉原有的药物，转换为单药。换药期间应有 5~7 天的过渡期。

（4）停药：全身强直—阵挛性发作、强直性发作、阵挛性发作完全控制 4~5 年后，失神发作停止半年后可考虑停药，但停药前应有缓慢减量的过程，一般不少于 1~1.5 年无发作者方可停药。

20%~30% 复杂部分性发作患者用各种 AEDs 治疗难以控制发作，如治疗 2 年以上，血药浓度在正常范围内，每月仍有 4 次以上发作称为难治性癫痫。

（三）手术治疗

患者经过长时间正规单药治疗，或先后用两种 AEDs 达到最大耐受剂量，以及经过一次正规的联合治疗仍不见效，可考虑手术治疗。手术适应证主要是起源于一侧颞叶的难治性复杂部分性发作，如致痫灶靠近大脑皮质、可为手术所及且切除后不会产生严重的神经功能缺陷，疗效较好。常用的方法有前颞叶切除术、颞叶以外的脑皮质切除术、癫痫病灶切除术、大脑半球切除术、胼胝体切开术等。

（四）癫痫持续状态的治疗

癫痫持续状态的治疗目的是：保持稳定的生命体征，进行心肺功能支持；终止呈持续状态的癫痫发作，减少癫痫发作对脑部神经元的损害；寻找并尽可能根除病因与诱因；防治并发症。

1. 一般治疗

（1）防止缺氧和损伤：应立即使患者侧卧，尽量让唾液和呕吐物流出口外，保持呼吸道通畅，吸痰、吸氧，必要时气管插管或切开。在患者张口时，可将折叠成条状的小毛巾、手帕或牙套等塞入上下臼齿之间，以免舌部咬伤。抽搐时不可用力按压患者的身体，以免造成骨折。也不要采取所谓掐"人中"的方法，因为此举不仅不能制止发作，反有可能对患者造成新的伤害。尽可能对患者进行心电、血压、呼吸、脑电的监测。

（2）迅速进行神经系统及心肺功能检查及有关实验室检查，如血药浓度、血糖、肾功能、电解质、动脉血 pH、氧及二氧化碳分压，及时纠正并发的全身性改变。

（3）呼吸稳定后，应查明原因，如断药、低血糖、中毒、感染等，以便针对病因治疗。

（4）静脉注射 50% 葡萄糖注射液，预防低血糖，之后以生理盐水或葡萄糖注射液维持。

（5）治疗脑水肿：常用 20% 甘露醇 125~250 mL 静滴。

2. 尽快终止癫痫状态

应选择速效、抗痫力强、安全、对心肺无抑制作用的药物。

（1）地西泮：首选药物。成人每次 10～20 mg，儿童 0.25～0.5 mg/kg。缓慢静脉注射（成人应小于 5 mg/min，儿童 2 mg/min），直到发作停止。10～15 分钟后可重复给药，24 小时总量不得超过 200 mg。也可在首次静脉注射后，如有效，可用地西泮 60～100 mg 加入生理盐水（或 5% 葡萄糖注射液）500 mL 中于 12 小时内缓慢静脉滴注。

（2）地西泮加苯妥英钠：首先用地西泮 10～20 mg 静注取得疗效后，再用苯妥英钠 0.3～0.6 g 加入生理盐水 250～500 mL 中静滴，速度不超过 50 mg/min。用药中如出现血压降低或心律不齐时需减缓静滴速度或停药。

（3）苯妥英钠：部分患者也可单用苯妥英钠。成人首次剂量 500～750 mg，儿童 10～15 mg/kg，以生理盐水作溶剂，静脉注射速度不超过 50 mg/min，以避免发生低血压、心律失常。抽搐停止后，每 6～8 小时口服或静脉注射 50～100 mg 的维持量。其优点是无呼吸抑制及镇静作用，便于意识状态的观察。

（4）氯硝西泮：起效快，药效是地西泮的 5 倍，维持时间比地西泮长 1～2 倍。一般成人首次用 1～4 mg、儿童 0.02～0.06 mg/kg 缓慢静脉注射，20 分钟后可重复原剂量 2 次，兴奋躁动者可适当加大剂量。

（5）10% 水合氯醛：20～30 mL 加等量植物油保留灌肠，8～12 小时一次。适合肝功能不全或不宜使用苯巴比妥类药物者。

（6）副醛：8～10 mL（儿童 0.3 mL/kg）植物油稀释后保留灌肠。可引起剧烈咳嗽，有呼吸疾病者勿用。

经上述处理，发作控制后，可用苯巴比妥 0.1～0.2 g 肌内注射，每日 2 次，巩固和维持疗效。同时鼻饲 AEDs，达稳态浓度后逐渐停用苯巴比妥。上述方法无效者，需按难治性癫痫持续状态处理。

3. 难治性癫痫持续状态的处理

难治性癫痫持续状态是指持续的癫痫发作，对初期的一线药物地西泮、氯硝西泮、苯巴比妥、苯妥英钠等无效，连续发作 1 小时以上者。对难治性癫痫持续状态的首要任务是迅速终止发作，可选用以下药物。

（1）异戊巴比妥钠（阿米妥钠）：是治疗难治性癫痫持续状态的标准疗法。成人每次 0.25～0.5 g 溶于注射用水 10 mL 静脉注射，儿童 1～4 岁每次 0.1 g，5 岁以上每次 0.2 g，速度不超过 0.05 g/min，至控制发作为止。低血压、呼吸抑制、复苏延迟是其主要的不良反应，在使用中常需行气管插管，机械通气来保证生命体征的稳定。

（2）咪达唑仑：常用剂量为首剂静注 0.15～0.2 mg/kg，然后按 0.06～0.6 mg/（kg·h）静滴维持。新生儿可按 0.1～0.4 mg/（kg·h）静滴维持。因起效快，对血压和呼吸抑制作用较小，已有取代异戊巴比妥钠的趋势。

（3）丙泊酚（异丙酚）：是一种非巴比妥类的短效静脉用麻醉剂，能明显增强 GABA 能神经递质的释放，可在几秒钟内终止癫痫发作和 EEG 上的痫性放电，平均起效时间 2.6 分钟。建议剂量 1～2 mg/kg 静注，继以 2～10 mg/（kg·h）静滴维持。突然停用可致发作加重，逐渐减量则不出现癫痫发作的反跳。

（4）利多卡因：对苯巴比妥治疗无效的新生儿癫痫持续状态有效，终止发作的首次负荷量为 1～3 mg/kg 静脉注射，速度 <25～50 mg/min。然后用 2～4 mg/（kg·h），静脉滴注 1～3 天。在应用利多卡因时应注意其常见的不良反应，如烦躁、谵妄、精神异常、心律失常及过敏反应等。心脏传导阻滞及心动过缓者慎用。应用时应监测心脏。

（5）其他药物：可酌情选择使用。①氯胺酮，为非巴比妥类的短效静脉麻醉剂，成人建议剂量 1～2 mg/kg 静注。②硫喷妥钠，为超短时作用的巴比妥类药物，成人建议剂量 0.05～0.1 g。

（五）一般治疗及精神心理卫生

睡眠减少、饮酒及其他药物的滥用常是癫痫发作突然增多的重要原因，因此患者应保持一定的睡眠时间，节制饮酒，在医生指导下用药。要有良好的饮食习惯，避免暴饮暴食，养成定时大便的习惯，如需要可应用缓泻剂。避免高空水上作业，以免发作时造成危险。癫痫是慢性病，绝大多数患者需长期服用抗癫痫药控制发作及适应慢性病的生活方式，要帮助癫痫患者克服自卑感，亲友及周围同事不要过分关心及过分保护，要让患者正常地生活、工作及学习，鼓励患者进行适量的体育锻炼。

癫痫是慢性疾病，其预后与诸多因素有关，如病因、发病年龄、发作类型、发作频率、脑电图改变等，一般认为，发病年龄早、发作频繁、有精神智能缺陷、颅内有器质性疾患、脑电图异常者及一些特殊的综合征（如 Lennox-Gastaut 综合征、婴儿痉挛等）预后较差。除癫痫持续状态外，很少引起死亡，除非发作时出现意外事故。

（王锐锋）

参考文献

［1］ 方铭，胡敏．实用急诊手册［M］．北京：化学工业出版社，2019.

［2］ 秦啸龙，申文龙．急诊医学［M］．北京：人民卫生出版社，2019.

［3］ Shirley Ooi，Peter Manning．急诊医学精要［M］．马青变，熊辉，译．北京：科学出版社，2018.

［4］ 施海彬，张劲松，赵卫．急诊介入治疗学［M］．北京：人民卫生出版社，2018.

［5］ 刘凤奎．急诊症状诊断与处理［M］．北京：人民卫生出版社，2018.

［6］ 刘大为．实用重症医学［M］．北京：人民卫生出版社，2017.

［7］ 王新花，张力，李金霞．临床危重症诊治与监护［M］．北京：科学技术文献出版社，2018.

［8］ 兰超，李莉．急诊 ICU 手册［M］．郑州：河南科学技术出版社，2019.

［9］ 于学忠，陆一鸣．急诊医学［M］．北京：人民卫生出版社，2021.

［10］ 保尔·兰肯，等．ICU 诊疗精要［M］．于荣国，译．北京：中国科学技术出版社，2017.

［11］ 杨毅，黄英姿．ICU 监测与治疗技术［M］．上海：上海科学技术出版社，2018.

［12］ 贾大成．院前急救手册［M］．北京：人民卫生出版社，2021.

［13］ 郭毅．急诊医学［M］．北京：人民卫生出版社，2016.

［14］ 马明信．实用内科门诊急诊手册［M］．北京：北京大学医学出版社，2016.

［15］ 曹小平，曹钰．急诊医学［M］．北京：科学出版社，2015.

［16］ 孟庆义．急诊内科诊疗精要［M］．北京：军事医学科学出版社，2015.

［17］ 王一镗．王一镗急诊医学［M］．北京：清华大学出版社，2015.

［18］ 屈沂．急诊急救与护理［M］．郑州：郑州大学出版社，2015.

［19］ 王丽云．临床急诊急救学［M］．青岛：中国海洋大学出版社，2015.

［20］ 张文武．急诊内科手册［M］．北京：人民卫生出版社，2017.